中医古籍出版社
Publishing House of Ancient Chinese Medical Books

COMMON INFECTIOUS DISEASES

CHINESE AND WESTERN MUTUAL
REFERENCE MANUAL

常见感染性疾病
中西医互参手册

孙 昕 刘 旻 张慧琪 主编

图书在版编目（CIP）数据

常见感染性疾病中西医互参手册 / 孙昕，刘旻，张慧琪主编 . — 北京：中医古籍出版社，2023.12

ISBN 978-7-5152-2640-8

Ⅰ.①常…　Ⅱ.①孙…　②孙…　③张…　Ⅲ.①感染—疾病—中西医结合疗法—手册　Ⅳ.① R4-62

中国版本图书馆 CIP 数据核字（2023）第 061303 号

常见感染性疾病中西医互参手册

主编　孙　昕　刘　旻　张慧琪

策划编辑　郑　蓉

责任编辑　于　佳

封面设计　王　磊

出版发行　中医古籍出版社

社　　址　北京市东城区东直门内南小街 16 号（100700）

电　　话　010-64089446（总编室）010-64002949（发行部）

网　　址　www.zhongyiguji.com.cn

印　　刷　北京市泰锐印刷有限责任公司

开　　本　787mm×1092mm　1/16

印　　张　21.25

字　　数　369 千字

版　　次　2023 年 12 月第 1 版　2023 年 12 月第 1 次印刷

书　　号　ISBN 978-7-5152-2640-8

定　　价　198.00 元

编委会

主编

孙　昕　刘　旻　张慧琪

副主编

赵启亮　陈明虎　孙宏源　邢志珩

参编人员

常　力　刘　凯　尹延重　刘奉云　武　铿

何　博　丁文龙　王继刚　张　东　王睦天

许国强　丁国耀　赵晋稷　王　苏　安　然

蔡文欣

前言

中医药的发展已经有几千年的历史，它是中华民族的瑰宝，在中华民族发展的历史长河中，为中国人民的健康保驾护航，为中华民族的繁衍昌盛做出了巨大的贡献。在历史上无数次瘟疫的肆虐中，中医药一次次战胜和击退瘟疫，其独特的疗效举世瞩目，新冠疫情暴发以来，我们再一次发挥中医药的伟大优势，使广大患者获得成功的救治，使新冠肺炎转重症率大幅降低，并彰显了我国传统中医药以及中西医结合的作用和优势。

我们要传承和发展中医药事业，要坚持中西医结合、中西医并重，这也是医学发展的必然趋势，只有两种医学取长补短、优势互补共同提高我们在疾病预防和治疗中的能力，才能更好地为健康中国贡献中医力量，更好地创造具有中国特色的医学新体系。习近平总书记讲话指出："中西医结合、中西药并用，是这次疫情防控的一大特点，也是中医药传承精华、守正创新的生动实践。"这同样是新时代对中医药事业发展提出了新的要求，要加强古典医籍精华的梳理和挖掘，促进中药的继承和发展创新，要加强中医药服务体系建设，提高中医院应急和救治能力，要强化中医药特色人才建设，打造一支高水平的国家中医疫病防治队伍。

传染性疾病属于中医疫病学范畴，根据张志斌《中国古代疫病流行年表》记载，从公元前674年至1840年，有历史记载的疫病为998次。"疫病"又称"瘟疫"，是指具有强烈传染性并引起广泛流行性的一类疾病。中医疫病学是在不断抗击疫情的过程中一步步成长起来的，中医药在新冠疫情救治过程中发挥了积极的作用。

现代医学的发展突飞猛进、日新月异，传染病领域的诊断技术和水平大大提高，但是面对新发传染病，在救治手段上，特别是药物治疗和疫苗研发上普遍滞后，中医药辨证治疗正是其有益的补充和传染性疾病治疗学的重要手段之一。受现代医学发展模式和思维的影响，许多中医院校的大学生欠缺中医思维，"西化"严重，不会应用中医思维处理中医疫病学问题，《黄帝内经》《伤寒论》《温病学》等涉及中医疫病学的古籍仍然学得不扎实，历代中医疫病学专家的学术思想继承的不好，需要不断挖掘和提高。

中医疫病学科如何与感染性疾病学科相融合，是摆在我们面前的艰巨任务和巨大挑战。本书精选了常见的感染性疾病（包括传染病），分为8个类别、24个大病种，旨在通过中西互参、中西汇通的思想，帮助读者掌握常见感染性疾病的中西医诊治思路和方法，探讨中医疫病理论的现代科学内涵，提升利用中西医结合思维处理临床问题的能力。每一个病种都是将疾病概念、病因和发病机制、流行病学、危险因素、诊断和鉴别诊断、中西医治疗、中西互参方面作为体例进行编写，一切从客观实际出发，针对不同病种的研究进展分别突出中西医各自优势。该书基本覆盖了常见感染性疾病，内容丰富翔实，适合广大临床初级医师、中医院校学生、本科生、研究生、留学生及中医药爱好者学习使用。

本书在编写过程中，难免有不妥之处和疏漏之处，非常感谢广大读者提出宝贵意见。

编者：孙昕

2023年2月10日

目录

呼吸系统感染

第一节　急性上呼吸道感染　03

第二节　鼻窦炎　26

第三节　细菌性肺炎　45

消化系统感染

第一节　急性肠炎　73

第二节　急性胆道感染　107

泌尿系统感染

第一节　尿道炎　120

第二节　急性膀胱炎　129

第三节　急性肾盂肾炎　136

循环系统感染

感染性心内膜炎　147

五

皮肤软组织感染

第一节　丹毒（Erysipelas）　162

第二节　蜂窝组织炎（Cellulitis）　170

第三节　坏死性筋膜炎　177

六

出疹性疾病

第一节　麻　疹　191

第二节　风　疹　198

第三节　传染性红斑　204

第四节　幼儿急疹　209

第五节　水　痘　213

七

全球关注的传染病

第一节　流行性感冒　223

第二节　病毒性肝炎　232

第三节　获得性免疫缺陷综合征　270

八

新发呼吸道传染病

第一节　人感染禽流感　285

第二节　严重急性呼吸综合征　293

第三节　中东呼吸综合征　304

第四节　COVID-19　312

第一章

呼吸系统
感染

第一节

急性上呼吸道感染

总论

依解剖学分类，呼吸道分为上呼吸道（鼻－咽－喉）和下呼吸道（气管－支气管－肺泡），但基于临床角度（病原微生物种类、疾病预后和治疗选择的一致性），本书所指的上呼吸道包括了气管－支气管，即鼻－咽喉－支气管。

引起急性上呼吸道感染的病原微生物主要是呼吸道病毒，其次是细菌，而真菌等更少见。本书所指的急性上呼吸道感染是由一组病原微生物引起、以局部症状为主、临床表现一致、呈自限性的急性上呼吸道感染综合征。其病原微生物种类，一类主要是指鼻病毒、副流感病毒、冠状病毒、呼吸道合胞病毒和腺病毒 5 种常见呼吸道病毒；另一类是指 A 组 β 溶血性链球菌（占咽－扁桃体炎 50% 的病因）。因为其他可引起上呼吸道感染的病毒（如流感病毒、EBV、HIV 等）和细菌（如白喉杆菌、百日咳杆菌、肺炎支原体、肺炎衣原体等），其所致临床特征与本综合征差异较大，故不在本节讨论范围，见相关章节。

根据感染部位和临床主症不同，急性上呼吸道感染综合征包括：①普通感冒，以鼻卡他症状（鼻塞、流涕）为主症；②咽－扁桃体炎，以咽肿痛为主症；③急性支气管炎，以咳嗽为主症。

引起急性上呼吸道感染的 5 种常见呼吸道病毒，各自生物学特性决定了流行月份和发病率的差异，感染部位不同决定了所致综合征的差异，见表 1-1-1 至表 1-1-3，宿主免疫反应的强度（而不是病毒毒力）决定了病情程度和病程长短。急性上呼吸道感染的初始治疗以对症处理为主，无特异性抗病毒药物，除 A 组 β 溶血性链球菌外，无须抗生素治疗，中医药治疗有助于缓解症状和缩短病程。

表1-1-1　5种常见呼吸道病毒引起的急性上呼吸道感染综合征

呼吸道病毒	所属科	生物学特性	临床潜伏期	急性上呼吸道感染综合征
鼻病毒	小 RNA 病毒	无包膜，114 个血清型，最适温度为 33℃（鼻咽部温度），不耐受酸	1～2 天	普通感冒
副流感病毒	副黏病毒	有包膜，至少 3 个血清型对人致病	2～6 天	咽 – 扁桃体炎 支气管炎
冠状病毒	冠状病毒	有包膜，至少 3 个血清型对人致病，37℃数小时丧失感染性，不耐受紫外线	3 天	普通感冒 支气管炎
呼吸道合胞病毒	副黏病毒	有包膜，只有 1 个血清型，不耐受热和酸	4～5 天	支气管炎
腺病毒	腺病毒	无包膜，至少 47 个血清型对人致病，对热和酸耐受范围较大	7 天	咽 – 扁桃体炎 支气管炎

表1-1-2　5种常见呼吸道病毒流行月份

常见呼吸道病毒	月 份											
	7	8	9	10	11	12	1	2	3	4	5	6
鼻病毒		■	■	■				■	■	■		
副流感病毒				■								
冠状病毒					■	■	■	■				
呼吸道合胞病毒					■	■	■	■	■			
腺病毒		■	■	■	■	■	■	■	■			

注：流行强度，红色为强，绿色为有，空白为无。

表1-1-3　5种常见呼吸道病毒感染部位

常见呼吸道病毒	感染部位		
	咽	喉	支气管
鼻病毒	++++	+	+
副流感病毒 1型 2型 3型	++	++	++
	+	+	+
	++	++	++
冠状病毒	+	+	+++
呼吸道和胞病毒	+		+++
腺病毒	++++	++	++

注：感染发生率，++++ 为高，++ 为中，+ 为低，空白为无。

各论

一、普通感冒

知识要点		
西医认识 普通感冒 1. 本节介绍的普通感冒主要指鼻病毒和冠状病毒引起的，临床症状以鼻卡他症状（鼻塞、流涕）为特征 2. 自限性疾病 3. 对症治疗为主	**中医认识** 伤风感冒 辨证要点 风寒证：鼻塞声重，流清涕，多喷嚏； 风热证：初流清涕迅速转浊，多咽干 / 痛	**中西互参** 中医证型表现与宿主免疫反应强弱有关系，存在明显的个体差异

西医认识

❶ 定义

普通感冒（common cold，CC）主要是由常见呼吸道病毒中鼻病毒或冠状病毒感染鼻咽部黏膜引起的，以鼻卡他症状（鼻塞、流涕）为特征的急性上呼吸道感染综合征，可伴咽痛、咳嗽、低热、乏力等症状，人群普遍易感，多呈自限性，一般预后较好，很少有并发症。因鼻病毒和冠状病毒引起的普通感冒临床上最常见，其临床表现以鼻卡他症状为特征，所以本节所述的普通感冒特指由鼻病毒或冠状病毒感染引起的感冒。

❷ 流行病学

早在中国和古埃及的医史文献中就有普通感冒的相似描述，"common cold"这一术语最早出现在 15 世纪 30 年代，源于认为该病与暴露在寒冷天气中出现的症状具有相似性。1970 年之后的研究发现，引起成人普通感冒最常见的病毒是鼻病毒（≥50%），其次是冠状病毒和呼吸道合胞病毒（约 10%），其他包括副流感病毒和腺病毒等（均<5%），主要侵袭鼻黏膜，少数经眼结膜感染。该病主要由儿童传染给成人，发病率随年龄的增长呈下降趋势，儿童好发（平均 4～6 次 /年），成人次之（平均 1～3 次 / 年），60 岁以上人群最低。普通感冒一年四季均可发生，但多发于春、秋季节，夏季少见，其中鼻病毒感染具有双峰性（初春和初秋），冠状病毒感染则高发于深秋至冬季。该病造成的社会 / 经济负担包括但不限于误工 / 误学、并发症（如肺炎等）或基础疾病加重（如呼衰、心衰等）的治疗等。

❸ 风险因素

普通感冒常见诱因包括受凉、疲劳等，多数通过呼吸 / 接触传播而感染，发病的风险因素应从传染源、传播途径和易感人群三方面分析，表现形式和可能的发生机制见表 1-1-4。

表1-1-4 普通感冒发病的风险因素

		风险因素（表现形式）	可能机制
传 染 源	患者或病毒携带者	接触患儿	成人发病率女性＞男性，女性接触儿童更频繁
传播途径	鼻咽黏膜和眼结膜	拥挤和通风不良	飞沫传播，接触传播
易感人群	遗传体质	儿童（早发，多发）	呼吸道甘露糖结合凝集素受体基因低水平表达、Toll 样受体多态性、病毒 RNA 感应蛋白 MDA5 突变均增加儿童呼吸道易感性
	受凉人群	暴露于寒冷天气	鼻腔温度低于核心体温，利于鼻病毒复制；寒冷天气降低呼吸道免疫防御
	压力大人群	心理压力持续时间长，平均每晚睡眠时间少（＜ 7 小时）	不适当的免疫调节或免疫下调有关系

❹ 发病机制

鼻病毒所致普通感冒的发病机制：①鼻病毒通过飞沫到达鼻黏膜上皮，与上皮细胞表面受体结合，侵入上皮细胞内进一步复制，同时诱导炎性介质和细胞因子（IL-1β、IL-6、IL-8、缓激肽）释放；②炎性介质引起血管通透性增加和鼻腺激活，导致血浆渗出液和鼻腔分泌物增加。

需要注意的是普通感冒临床症状的产生主要是宿主免疫反应的结果，而不是病毒对组织的直接损伤，普通感冒主要临床症状和发生机制见表 1-1-5。

表1-1-5 普通感冒主要临床症状和发生机制

临床症状	发生机制
鼻 塞	鼻腔静脉窦扩张，黏膜肿胀、阻塞
流 涕	缓激肽、胆碱能刺激鼻腺分泌增加
咽 痛	缓激肽
咳 嗽	缓激肽等炎性介质刺激气道咳嗽感受器

❺ 临床表现

普通感冒潜伏期为 1 ～ 3 天（鼻病毒多为 1 ～ 2 天，冠状病毒平均 3 天），临床以鼻塞、流涕为主要症状，临床表现可因病毒种类和宿主情况（如年龄、免疫状态）略有不同，通常以鼻塞、流涕、喷嚏为主，可持续数天，也可伴有咳嗽、咽部不适、声音嘶哑、头痛、恶寒、周身不适等，发热在成人较少见，但儿童常见，病程为 7 ～ 10 天。需要注意的是，病程中鼻涕黏液的颜色常从透明变为黄色或绿色，但这并不一定是细菌感染引起的，也可能是中性粒细胞产生髓过氧化物酶等引起的。

❻ 诊断和鉴别诊断

6.1 诊断

普通感冒主要是临床诊断，实验室微生物诊断多用于科学研究或特殊目的。

（1）临床诊断：急性发病，以鼻卡他症状（鼻塞、流涕）为主要临床表现，结合流行病学史，可做出临床诊断。

（2）微生物诊断：鼻咽分泌物取样，接种组织细胞培养，或 PCR 核酸检测，或抗原检测，或血清学抗体检测，皆可用于呼吸道病毒诊断。

6.2 鉴别诊断

在冬季，基于全身症状，普通感冒应与流行性感冒相鉴别；基于鼻卡他症状，普通感冒应与过敏性鼻炎相鉴别，见表 1-1-6。

表1-1-6 普通感冒的临床鉴别诊断

	普通感冒	流行性感冒	鼻炎
病原学	鼻病毒 / 冠状病毒	流感病毒	--
临床特征	春秋多发，以鼻卡他（鼻塞、流涕）局部症状为主，全身症状无或轻	多见于流感季（冬季），全身症状重（发热、恶寒、头 / 肌痛、乏力），局部症状轻（鼻塞、流涕等）	多发于季节交替，常因暴露于过敏原而诱发，既往有反复发作史，通常无其他局部和全身症状
疾病转归	自限性，预后好	多自限性，通常预后好，少数并发肺炎、肌炎、脑炎等	慢性、反复发作性

❼ 治疗

普通感冒为自限性疾病，病程多在 1 周左右，感冒期间注意多休息和多补充水分，一定程度上可自行缓解感冒症状，若症状明显者，对症治疗为主，根据临床情况参照下表 1-1-7 选择适当的药物治疗；若后期并发细菌感染，可根据病原菌选用敏感抗菌药物治疗。

表1-1-7　普通感冒的对症治疗

症状及机制		治疗	药物举例
鼻塞	鼻静脉窦充血	鼻减充血	伪麻黄碱，1% 麻黄碱或 0.05% 羟甲唑林滴鼻
流涕，喷嚏	鼻腺分泌	抗组胺（第一代）	溴苯那敏，氯苯那敏，异丙托溴铵滴鼻
咽痛	缓激肽	镇痛	对乙酰氨基酚
发热，乏力，不适	炎性反应	解热镇痛	阿司匹林，对乙酰氨基酚，布洛芬

中医认识

❶ 病名和沿革

本节讨论的普通感冒属于中医伤风感冒范畴。感冒的病因主要是感受"风邪"（外风）所致，早在《素问·骨空论》记载："风者百病之始也……风从外入令人振寒，汗出，头痛身重恶寒。"汉代张仲景在《伤寒论》记载"太阳病，太阳中风和太阳伤寒，其病因就是风邪和寒邪"。"感冒"之名首见于北宋《仁斋直指方·诸风篇》中"感冒风邪，发热头痛、咳嗽声重、涕唾稠黏"。因为感冒是触冒风邪所致，所以又称为伤风。元代朱丹溪在《丹溪心法》中所述"初有感冒等轻证，不可便认作伤寒妄治；伤风属肺者多，宜辛温或辛凉之剂散之……"明确指出感冒的病名，并认为伤风与伤寒是两类病症。明代张介宾认为伤风即伤寒之轻浅者，他在《景岳全书·伤风》中说："伤风之病本由外感，但邪甚而深者，遍传经络，即为伤寒，邪轻而浅者，只犯皮毛，即为伤风。"明代有很多医家认识到风寒之邪在感冒发病中的重要作用，如戴元礼在《证治要诀·卷二》中指出："感冒为病，亦有风寒二证，即是伤寒外证初起之轻者，故以感冒名之。"而吴昆在《医方考》中更直接提出："伤于风寒，俗称感冒。"清代温热病学说又提出"时行感冒"概念，但该病症状重、传变快，特点与伤风（普通感冒）迥异。上述文献提示普通感冒的病因主要是外感风邪或风寒，而近代教科书中把普通感冒病因分为风寒和风热两大类，实际上是通过"审证求因"推导出来的病因为"风寒"和"风热"。我们认为普通感冒的病因主要是外感风邪或风寒之邪，只是不同体质患者感受风邪或风寒之邪后，其证候表现不同，偏于气虚、阳虚者表现为风寒证，偏于阴虚或阳盛者表现为风热证，实质上是邪从热化证。普通感冒的治疗原则以解表宣肺为主，由于感冒多为感受风邪所致，风邪外袭，侵袭肺卫，出现卫表不和、肺失宣发的表现，多见恶寒发热、头身痛、鼻塞、流涕、喷嚏、咳嗽等卫表和肺系症状，从病因病机病位及临床表现，总体上来看感冒的治疗都应以解表宣肺为主。

❷ 病因病机

普通感冒多因外感风（寒）邪，侵袭肺卫，而致卫表失和，肺失宣发。

2.1 病因

（1）内因：或因禀赋薄弱，或因劳倦，或因体衰，以致正气不足、肺卫失固。

（2）外因：感受风邪或风寒。

2.2 病机

风邪或风寒侵袭肺卫，肺开窍于鼻，肺窍失宣则鼻塞、流涕、喷嚏，邪犯咽部、瘀滞经脉则咽痛，肺失清肃则咳嗽，卫表失和则恶风或恶寒，发热、乏力，素体阳盛或阴虚而有蕴热者易从热化。

❸ 辨证论治

伤风感冒不同于伤寒和温病，宜以脏腑八纲辨证，病初属表（肺卫）实，病性依病症而定，分为风寒和邪从化热两证，治疗以解表达邪为原则。

（1）风寒证

【辨证要点】鼻塞声重，流清涕，多喷嚏，咽不痛或痛轻，苔薄白，脉浮或浮紧。

【辨证分析】外邪犯肺，肺开窍于鼻，肺窍失宣、鼻失温煦，故鼻塞声重、流清涕、多喷嚏；邪滞咽部，故咽痛轻；邪在表，故苔薄白、脉浮或浮紧。

【治法】疏风散寒，宣肺解表。

【代表方剂】荆防败毒散（荆芥、防风、茯苓、独活、柴胡、前胡、川芎、枳壳、羌活、桔梗、薄荷、甘草）或杏苏散（杏仁、苏叶、半夏、橘皮、前胡、枳壳、桔梗、茯苓、生姜、大枣、甘草）。

【核心用药】荆芥、防风、桔梗、甘草、生姜、大枣。

【加减用药】恶风 / 寒发热者，加苏叶、桂枝；鼻塞流涕重者，加辛夷、苍耳子者，头痛者，加白芷、川芎；咳嗽者，加紫菀、杏仁。

（2）邪从热化证

【辨证要点】鼻塞轻，初流清涕迅速转浊，多咽干 / 痛，舌尖红，苔薄，脉浮或浮数。

【辨证分析】患者素体阳盛或阴虚有热，外感风邪，容易化热，故清涕迅速转浊；热伤津，壅滞咽喉，故咽干 / 痛；邪在表，内蕴热，故舌尖红、苔薄、脉浮或浮数。

【治法】疏风清热，宣肺解表。

【代表方剂】桑菊饮（桑叶、菊花、连翘、薄荷、芦根、桔梗、杏仁、甘草）。

【核心用药】桑叶、菊花、连翘、薄荷、芦根、桔梗、甘草、玄参、竹叶。

【加减用药】恶风发热者，加苏叶、荆芥穗；浊涕多者，加黄芩；咽干 / 痛重者，加射干；咳嗽者，加前胡、杏仁。

中西互参

鼻病毒流行于初春和初秋季节，气温相对偏低条件下容易复制和引起流行，鼻病毒引起的普通感冒以鼻塞、流涕等局部卡他症状为特征，具有中医风邪或风寒之邪致病特点，其中医证候表现，一方面取决于鼻病毒的致病特点，另一方面也受宿主免疫反应的影响。普通感冒中西医理论对应关系见表1-1-8。

表1-1-8 普通感冒中西医理论对应关系

中医证型	风寒证	邪从热化证
病原学（外因）	鼻病毒（风邪）流行于初春和初秋，冠状病毒（风寒）流行于深秋至冬季	
宿主免疫（内因）	正常	增强（素有蕴热，易从热化）
临床特征	鼻塞声重，流清涕，多喷嚏	初流清涕迅速转浊，多咽干 / 痛

二、咽 - 扁桃体炎

知识要点		
西医认识 咽 – 扁桃体炎 1. 最常见的病原体是腺病毒、副流感病毒和 GAS；临床以咽痛、咽 - 扁桃体弥漫性红肿和发热三联征为主要特征 2. 自限性疾病 3. 病毒性感染以对症治疗为主；细菌性感染应予抗生素治疗，以降低并发症	**中医认识** 喉痹 – 乳蛾 辨证要点 风热证：咽红肿痛（或见腐点），伴发热恶风、头痛等； 温燥证：声嘶、干咳为主，发热咽痛不著； 热毒证：咽红肿痛（或见脓点），颈部焮肿，热势高，或喉核肿大	**中西互参** 中医证候分型主要与感染不同致病源致病性存在差异有关系，也受宿主免疫反应强弱的影响

西医认识

❶ 定义

咽 – 扁桃体炎是咽炎和扁桃体炎的合称，是由多种病毒或细菌感染引起，是以咽痛、咽 – 扁桃体弥漫性红肿和发热为三联征的轻 – 中度临床综合征，可伴局部淋巴结肿大、咽 – 扁桃体渗出。临床上引起咽 – 扁桃体炎最常见的病原体主要是腺病毒、副流感病毒和 A 组链球菌（group a streptococcus，GAS），腺病毒、副流感病毒属于呼吸道病毒，其所致咽 – 扁桃体炎多呈自限性，预后较好；GAS 所致咽 – 扁桃体炎，经常规治疗通常预后较好，少数可出现急性风湿热、肾小球肾炎、儿童自身免疫性神经精神障碍、扁桃体周围脓肿、化脓性静脉炎等并发症。

❷ 流行病学

咽 - 扁桃体炎好发于儿童和青年，约 50% 的患者年龄在 5 至 24 岁之间。在引起该病的病因中，病毒和细菌各占 50%，呼吸道病毒主要是腺病毒，其次是副流感病毒，细菌主要是 GAS。该病主要流行于冬、春季，恰是以上 2 种呼吸道病毒和 GAS 活跃的高峰期。

❸ 风险因素

咽 – 扁桃体炎发病的风险因素与普通感冒基本相同，参见表 1-1-4。

④ 发病机制

呼吸道病毒导致咽-扁桃体炎症状和体征的确切机制尚不清楚，推测通过释放缓激肽作用于咽部感觉神经末梢是产生咽痛的主要原因。虽然对 GAS 感染的发病机制进行了较为广泛的研究，包括：①免疫逃避（M 蛋白、透明质酸胶囊、C5a 肽酶）；②黏附上皮细胞（菌毛、纤维连接蛋白结合蛋白、脂磷壁酸）；③宿主组织传播（透明质酸酶、链激酶、脱氧核糖核酸酶）；④释放外毒素（链球菌溶血素、超抗原毒素），但上述机制并不能准确阐明 GAS 是如何导致的咽-扁桃体炎。

⑤ 临床表现

咽-扁桃体炎以咽痛、咽-扁桃体弥漫性红肿和发热为三联征，伴发引流区域淋巴结肿大，其中颈前淋巴结肿痛多提示细菌感染，伴发结膜炎、鼻炎、声音嘶哑、咳嗽或咽部水泡 / 溃疡多提示病毒感染，值得注意的是 GAS 和腺病毒均可表现为咽-扁桃体渗出。

⑥ 诊断和鉴别诊断

6.1 诊断

咽-扁桃体炎仅需要临床诊断，微生物诊断可依临床表型判断，实验室检测多用于研究或特殊目的，可疑 GAS 时需细菌学证实。

（1）临床诊断：急性发病，咽痛、咽-扁桃体弥漫性红肿和发热三联征，结合流行病学判断潜伏期，可做出临床诊断。年龄 < 15 岁、颈前淋巴结肿痛、咽-扁桃体渗出、无咳嗽，判断为 GAS 感染；伴发结膜炎、咳嗽、咽部无水泡 / 溃疡，判断为腺病毒感染；伴发声音嘶哑等喉部症状，判断为副流感病毒感染。

（2）微生物诊断：口咽分泌物取样，接种组织细胞培养，或 PCR 核酸检测，或抗原检测，或血清学抗体检测，皆可用于呼吸道病毒诊断；口咽分泌物取样，涂片或细菌培养，皆可用于 GAS 诊断。

6.2 鉴别诊断

基于咽痛、咽-扁桃体弥漫性红肿和发热三联征，腺病毒所致的咽-扁桃体炎需与疱疹性咽峡炎、病毒性咽炎（单纯疱疹病毒）和传染性单核细胞增多症相鉴别，GAS 所致的咽 – 扁桃体炎需与淋球菌咽炎相鉴别，见表 1-1-9。

7 治疗

咽 – 扁桃体炎多数呈自限性，预后良好，但因 GAS 可产生并发症，所以早期、合理使用抗生素治疗显得尤为重要，可有效降低其并发症发生率，那么临床上及早识别出细菌性咽 – 扁桃体炎极其重要，其评估方法和抗生素治疗选择参见表 1-1-10、1-1-11。病毒性咽 – 扁桃体炎通常无特异性抗病毒药物，以对症治疗为主，但也要注意监测其并发症。

表1-1-9　咽–扁桃体炎的临床鉴别诊断

疾病	咽 - 扁桃体炎			其他类型咽炎			
	病毒性咽炎	病毒性咽炎	链球菌咽炎	淋球菌咽炎	疱疹性咽峡炎	病毒性咽炎	传染性单核细胞增多症
病原学	腺病毒	副流感病毒	GAS	淋球菌	柯萨奇病毒埃可病毒肠病毒71	HSV	EBV
好发人群	儿童年轻人	大龄儿童成人	3～15岁儿童	青少年年轻人	儿童	青少年年轻人	青少年年轻人
临床特征	咽–扁桃体渗出（50%），高热（75%儿童＞39℃，热程约6天），双侧颈部淋巴结肿（32%），可伴结膜炎（17%）或皮疹（12%），咽结膜热是其特殊表现类型	无颈部淋巴结肿，多伴声音嘶哑和咳嗽	咽-扁桃体弥漫性红肿或渗出，发热，颈前淋巴结肿痛（通常在下颌角），无咳嗽	咽–扁桃体渗出（10%）少有，少有发热或颈部淋巴结肿；存在性传播感染的风险因素	咽后壁红斑性水泡／溃疡，发热和咽痛通常在1周内自行消失，手-足-口病是其另一表现类型	咽后壁红斑性水泡／溃疡，多有咽-扁桃体渗出和颈部淋巴结肿痛，1/3伴口-唇-龈炎	可有咽–扁桃体渗出，发热伴颈部淋巴结肿痛，全身症状重（头痛、肌痛、关节痛、乏力），皮疹少见，脾肿大，肝酶轻度增高

续表

疾病	咽 - 扁桃体炎			其他类型咽炎			
	病毒性咽炎	病毒性咽炎	链球菌咽炎	淋球菌咽炎	疱疹性咽峡炎	病毒性咽炎	传染性单核细胞增多症
疾病转归	自限性，预后良好，可并发病毒性肺炎	自限性，预后良好，可诱发哮喘发作	可呈自限性，治疗后预后好，少数可出现急性风湿热、肾小球肾炎等并发症	治疗后预后好	自限性，多数预后良好，可并发病毒性脑炎、心肌炎	自限性，预后良好	自限性，预后良好

表1-1-10 咽-扁桃体炎的Centor评分及管理推荐

Centor 评分							
临床线索	体温＞38℃	无咳嗽	颈前淋巴结肿痛	扁桃体红肿或渗出	年龄		
					3～14岁	14～44岁	≥45岁
评分	1	1	1	1	1	0	-1

管理推荐		
总分	链球菌感染风险	细菌学检测和抗生素推荐
≤ 0	1%～2.5%	不需细菌学检测，不推荐抗生素治疗
1	5%～10%	
2	11%～17%	细菌学检测，结果阳性开始抗生素治疗
3	28%～35%	
≥ 4	51%～53%	细菌学检测，同时经验性抗生素治疗

表1-1-11 咽-扁桃体炎的口服抗生素选择

首选方案	备选方案
头孢呋辛，0.25 bid × 10 天 头孢地尼，0.3 q12h × 5 天	青霉素过敏： 阿奇霉素，0.5 qd × 3 天 克拉霉素，0.25 bid × 10 天

中医认识

❶ 病名和沿革

咽-扁桃体炎对应于中医喉痹-乳蛾，此处"痹"即"痛"。喉痹最早见于《素问·阴阳别论》："一阴一阳结，谓之喉痹。"《医林绳墨》中有乳蛾记载："近于上者，谓之乳蛾……近于下者，谓之喉痹（此处'痹'即'闭'）。"据此可知，咽炎对应于喉痹，扁桃体炎对应于乳蛾。《灵枢·热病第二十三》中即列有喉痹，提示中医早已认为该病属于急性热病。喉痹多因风热邪毒引起，初起时咽部干燥灼热、微痛，继而疼痛加重，有异物感，检查可见咽部红肿，咽喉底部或有颗粒突起，但喉核肿胀不明显。《诸病源候论·咽喉肿痛候》："脏气微热，其气冲喉，亦能肿痛，但不过重也。""脾胃有热，热气上冲，则咽喉肿痛。夫生肿痛者，皆挟热则为之，若风毒结于喉间，其热盛，则肿塞不通而水浆不入，便能杀人。"这段话意思是仅有脏腑蕴热，咽痛症状往往较轻，采用清热降火法即可治愈，而加上外来风毒，与内热里应外合，化生热毒，热毒上攻咽喉，则成险症，故能杀人。从现代医学来看，前者相当于慢性咽炎或急性单纯性咽炎，后者相当于化脓性链球菌咽炎。《疡科心得集》中"夫风温客热，首先犯肺，化火循经，上逆入络，结聚咽喉，肿如蚕蛾，故名乳蛾"，提示乳蛾也多为风热风温之邪侵袭所致。《耿氏六代咽喉科传灯录》论述咽喉病的病因病机，重视外感六气的致病源因，风、寒、暑、湿、燥、火，其中尤以风、燥、火所谓"阳邪"最多，一般急性咽喉病多由于此。

❷ 病因病机

喉痹-乳蛾是因肺卫失固之人感受风热、热毒或温燥，上攻咽喉，以致喉关血壅气聚、经脉不通、甚则肉腐成脓，卫表失和。

2.1 病因

（1）内因：或因禀赋薄弱，或因劳倦，或因七情不畅，或因过食肥甘辛辣，以致脏腑功能失调、正气不足、肺卫失固。

（2）外因：感受风热、温燥或热毒。

2.2 病机

风热、热毒或温燥上攻咽喉，喉关血壅气聚、经脉瘀滞不通，则咽红肿痛；热壅血瘀，则肉腐成脓；邪犯肺卫，卫表失和，则发热。

❸ 辨证论治 ————————————————————

喉痹－乳蛾宜以脏腑八纲辨证，病初属表（肺卫）实，病性依病症而定，分为风热、热毒和温燥三证，治疗以清热、利咽、消肿为原则。

（1）风热证

【辨证要点】咽红肿痛（或见腐点），热势较高，或喉核肿大，常伴恶风、头痛、眼多泪，苔薄，脉浮或浮数。

【辨证分析】风热上攻咽喉，血凝气聚，不通则痛，故咽红肿痛；风热波及喉核，气血壅滞，故喉核肿大；风热袭表，营卫不和，故恶风、发热；火性炎上，故头痛、眼多泪；邪在表，故苔薄、脉浮或浮数。

【治法】疏风清热，消肿利咽。

【代表方剂】银翘散（荆芥、淡豆豉、金银花、连翘、薄荷、桔梗、牛蒡子、竹叶、芦根、甘草）。

【核心用药】荆芥、淡豆豉、金银花、连翘、薄荷、桔梗、牛蒡子、竹叶、芦根、甘草。

【加减用药】咽痛重者，加玄参、马勃；喉见腐点者，加重楼、蒲公英；喉核肿大者，加僵蚕、浙贝；恶风发热重者，加苏叶。

（2）热毒证

【辨证要点】咽红肿痛（或见脓点），颈部焮肿，或喉核肿大，伴高热、烦渴引饮、口臭、便秘，舌红，苔黄或黄腻，脉数。

【辨证分析】患者肺胃热盛，热毒上攻咽喉，血壅气聚、经脉瘀滞，故咽红肿痛；热毒壅滞经脉，故血瘀肉腐成脓；毒热炽盛，故颈部焮肿、热势高；胃腑热盛则口臭，热结于下则大便秘结，热炽，故舌红，苔黄或黄腻，脉数。

【治法】清热解毒，利咽消肿。

【代表方剂】清咽利膈汤加减（金银花、连翘、黄芩、薄荷、玄参、牛蒡子、桔梗、大黄、栀子、黄连、甘草等）。

【核心用药】金银花、连翘、薄荷、牛蒡子、玄参、桔梗、大黄、甘草。

【加减用药】高热者，加生石膏、知母；颈部焮肿者，加板蓝根、蒲公英；喉核肿大者，加僵蚕、浙贝；脓未溃者，加皂角刺。

（3）温燥证

【辨证要点】咽红肿痛不甚，热势不高，常伴声嘶、咳嗽，苔薄，脉浮或浮数。

【辨证分析】患者肺肾阴虚，虚火上炎，津液不能上承，温燥之邪上攻咽喉，邪轻故咽红肿痛不甚、热势不高，温燥伤津、肺失宣降，故声嘶、咳嗽，邪在表，故苔薄、脉浮或浮数。

【治法】清热润燥，利咽消肿。

【代表方剂】百合固金汤加减（百合、生地黄、麦冬、玄参、桔梗、浙贝母、白芍、甘草等）

【核心用药】百合、生地黄、麦冬、玄参、桔梗、浙贝母、白芍、甘草。

【加减用药】咽痛重者，加牛蒡子；声嘶者，加蝉蜕；咳嗽者，加前胡、杏仁；发热重者，加苏叶。

▌中西互参

根据临床症状与发病季节不同，不同病原体引起的咽 - 扁桃体炎可与中医证型对应，且可能受宿主免疫因素影响，咽 - 扁桃体炎中西医理论对应关系见表1-1-12。

表1-1-12　咽–扁桃体炎中西医理论对应关系

中医证型	风热证	温燥证	热毒证
病原学	腺病毒流行于秋冬春季	副流感病毒流行于秋冬季	GAS 流行于冬春季
宿主免疫（内因）	强	正常	强
临床特征	咽红肿痛（或见腐点），热势较高，常伴恶风、头痛、眼多泪	咽红肿痛不甚，热势不高，常伴声嘶、咳嗽	咽红肿痛（或见脓点），颈部焮肿，热势高，或喉核肿大，无咳嗽

三、急性支气管炎

知识要点		
西医认识 急性支气管炎 1. 其感染性病因常见于呼吸道病毒，如呼吸道合胞病毒、腺病毒、副流感病毒、和冠状病毒；其临床主症为咳嗽 2. 自限性疾病 3. 对症治疗	中医认识 外感咳嗽 辨证要点 风寒证：咳嗽声重，甚则音嗄，气急似喘，咯痰稀白，或伴胸闷； 风热证：咳嗽频剧，咯痰不爽或黏稠黄，常伴头痛、恶风、发热； 温燥证：干咳，连声作呛，喉痒或声嘶，唇鼻干燥； 凉燥证：干咳，痰少或无痰，咽干鼻燥，常伴头痛、发热	中西互参 中医证型分布主要与感染病原之不同有关系，也受宿主免疫反应强弱之影响

西医认识

❶ 定义

急性支气管炎是由感染，物理、化学刺激，过敏等因素引起的气道黏膜急性炎症，是以咳嗽为主要症状的自限性临床综合征，或伴咯痰，多无发热，胸部影像无肺炎征象。其中感染因素中，病毒感染最常见，细菌感染仅占少数，病毒除5种常见呼吸道病毒外，尚包括人偏肺病毒、麻疹病毒、流感病毒等，细菌以肺炎支原体、肺炎衣原体、白喉杆菌、百日咳杆菌居多。根据感染发生率高低，本节所论的急性支气管炎主要指常见的呼吸道病毒，如呼吸道合胞病毒、副流感病毒、冠状病毒和腺病毒等，其病程通常7～14天，平均10天，持续时间<3周，预后较好，少数出现并发症（喘息、肺炎）。

❷ 流行病学

除夏季外，急性支气管炎四季常见，尤以冬季高发，通常始于儿童，年轻人多于老人，呈自限性，但老人或有基础心肺疾病者可导致严重并发症。呼吸道合胞病毒常引起儿童或有慢性气道炎症性疾病成人的喘息症状，冠状病毒常引起类似普通感冒症状，副流感病毒多感染儿童，腺病毒常在封闭环境中流行（如军营、学生宿舍等）。

❸ 风险因素 ————————————————————————————

急性支气管炎发病的风险因素与普通感冒基本相同，参见表1-1-4。

❹ 发病机制 ————————————————————————————

咳嗽是一种保护性防御反应，对清除呼吸道中异物和分泌物至关重要，在正常状态下发挥适当的保护作用。当咳嗽反射通路上任何调节因素出现异常，可能导致咳嗽反应增强，甚至转为不适当的慢性咳嗽，当咳嗽症状影响正常工作、学习及生活状态时，称之为病理性咳嗽，就必须临床干预和治疗。

咳嗽形成的病理机制是指咳嗽反射通路发生异常，咳嗽反射通路包括感受器、传入神经、咳嗽中枢、传出神经、呼吸肌5个部分。咳嗽反射过程可分为三个部分：第一部分通过感觉神经输入刺激信号启动咳嗽反射，第二部分是复杂的中枢神经网络处理信息，第三部分是通过传出神经输出信号到达效应器（呼吸肌群、支气管平滑肌、膈肌等）产生咳嗽。

在临床上根据咳嗽持续时间长短，可大致分为急性、亚急性和慢性三种。急性咳嗽持续时间少于3周，最常见的原因是病毒性上呼吸道感染，如普通感冒。急性咳嗽通常是鼻后滴流和黏液堆积刺激引起，常伴发烧、喉咙痛、打喷嚏和流鼻涕等症状。而在3到8周之间出现的咳嗽被称为亚急性或感染后咳嗽、持续超过8周的咳嗽被归类为慢性咳嗽，急性咳嗽是急性支气管炎的主要临床表现。

咳嗽发生的机制主要是气道感觉神经元受到机械的或化学的敏感刺激信号介导的咳嗽神经反射通路被激活。气道感觉神经大致可分为机械敏感和化学敏感两大类。机械敏感纤维对肺充气、支气管痉挛或轻触等刺激有反应；化学敏感纤维在接触到辣椒素（CAPS）、缓激肽、柠檬酸（CA）、前列腺素E2（PGE2）或香烟烟雾（CS）等在内的化学物质后被激活。

上呼吸道病毒感染后，上皮损伤脱落（epithelial shedding），感觉神经激活（sensory nerve activition），释放神经激肽，如P物质（substance P）、神经激肽A（NKA），这些神经源性炎性介质介导气道炎症，引起黏液分泌（mucus secretion）、支气管壁血管扩张（vasodilation）、微血浆渗漏（plasma exudation）、支气管收缩（bronchoconstriction）。感觉神经刺激信号通过传入神经到达咳嗽中枢延髓的孤束核，经过中枢信号处理后，再通过传出神经（膈神经及其他脊髓运动神经）将神经冲动传达至呼吸肌群（膈肌、肋间肌、腹肌等），同时通过迷走神经的喉返神经到达喉部和支气管树，将神经冲动传达至支配咽、喉部的骨骼肌，最终完成咳嗽反射。

急性支气管炎是病原体直接损伤上皮细胞和宿主固有免疫反应共同作用的结果，由于每种病毒的致病机制不尽相同，所以气道上皮细胞损伤的位置和程度不同，免疫细胞释放的细胞因子和趋化因子也不同。相比细胞损伤，免疫反应对气道黏膜损伤的作用更大。病理显示，气道黏膜下充血、出血、单核细胞浸润和上皮坏死，因为黏膜损伤和纤毛系统破坏，咳嗽感受器的暴露启动了咳嗽症状的产生，持续气道炎症增加了理化刺激所致的气道高反应，如感染呼吸道合胞病毒后，早期可检测到 Ⅰ、Ⅲ 型干扰素、肿瘤坏死因子和白介素 -6、白介素 -8，被认为可能是其长达 6 周持续气道高反应的原因。

❺ 临床表现

急性支气管炎以急性咳嗽为主症，或伴咯痰，无发热，病程常为 7 ～ 14 天，平均 10 天，持续时间 < 3 周，伴有喘息是呼吸道合胞病毒的特征，伴有轻微鼻炎症状是冠状病毒的特征，伴有喉部症状是副流感病毒的特征，伴有明显全身症状是腺病毒的特征。

❻ 诊断和鉴别诊断

6.1 诊断

急性支气管炎仅需临床诊断，微生物诊断可依临床表型判断，实验室检测多用于研究或特殊目的。

（1）临床诊断：急性发病，咳嗽为主要症状，无发热，胸部影像无肺炎征象，结合流行病学判断潜伏期，可做出临床诊断。

（2）微生物诊断：鼻咽分泌物取样，接种组织细胞培养，或 PCR 核酸检测，或抗原检测，或血清学抗体检测，皆可用于呼吸道病毒的诊断。

6.2 鉴别诊断

基于急性咳嗽症状，急性支气管炎应该与肺炎支原体、肺炎支衣原体、百日咳杆菌和麻疹病毒所致急性咳嗽相鉴别，见表 1-1-13。

⑦ 治疗

急性支气管炎呈自限性，由一组病毒感染所致，无特异性抗病毒药物，充分休息是最佳的治疗，如影响工作、学习，尤其是睡眠，可适量使用麻醉性止咳药，其他对症治疗选择包括祛痰剂、抗组胺药、减充血剂和 β2- 受体激动剂。需要注意的是，急性支气管炎治疗无法从抗生素中获益。

表1-1-13　急性支气管炎的临床鉴别诊断

疾病	急性支气管炎				引起急性咳嗽的其他疾病			
					细菌性支气管炎		百日咳	麻疹
病原学	呼吸道合胞病毒	副流感病毒	冠状病毒	腺病毒	肺炎支原体	肺炎衣原体	百日咳杆菌	麻疹病毒
好发人群	儿童成人	大龄儿童成人	儿童成人	儿童年轻人	儿童年轻人	儿童年轻人	疫苗接种后减少	疫苗接种后减少
临床特征	多发于晚秋至早春，新生儿发病率高，可诱发喘息	多发于秋冬，可伴声音嘶哑，可诱发哮喘	多发于冬春，可伴鼻卡他症状	全年，冬季为主，可伴头痛、不适等全身症状	常秋季暴发，长潜伏期(10～21天)导致家庭交错流行，无痰	全年，常伴鼻窦炎	全年，哮吼性咳嗽、咳嗽后呕吐或吸气性喘鸣	多发于春季，特征性皮疹发生顺序和口腔黏膜斑
疾病转归	自限性，预后好，可并发哮喘	自限性，预后好，可并发哮喘	自限性，预后好	自限性，预后好，可并发病毒性肺炎	自限性，预后好，可并发肺炎	自限性，预后好，可并发肺炎	自限性，病程长，预后好	自限性，预后好

中医认识

① 病名和沿革

急性支气管炎对应于中医外感咳嗽。《黄帝内经》中多篇论述了六气变化对咳嗽的影响，病位在肺，病因分为外感和内伤，《景岳全书·咳嗽》指出外感咳嗽多由肺脏及他脏，故以肺为本、他脏为标，指出外感咳嗽以寒邪为主，治以辛温，但须根据不同岁气施治，在"时气"和"病气"关系上，又重视以"病气"为主。清代程钟龄创制的止嗽散，根据肺为娇脏的特点，其配伍"温润和平，不寒不热"，成为治疗外感咳嗽的著名方剂。

❷ 病因病机

外感咳嗽是肺卫失固之人感受风寒、风热、风燥，侵袭肺卫，以致肺失宣降、气逆作咳。

2.1 病因

（1）内因：或因禀赋薄弱，或因劳倦，或因体衰，以致正气不足、易感外邪。

（2）外因：感受风寒、风热、风燥。

2.2 病机

肺为娇脏，不耐邪侵，风寒、风热、风燥犯肺，肺失宣降，肺气上逆，则咳嗽。

❸ 辨证论治

外感咳嗽宜以脏腑八纲辨证，病初属表（肺卫）实，病性依病症而定，分为风寒、风热、风燥（温燥、凉燥）三证，治疗以宣肺止咳为原则。

（1）风寒证

【辨证要点】咳嗽声重，甚则音哑，气急似喘，咯痰稀白，或伴胸闷，苔薄白，脉浮或浮紧。

【辨证分析】风寒袭肺，肺气壅塞不宣，故咳嗽声重、气急；寒邪郁肺，气不布津，凝聚为痰，故咯痰稀白；邪在表，故苔薄白、脉浮或浮紧。

【治法】疏风散寒，宣肺止咳。

【代表方剂】三拗汤（麻黄、杏仁、甘草）和止嗽散（桔梗、甘草、紫菀、白前、荆芥、陈皮、百部）。

【核心用药】麻黄、杏仁、桔梗、甘草、紫菀、白前、荆芥、陈皮、百部。

【加减用药】喘息者，加白芥子、苏子；胸闷者，加瓜蒌皮、厚朴；咯痰不利者，加旋覆花、枳壳。

（2）风热证

【辨证要点】咳嗽频剧，咯痰不爽或黏稠黄，常伴头痛、恶风、发热，苔薄，脉浮或浮数。

【辨证分析】风热犯肺，肺失清肃，故咳嗽频剧；肺热内郁，蒸液成痰，故咯痰不爽或黏稠黄；卫表失和，故头痛、恶风、发热；邪在表，故苔薄、脉浮或浮数。

【治法】疏风清热，宣肺止咳。

【代表方剂】桑菊饮（桑叶、菊花、连翘、薄荷、芦根、桔梗、杏仁、甘草）。

【核心用药】桑叶、菊花、连翘、薄荷、芦根、桔梗、杏仁、甘草、前胡、牛蒡子。

【加减用药】咯痰不利者，加黄芩、浙贝母；恶风发热者，加苏叶、防风；头痛者，加川芎、白芷、生石膏。

（3）风燥证

温燥证

【辨证要点】干咳，连声作呛，喉痒或声嘶，唇鼻干燥，苔薄，脉浮数或小数。

【辨证分析】温燥伤肺，肺失清润，故干咳、连声作呛；燥易伤津，故喉痒或声嘶、唇鼻干燥；邪在表，故苔薄，脉浮数或小数。

【治法】疏风润燥，清肺止咳。

【代表方剂】桑杏汤（桑叶、杏仁、浙贝母、沙参、栀子、淡豆豉、梨皮）。

【核心用药】桑叶、杏仁、浙贝母、沙参、蝉蜕、枇杷叶、桔梗、甘草。

【加减用药】口干者，加麦冬、玉竹；发热者，加苏叶、生石膏；痰中带血者，加白茅根。

凉燥证

【辨证要点】干咳，痰少或无痰，咽干鼻燥，常伴头痛、发热，苔薄白，脉浮紧。

【辨证分析】凉燥袭肺，肺气失宣，故干咳少痰；燥易伤津，故咽干鼻燥；卫表失和，故头痛、发热；邪在表，故苔薄白、脉浮紧。

【治法】疏风散寒，润肺止咳。

【代表方剂】杏苏散（杏仁、苏叶、半夏、橘皮、前胡、枳壳、桔梗、茯苓、生姜、大枣、甘草）。

【核心用药】杏仁、苏叶、橘皮、前胡、枳壳、桔梗、甘草、紫菀、款冬花。

【加减用药】恶寒发热者，加荆芥、防风；头痛者，加川芎、白芷；咽干鼻燥者，加麦冬、玄参。

中西互参

根据临床症状与发病季节不同，不同病原体引起的急性支气管炎临床特征不同，也受宿主免疫反应强弱的影响，与中医证型分布有一定的对应关系，见表1-1-14。

表1-1-14　急性支气管炎中西医理论对应关系

中医证型	风寒证	风热证	温燥证	凉燥证
病原学	呼吸道合胞病毒 流行于冬春季	腺病毒 流行于秋冬春季	副流感病毒 流行于秋冬季	冠状病毒 流行于秋冬季
宿主免疫（内因）	正常	强	正常	正常
临床特征	咳嗽声重，甚则音嘎，气急似喘，咯痰稀白，或伴胸闷	咳嗽频剧，咯痰不爽或黏稠黄，常伴头痛、恶风、发热	干咳，连声作呛，喉痒或声嘶，唇鼻干燥	干咳，痰少或无痰，咽干鼻燥，常伴头痛、发热

参考文献

[1] BENNETT JE , MD, DOLIN R, MD, BLASER MJ, MD. Mandell, Douglas, and Bennett's Principles and Practice of Infectious Diseases[M]. 9th ed. Elsevier Inc, 2020.

[2] GOLDMAN L，AUSIELLO D. 西氏内科学：上 [M].22 版 . 西安：世界图书出版西安公司 , 2009.

[3] 塞提 . 感染性疾病病因、预防及案例研究 [M]. 北京：人民卫生出版社，2011.

[4] KASPER DL，FAUCI AS. 哈里森感染病学 [M]. 胡必杰，潘珏，高晓东，译 . 上海：上海科学技术出版社 , 2019.

[5] NASRAA J, BELVISI MG. Modulation of sensory nerve function and the cough reflex：Understandingdisease pathogenesis [J]. Pharmacology & Therapeutics. 2009, 124：354–375.

[6] 方药中，等 . 实用中医内科学 [M]. 上海：上海科学技术出版社 , 1986.

[7] 张伯臾，等 . 中医内科学 [M]. 上海：上海科学技术出版社 , 1985.

鼻窦炎

总论

❶ 定义

鼻窦炎（sinusitis）是指鼻旁窦（paranasal sinuses）的炎症性疾病，多与鼻炎同时存在，所以也称为鼻 – 鼻窦炎（rhinosinusitis）。该病以鼻塞或鼻有分泌物（前/后鼻腔滴漏），或伴面部疼痛/肿胀感，或伴嗅觉减退/丧失为主要临床特征，亦可见头痛、咳嗽、口臭、牙痛、耳痛和疲劳不适等表现。按照病程长短分类，症状/体征持续时间 < 12 周为急性鼻窦炎（acute rhinosinusitis, ARS），持续时间 ≥ 12 周为慢性鼻窦炎（chronic rhinosinusitis, CRS）。

鼻窦炎是世界各国临床常见病，它是环境因素和宿主因素共同作用的结果。急性鼻窦炎多继发于病毒性上呼吸道感染，通常是一种自限性疾病，但严重的并发症会危及生命甚至导致死亡；慢性鼻窦炎多为急性鼻窦炎治疗不当、迁延不愈发展而来，是一种严重影响患者健康和生活质量的疾病。鼻窦炎是临床上不容忽视的一个疾病，有时内科保守治疗不能完全控制，尤其是出现严重并发症时，常需要手术治疗。本文主要介绍与感染相关的急性鼻窦炎，定义见表 1-2-1。

表1-2-1　成人/儿童急性鼻窦炎定义

成人急性鼻窦炎	儿童急性鼻窦炎
突然出现两个或多个症状，至少包含鼻塞或鼻分泌物（前/后鼻腔滴漏）中的一个： ·± 面部疼痛/肿胀感 ·± 嗅觉减退或丧失 < 12 周	突然出现两种或两种以上症状： ·鼻塞 ·或鼻分泌物颜色变化 ·或咳嗽（白天和夜间） < 12 周

❷ 流行病学

国外文献报道急性鼻窦炎的年患病率为 6% ～ 15%。成年女性比男性更容易被诊断为鼻窦炎，比例为 1.8 : 1。我国急性鼻窦炎的发病率尚无确切的数据；我国人群慢性鼻窦炎总体患病率为 8%。鼻窦炎造成了严重的社会经济负担，保守估计，美国每年总体经济负担超过 300 亿美元。

引起急性鼻窦炎的病原微生物主要是病毒，其次是细菌和真菌。病毒性急性鼻窦炎（主要是普通感冒引起）占所有急性鼻窦炎的 90% ～ 98%，据估计成年人每年出现 2 ～ 5 次，学龄儿童每年可能出现 7 ～ 10 次。由病毒感染引起的黏液纤毛功能的破坏或缺失可能引起重复细菌感染或继发细菌感染。成人有 0.5% 至 2% 的病毒性鼻窦炎可发展为细菌感染，儿童为 5% 至 10%。肺炎链球菌（20% ～ 43%）、流感嗜血杆菌（22% ～ 35%）、卡他莫拉菌（2% ～ 10%）是细菌性急性鼻窦炎的常见致病菌。

❸ 风险因素

健康的鼻窦基于如下前提：①结构完整，②纤毛功能、细胞/体液免疫功能健全，③黏膜下腺体功能处于稳态，④无微生物侵袭、其他刺激因素（如鼻胃管、经鼻气管插管）有效刺激。上述前提不能保证，容易引起鼻窦炎症，具体风险因素见表 1-2-2。

表1-2-2　鼻窦炎发病的风险因素与可能机制

风险种类	具体名称	发生机制	重要性
气道过敏性因素	过敏性鼻炎、哮喘	变应性炎症，窦口水肿易堵塞	+++
病毒性上呼吸道感染	普通感冒等	炎症反应，窦口水肿易堵塞	++
异物／肿物阻塞	息肉、异物、肿瘤	鼻腔分泌物引流不畅，溢入窦口	+++
免疫缺陷	无丙种球蛋白血症、人类免疫缺陷病毒、慢性肉芽肿性疾病	局部免疫低下，容易感染	+++
解剖结构缺陷	鼻甲肥大、鼻道狭窄、鼻中隔偏曲、腭裂、鼻窦发育异常	窦口位置异常或狭小	+++
黏液纤毛清除功能障碍	纤毛运动障碍、囊性纤维化	鼻道、鼻窦黏膜纤毛清除功能下降	++
胃食管反流	反流物频繁进入鼻咽部	损伤气道黏膜，超过鼻窦清除能力	+
吸烟	香烟烟雾	影响纤毛形成；改变鼻咽部的菌群特征，出现局部病原菌定植	++
不良心理状态	焦虑、抑郁等	不适当的免疫调节	++

❹ 发病机制

4.1 鼻窦生理学

（1）组织细胞构成：鼻旁窦内有一层假复层柱状上皮，它也排列在鼻腔的大部分区域。这种上皮衬里包含四种类型的细胞：附着在基底膜上的基底细胞；纤毛柱状细胞；能产生黏液而有保护和润滑上皮作用的杯状细胞；以及炎症细胞。这些炎性细胞由 T 淋巴细胞和 B 淋巴细胞以及抗原识别细胞组成。

（2）黏液纤毛系统：黏液和上颌窦腔中产生的其他物质通过纤毛作用以螺旋方向向上输送并通过漏斗进入中鼻道。这些纤毛以每分钟 1000 次的频率跳动，并以每分钟 3～25 毫米的速度移动物质。鼻窦内的黏液毯每小时翻转 2～3 次，黏液通常不会在窦腔内积聚。

（3）黏膜免疫功能：鼻旁窦在正常情况下是无菌的，不同于鼻道，鼻道有大量的细菌滋生。鼻窦内维持无菌的机制尚不完全清楚，但目前认为包括黏液纤毛清除、免疫反应以及鼻窦腔内硝酸的抗菌浓度。鼻腔分泌物含有一些免疫球蛋白 IgA、IgG、IgM、IgE；一些酶类，如溶菌酶；一些蛋白质如乳铁蛋白和补体，所有这些免疫分子或免疫物质都有一定的抗菌作用。

（4）其他生理功能：人类鼻旁窦的确切功能尚不完全清楚，已经明确的一些生理功能包括：促进声音的共鸣，加热和加湿吸入的空气，以及通过在创伤期间吸收能量来起到大脑减震器的作用。

4.2 发病机制

鼻窦炎的发病机制涉及三个关键因素：窦口的通畅、纤毛的功能和鼻窦分泌物的性质。

（1）窦口阻塞

鼻窦腔窦口相对狭窄是造成窦口容易发生阻塞的解剖学基础。导致窦口阻塞的因素包括导致局部黏膜肿胀的因素和直接引起机械性阻塞的因素（表 1-2-3）。临床上病毒性上呼吸道感染和过敏性炎症导致的局部黏膜肿胀是最常见的窦口阻塞原因。在急性鼻炎发作期间，窦口完全畅通的时间只有 20%。

表1-2-3 窦口阻塞的易感因素

黏膜肿胀	机械性障碍物
全身性因素：病毒性上呼吸道感染、过敏性炎症、囊性纤维化、免疫性疾病、纤毛运动障碍、烟草烟雾 局部损伤：面部创伤、游泳/潜水、药物性鼻炎、鼻腔插管	后鼻孔闭锁、鼻中隔偏曲、鼻息肉、肿瘤、筛泡

当窦口阻塞时，窦腔内的压力会短暂升高。当氧气在这个封闭的空间耗尽时，鼻窦内的压力相对于大气压力变为负值。这种负压可能会使鼻腔或鼻咽部的细菌在嗅吸过程或擤鼻涕时进入鼻窦，从而引起鼻窦感染。当窦口阻塞时，鼻窦黏膜继续分泌黏液，导致窦内液体积聚。

（2）黏液纤毛器的功能障碍

黏液纤毛清除功能障碍也是鼻窦炎发病的机制之一。在病毒性感冒期间，黏液纤毛的结构和功能都会受损，纤毛形态异常、脱落、倒伏、清除率下降等。在病毒性急性上呼吸道感染期间，鼻黏膜纤毛结构和功能的这些异常变化同样会发生在鼻窦黏膜中。黏液纤毛清除功能下降，会增加鼻窦腔感染的可能性。

（3）鼻窦分泌物的质量和性质改变

纤毛只能在正常黏液介质中跳动，向某一方向规律地摆动。当呼吸道和鼻窦腔黏膜黏液层黏液的质量和性质发生改变时，纤毛的摆动将不能正常进行，最终使得鼻窦腔不能保持无菌状态。

各论

本节所论述的急性鼻窦炎（ARS）包括急性病毒性鼻窦炎（acute viral rhinosinusistis, AVRS）、急性细菌性鼻窦炎（acute bacterial rhinosinusitis, ABRS）和急性侵袭性真菌性鼻窦炎（acute invasive fungal rhinosinusistis, AIFRS），这三类按不同基础状态、风险状态，病原学分类不同，临床表现形式不同，具体鉴别参见表1-2-4。

表1-2-4　急性病毒性鼻窦炎、急性细菌性鼻窦炎与急性侵袭性真菌性鼻窦炎的鉴别

	急性病毒性鼻窦炎	急性细菌性鼻窦炎	急性侵袭性真菌性鼻窦炎
病原学	鼻病毒、冠状病毒等	肺炎链球菌、流感嗜血杆菌、卡他莫拉菌（儿童多见）	曲霉菌、接合菌（毛霉、根霉）
风险状态	接触有上呼吸道症状的患者；环境（寒冷天气）	病毒感染引起炎症级联反应	免疫抑制、糖尿病小血管病变或酮症酸中毒、铁过载、去铁胺治疗
临床表现	春秋多发，急性病程，鼻卡他（鼻塞、流涕）为唯一或主要症状，其他局部和全身症状无或轻，病情轻 - 中度	多继发于病毒性上呼吸道感染，症状持续超过 10 天无明显缓解，或出现严重症状（高热、脓涕），或症状好转后再次恶化。	无典型症状，50 ～ 65% 的患者常有面部疼痛、面部肿胀、鼻塞和发热。此后很快出现面部或上腭麻木、眼肌麻痹（51%）和 / 或颅内受累。内镜下可见坏死是该病的特征之一。中鼻甲受累最常见
治疗	对症治疗	抗生素	抗真菌治疗 + 手术
预后	自限性，预后好	一般预后良好，少数出现并发症或者转慢性	死亡率高达 50%，预后差

一、急性病毒性鼻窦炎

知识要点		
西医认识 急性病毒性鼻窦炎 1. 鼻病毒和冠状病毒是成人急性病毒性鼻窦炎中最常见的病毒 2. 自限性疾病 3. 对症治疗	**中医认识** 鼻渊 辨证要点 风寒证：涕黏白量多，持续鼻塞，嗅觉减退； 邪从热化证：黄涕，间歇鼻塞，眉间或颧部有压痛	**中西互参** 中医证型与病毒流行季节及个人体质有关

西医认识

❶ 流行病学

急性病毒性鼻窦炎（AVRS）约占所有急性鼻窦炎（ARS）的 90% ～ 98%。AVRS 非常普遍，多继发于普通感冒，据估计成年人每年出现 2 ～ 5 次，学龄儿童每年可能出现 7 ～ 10 次。AVRS 的出现有季节性趋势，寒冷天气发病率较高。

鼻病毒和冠状病毒是从成人 ARS 中分离出的最常见病毒，约占 AVRS 的 50%。在儿童中，病毒种类繁多，除了鼻病毒和冠状病毒外，还有呼吸道合胞病毒、副流感病毒和腺病毒。病毒的生物学特性不同决定了其流行季节和发病率的差异，具体参见急性上呼吸道感染表 1-1-2 所示 5 种常见呼吸道病毒流行月份。

❷ 风险因素

急性病毒性鼻窦炎的风险因素参见第一章上呼吸道感染第一节普通感冒。

❸ 发病机制

鼻腔上皮是呼吸道病毒进入的主要门户，是气道中病毒复制的直接靶标。它可作为机械屏障保护鼻腔免受环境因素、微生物和毒素的侵害，同时也参与获得性免疫和固有免疫应答。鼻黏膜上皮细胞表达特定的受体识别各种病毒，病毒通过受体介导的胞吞作用侵入细胞并进一步复制。鼻上皮细胞激发自身的免疫反应，并积极防止病原体损害气道。病原体感染后，它们不仅释放抗微生物的表面活性剂和黏液以延迟病原体在气道中的播散，而且还表达和分泌各种细胞因子和趋化因子来驱动免疫反应，抵抗气道中入侵的病原体。在理想情况下，病毒感染后引发瞬时的免疫反应，最终在感染早期消除病毒，使宿主的损害最小。然而，由上皮细胞引发的炎症级联反应通常会导致浸润细胞引起上皮损伤，从而引起水肿、充血、液体外渗、黏液产生和鼻窦阻塞，最终导致急性鼻窦炎（ARS）加重或急性细菌性鼻窦炎（ABRS）。

❹ 临床表现

急性病毒性鼻窦炎以鼻塞、流涕、面部疼痛/肿胀感、嗅觉减退为主要症状，可伴头痛、咳嗽、乏力不适，轻度发热在儿童中更常见，通常发生在发病的前 48 小时，病程通常为 5～10 天。虽然症状可能在发病第 10 天仍未完全缓解，但通常在第 3～6 天达到高峰，并逐渐改善，缺乏改善或症状加重提示细菌感染的可能。

❺ 诊断

急性病毒性鼻窦炎仅需要临床诊断，由于鼻窦抽吸标本的检测多数是在症状出现 7～10 天才进行，病毒检出率很低，微生物诊断多用于研究或特殊目的。

（1）临床诊断：急性发病，以鼻塞、鼻分泌物（前/后鼻腔滴漏），或伴面

部疼痛 / 肿胀感，或伴嗅觉减退或丧失为主要临床特征，结合流行病学史即可做出临床诊断。需要注意的是后鼻漏和嗅觉减退是成人的主要症状，在儿童中却没有，可能是因为年幼的儿童不容易描述或承认它们，咳嗽是其主要常见症状。

（2）微生物诊断：鼻咽分泌物取样，接种组织细胞培养，或PCR核酸检测，或抗原检测，或血清学抗体检测，皆可用于呼吸道病毒诊断。

❻ 治疗

急性病毒性鼻窦炎是一种自限性疾病，治疗上主要以对症支持治疗为主，可有选择地应用抗组胺药、减充血剂、止痛药（对乙酰氨基酚）、非甾体抗炎药和鼻腔盐水冲洗等，抗组胺 - 止痛药 - 减充血剂组合对成人和年龄较大的儿童具有治疗作用，但使用时必须权衡疗效与不良反应的利弊。

▎ 中医认识

❶ 病名及历史沿革

急性病毒性鼻窦炎属于中医"鼻渊"病范畴。鼻渊首载于《黄帝内经》,《素问·气厥论》曰："胆移热于脑，则辛頞鼻渊。鼻渊者，浊涕下不止也。"继《黄帝内经》之后，历代医家对本病的论述也较多，并根据《黄帝内经》对其病机、病位、症状及"脑渗为涕"的论述，故又有"脑漏""脑渗""历脑""控脑痧"等病名。

❷ 病因病机

肺主皮毛，开窍于鼻。若风寒之邪，袭表犯肺；或素有蕴热，邪从热化，壅遏肺经，肺失清肃，致使邪毒循经上犯，结滞鼻窍，灼伤鼻窦肌膜而为病。

❸ 辨证论治

（1）风寒证

【辨证要点】涕黏白而量多，持续鼻塞，嗅觉减退。全身症状可见恶寒发热，头痛，胸闷，咳嗽，痰多，苔薄白，脉浮或浮紧。

【辨证分析】风寒初袭，未从热化，肺开窍于鼻，肺窍不利故见涕黏白而量多；涕液壅阻，鼻道不通，故持续鼻塞，嗅觉减退；风寒之邪侵袭肺表，肺失清肃，卫失宣畅，清窍不利，故见恶寒发热、头痛、咳嗽痰多等，邪在表，故苔薄白、脉浮或浮紧。

【治法】疏风散寒，芳香通窍。

【代表方剂】苍耳子散。

【核心用药】苍耳子、辛夷、白芷、薄荷。

（2）邪从热化证

【辨证要点】黄涕，间歇鼻塞，鼻内肌膜红肿眉间或颧部有压痛。舌质红、苔微黄，脉浮或浮数。

【辨证分析】内有蕴热，外邪犯肺，邪从热化，故白涕转黄；热邪瘀滞鼻道，燔灼肌膜，故鼻内肌膜红肿，兼之涕液壅阻，鼻道不通，故鼻塞；眉间及颧部为鼻窦之内在部位，热邪内郁，气血壅阻，故该处有疼痛及叩压痛；邪在表、内蕴热，故舌质红、苔微黄、脉浮或浮数。

【治法】疏风清热，芳香通窍。

【代表方剂】苍耳子散加黄芩、菊花、葛根、连翘。

【核心用药】苍耳子、辛夷、白芷、薄荷、黄芩、菊花、葛根、连翘。

二、急性细菌性鼻窦炎

知识要点		
西医认识 急性细菌性鼻窦炎 1. 常见致病菌为肺炎链球菌、流感嗜血杆菌和卡他莫拉菌 2. 急性细菌性鼻窦炎定义为包括至少三个症状/体征：分泌物颜色改变，严重的局部疼痛（通常是单侧），发热＞38℃，CRP/ESR升高，症状加重（双重患病） 3. 阿莫西林（含或不含克拉维酸）被推荐为成人治疗的一线抗生素	**中医认识** 鼻渊 辨证要点 胆腑郁热证：鼻涕黄浊黏稠如脓样，有臭味，嗅觉差，头痛剧烈，眉间及颧部叩压痛明显 脾胃湿热证：涕黄浊，鼻塞重而持续，嗅觉消失	**中西互参** 中医证型表现，嗅觉减退的严重程度，与不同致病菌感染有一定的相关性

西医认识

❶ 流行病学

急性细菌性鼻窦炎（ABRS）通常继发于病毒性上呼吸道感染，其中，0.5%～2%的成人病毒性鼻窦炎患者可发展为细菌感染，儿童为5%～10%。肺炎链球菌（20%～43%）、流感嗜血杆菌（22%～35%）、卡他莫拉菌（2%～10%）是急性细菌性鼻窦炎的常见致病菌。儿童卡他莫拉菌的菌株分离率高于成人（人体的卡他莫拉带菌率与年龄有关）。近年来，随着肺炎链球菌疫苗的使用，肺炎链球菌分离率下降；随着产β-内酰胺酶流感嗜血杆菌的增多，流感嗜血杆菌分离率上升。金黄色葡萄球菌在成人回顾性研究中的分离率达10%，考虑到该菌的定植区域（鼻前庭）及内窥镜抽吸的污染可能，一般不认为金葡菌是致病菌，但是在伴有并发症的儿童急性细菌性鼻窦炎中常见。

❷ 风险因素

ABRS的风险因素可参见表1-2-2，此外，已有文献报道牙源性感染或口腔科相关的感染可以引起急性上颌窦炎。

❸ 发病机制

鼻黏膜上皮是呼吸道病毒入侵的主要门户，也是初始宿主抗病毒反应的重要组成部分。鼻上皮细胞引发的炎症级联反应将导致细胞浸润，进而引起水肿，充血，液体外渗，黏液产生和鼻窦阻塞，最终导致ARS加重甚至ABRS。

一项早期的研究发现，普通感冒患者中可以观察到鼻黏液纤毛清除功能的显著而持久的（长达32天）损害，例如纤毛细胞数量的减少以及摆动频率和细胞内同步性的中度和短期变化。纤毛功能障碍影响液体和物质的清除，在黏膜水肿、窦口阻塞的情况下，窦腔形成负压，通过擤鼻涕可能吸入细菌，从而增加窦腔感染的可能性。

有人提出，呼吸道病毒感染会诱导Ⅰ型干扰素（IFNs）的产生，它可以抑制细菌攻击后循环系统的中性粒细胞和巨噬细胞向肺部募集，以及初始T细胞或其他类型的辅助性T（TH）细胞（例如TH1和TH2细胞）分化成抗菌的TH17细胞。这种改变会使宿主更加容易继发细菌感染。肺炎链球菌感染通常与病毒感染加重有关。研究表明，流感病毒感染改变了肺炎链球菌的基因表达，促进了鼻黏膜表面生物膜的广泛形成。当呼吸道病毒在鼻上皮细胞中诱导产生相应的抗病毒能力时，这些病毒也会引起肺炎链球菌在呼吸道黏膜中的扩散。

❹ 临床表现

当出现下列三种情况之一时应考虑急性细菌性鼻窦炎的可能。

第一种是持续性症状，特征是流鼻涕和 / 或咳嗽持续 10 天以上没有改善。可伴随眼眶周围水肿、口臭或低热。鼻分泌物可从薄而黏液状到厚而脓性不等。

第二种表现的特点是出现严重症状。发病时伴有严重的高热 (≥39℃) 症状或体征和持续 3 到 4 天的脓性鼻涕。

第三种表现的特征是症状恶化，即"双重患病"。咳嗽、流涕和鼻塞症状持续 5 到 6 天有初步改善后再次恶化，出现新的发热、头痛、鼻涕增多、鼻塞或日间咳嗽。

❺ 诊断与鉴别诊断

5.1 诊断

诊断分临床诊断和微生物诊断，主要以临床诊断为依据，微生物培养为金标准。

（1）临床诊断

EPOS2020 对急性细菌性鼻窦炎定义包括至少三个症状 / 体征：分泌物颜色改变，严重的局部疼痛（通常是单侧），发热 >38℃，CRP / ESR 升高，症状加重（双重患病）。应注意，许多急性细菌性鼻窦炎为单侧发病。

影像学检查：鼻窦 X 线对上颌窦、额窦或蝶窦疾病最准确，但对评估前组筛窦或窦口鼻道复合体无效。平片的阳性结果是气液平面、窦腔混浊或 6 毫米及以上的黏膜增厚。CT 检查可更清晰地显示病变范围与程度。提示鼻窦炎的 CT 表现为鼻窦混浊、气液平面、鼻窦壁移位、黏膜增厚 4 ~ 5 mm 或以上。需要注意的是，急性鼻窦炎的影像学检查只有在特殊情况（如考虑眶内或颅内并发症或术前确定解剖结构）时才进行。

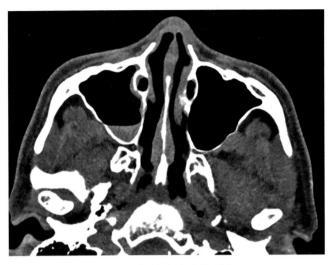

图1-1　急性鼻窦炎的影像

（2）微生物诊断

通过上颌窦的穿刺冲洗做窦腔分泌物的培养可用于微生物学诊断。但考虑到穿刺为有创操作，内镜引导下的中鼻道分泌物培养是成人的一种替代选择。儿童因鼻腔较小、技术难度较大导致该方法敏感性和特异性较低，故仍以鼻窦穿刺培养结果为金标准。

5.2 鉴别诊断

急性细菌性鼻窦炎筛窦受累时易伴发眶周水肿，需与真正的眼眶感染（如眼眶脓肿或眶蜂窝织炎）相区别。眶周水肿可见上下眼睑皮色改变（变红/紫），眼睑水肿且无压痛，眼眶感染亦可有上述表现，但当出现眼球突出或眼外运动障碍时应考虑眼眶感染。

❻ 治疗

大多数指南推荐阿莫西林（含或不含克拉维酸）作为成人的一线抗生素，它安全、有效、成本低、微生物谱窄。应用参考表1-2-5。辅助治疗如鼻腔盐水冲洗、鼻减充血剂可酌情选用以缓解症状，鼻减充血剂使用时间不应超过3天。

表1-2-5 急性细菌性鼻窦炎的抗生素应用

	无青霉素过敏	青霉素过敏
成人	阿莫西林－克拉维酸 1000/62.5mg 2 片 bid×5～7d	严重过敏反应：左氧氟沙星 750mg qd×5d 非严重过敏反应：头孢泊肟 200mg bid
儿童	阿莫西林 90mg/（kg·d）分 2 次 q12h 或阿莫西林－克拉维酸 90mg/（kg·d）（依据阿莫西林剂量）分 2 次 q12h，治疗 10～14d	严重过敏反应：克林霉素 30～40mg/（kg·d）分次 tid 或 qid×10～14d 非严重过敏反应：头孢泊肟 10mg/（kg·d）分次 q12h

注：克林霉素：嗜血杆菌和莫拉菌属耐药，可联合头孢克肟治疗。

❼ 并发症及处理

7.1 并发症

鼻窦炎的并发症按结构位置不同可分为颅内和颅外表现。颅内并发症通常与额窦炎或蝶窦炎相关。颅内并发症包括硬膜下积脓、硬膜外脓肿、脑实质内脓肿、脑膜炎和静脉窦血栓形成。当患者出现发热、精神状态改变、癫痫发作或局灶性神经病学表现时必须考虑颅内并发症。颅外并发症包括眶蜂窝织炎、眶脓肿和骨膜下脓肿。当患者出现眼周肿胀、眼球突出、眼外肌运动障碍、疼痛，并伴有复视时需考虑眶内并发症。眶内和颅内并发症多同时存在。

7.2 处理

颅内感染的经验性抗生素治疗应包括万古霉素、头孢曲松和甲硝唑。眼眶感染可用氨苄西林舒巴坦钠和万古霉素治疗，或头孢曲松联合克林霉素和万古霉素治疗。如果临床症状在 24 至 48 小时内没有改善，则应进行外科引流。

▌附：院内鼻窦炎

院内鼻窦炎是一种比较常见的医疗并发症，通常在重症监护环境中观察到。危重患者鼻窦炎的累积发病率估计为 7.7%～32%。鼻腔插管及鼻肠管的使用增加了鼻窦炎的风险。鼻内导管的存在会刺激鼻黏膜，导致炎症、水肿和随后的窦口阻塞。其他危险因素包括革兰氏阴性肠杆菌鼻腔定植、镇静剂的使用以及格拉斯哥昏迷评分（glasgow coma score）低于 8 分。致病菌包括革兰氏阴性杆菌 47%（假单胞菌、不动杆菌、大肠杆菌常见）、革兰氏阳性菌（金黄色葡萄球菌）

35%、酵母菌 18%，混合感染占 80%。在情况允许时拔除鼻气管插管，推荐经验治疗前鼻窦穿刺分泌物培养和 PCR 检测，经验性治疗方案为亚胺培南（0.5 g，q6h）或美罗培南（1 g，q8h）。如果革兰氏染色提示 MRSA，加用万古霉素（头孢他啶 2 g，q8h+ 万古霉素）或（头孢吡肟 2 g，q12h+ 万古霉素），如穿刺涂片提示酵母菌可用氟康唑。

中医认识

❶ 病名及历史沿革

急性细菌性鼻窦炎对应中医鼻渊病胆腑郁热证、脾胃湿热证。

❷ 病因病机

急性细菌性鼻窦炎多与脏腑蕴热相关。

（1）病因

七情不畅，过食酒醴肥甘。

（2）病机

情志不畅，恚怒失节，胆失疏泄，气郁化火，胆火循经上犯，移热于脑，伤及鼻窦，熇灼气血，腐灼肌膜，热炼津滚而为涕；或素嗜酒醴肥甘，湿热内生，郁困脾胃，运化失常，清气不升，浊阴不降，湿热邪毒循经上蒸，停聚窦内，灼损窦内肌膜而致。

❸ 辨证论治

（1）胆腑郁热

【辨证要点】鼻涕黄浊黏稠如脓样、量多、有臭味，嗅觉差，鼻黏膜肿胀，尤以红赤为甚。头痛剧烈，眉间及颧部叩压痛明显。全身并有发热，口苦，咽干，目眩，耳鸣耳聋，寐少梦多，急躁易怒，舌质红、苔黄，脉弦数等胆腑郁热之证。

【辨证分析】胆腑郁热，循经上炎，攻犯脑窍，蕴结于鼻窦，熇灼气血，熏腐肌膜，故见涕黄黏稠如脓样，量多而有臭味；火热较盛，蒸灼鼻内肌膜，瘀阻脉络，故肿胀，红赤尤甚，鼻塞及嗅觉减退等症状也较甚。热毒灼伤窦壁，故叩压眉间或颧部，则疼痛剧烈；胆经火热，上攻头目，清窍不利，故头痛剧烈，发热，目赤，耳鸣，耳聋；火热蒸迫，胆汁外溢，故口苦、咽干，胆热扰乱神明，故失眠梦多，急躁易怒；舌质红，苔黄，脉弦数皆为胆经火热之象。

【治法】清泄胆热，利湿通窍。

【代表方剂】龙胆泻肝汤加减。

【核心用药】龙胆、黄芩、柴胡、山栀子、泽泻、车前子、木通、当归、生地黄、甘草。

【加减用药】鼻塞甚者，加苍耳子、白芷、鹅不食草；肝胆火热壅盛，头痛剧烈，急躁易怒，便秘尿赤者，可用当归龙荟丸加减，或用奇授藿香丸（藿香、猪胆），用木通、茵陈煎水送服。

（2）脾胃湿热

【辨证要点】涕黄浊而量多，鼻塞重而持续，嗅觉消失，鼻腔内红肿，并有胀痛，尤以肿胀更甚。全身症状可见头晕、头重、头痛较剧，体倦，脘胁胀闷，食欲不振，小便黄，舌质红、苔黄腻，脉濡或滑数。

【辨证分析】脾胃湿热，循经上蒸，蕴结鼻窍，熏灼鼻窦，腐膜成液，故见鼻涕黄浊，量多不止，涓涓流出。湿热滞鼻，壅阻脉络，湿胜则肿，热盛则红，故鼻内肌膜红肿甚，鼻塞重而持续，嗅觉消失；湿热阻滞，清阳不升，浊阴不降，故头重头痛；湿困脾胃，运化失健，精微不布，故脘胀纳呆，肢体倦怠；湿热交迫，下趋二便，故尿黄，便溏不爽；舌质红、苔黄腻，脉濡或滑数，皆为脾经湿热之证。

【治法】清脾泻热，利湿祛浊。

【代表方剂】黄芩滑石汤。

【核心用药】黄芩、滑石、木通、茯苓、猪苓、大腹皮、豆蔻。

【加减用药】热重者，加黄连、大黄、石膏；鼻塞甚者，加白芷、辛夷花、薄荷，亦可选用加味四苓散或甘露消毒丹加减。

三、急性侵袭性真菌性鼻窦炎

知识要点		
西医认识 急性侵袭性真菌性鼻窦炎 1. 曲霉菌和接合菌（毛霉、根霉）是 AIFRS 的常见致病菌 2. 临床罕见，具有侵袭性，死亡率高达 50% 3. 抗真菌治疗 + 手术治疗	**中医认识** 没有明确对应的中医病名，可参照鼻渊、鼻疳论治	**中西互参**

■ 西医认识

❶ 定义

在鼻窦炎症状出现的 1 个月内，组织病理学可见真菌菌丝侵袭鼻腔鼻窦黏膜、黏膜下层、脉管系统或骨骼即为急性侵袭性真菌性鼻窦炎（Acute invasive fungal rhinosinusitis, AIFRS）。

❷ 流行病学

AIFRS 临床罕见，但病势急剧，死亡率高达 50%。曲霉菌和接合菌（毛霉、根霉）是 AIFRS 的常见致病菌。

❸ 风险因素

AIFRS 多见于免疫功能低下患者，其中糖尿病（50%）和血液系统恶性肿瘤（40%）占已报道的免疫抑制的 90%。中性粒细胞减少症通常被认为是最重要的危险因素，其他的还包括艾滋病、铁过载、蛋白质能量营养不良和移植术后患者预防性应用唑类药物。机体的风险状态不同，致病菌的类型不同，具体参见表 1-2-6。

表1-2-6 AIFRS不同致病菌的风险因素

风险因素	致病菌	可能机制
血液系统恶性肿瘤、中性粒细胞减少症、HIV/AIDS、接受化疗	曲霉菌	免疫抑制
糖尿病小血管病变或酮症酸中毒；铁过载或肾功能衰竭并接受去铁胺进行铁螯合	接合菌（毛霉、根霉）	接合菌对高葡萄糖浓度的酸性环境具有亲和力；铁刺激真菌生长

❹ 发病机制

真菌孢子被吸入后，由于免疫抑制，真菌在黏膜内层生长并侵入血管（血管壁和血管腔）导致血栓形成和黏膜坏死，受感染的窦腔可进一步向外扩散到周围组织和骨骼中。

❺ 临床表现

AIFRS好发于上颌窦和筛窦，无典型症状，临床可见鼻涕、鼻塞、面部疼痛/肿胀、发热，随后的侵袭性症状可能会迅速出现并在数小时内恶化。这些症状通常是由侵入局部解剖结构决定的，包括面部麻木、面部肿胀和红斑、眼球突出、复视、视力丧失、头痛和神经功能缺损。神经功能缺损（颅神经 Ⅲ、Ⅳ 和 Ⅵ）可能提示海绵窦受累。内镜下可见坏死是该病的特征之一，中鼻甲受累最常见，腭部、下鼻甲和鼻腔外侧壁也可见坏死。

❻ 诊断与鉴别诊断

6.1 诊断

急性侵袭性真菌性鼻窦炎的诊断须符合以下两个诊断标准：影像学证实有鼻窦炎（尽管可能是最轻微的）或组织破坏；组织病理学证实有真菌菌丝侵犯黏膜、黏膜下、血管或骨质。

影像学表现：鼻窦CT可见黏膜增厚，晚期可见局部浸润和骨侵蚀。上颌窦周围脂肪的侵入是AIFRS感染上颌窦的高度特异性发现。MRI可以更好地评估窦外（即眼眶、脑、软组织）的扩散程度。见图1-2。

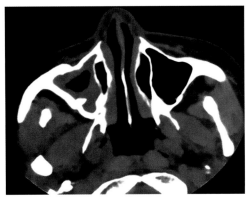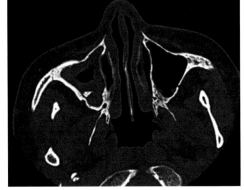

轴向非增强 CT 显示窦腔高密度影　　　　骨窗显示右侧上颌窦局部骨质增生

图1-2　59岁男性急性侵袭性鼻窦炎

组织病理学：组织活检和培养是 AIFRS 诊断的金标准。组织病理学可证实有真菌菌丝侵犯黏膜、黏膜下、血管或骨质。

6.2 鉴别诊断

真菌在我们的生活环境中无处不在，几乎在所有的健康人和鼻窦炎患者的鼻腔分泌物中都可以检测到真菌的存在。有些鼻窦疾病与真菌作为病原体有关，在这些情况下，往往不是真菌决定疾病的进展，而通常是宿主的免疫状态决定了临床表现。对于免疫功能正常的患者而言，当黏液的机械作用不能清除干净真菌时，则发展为病原体。而与沉积在黏液层上的惰性物质和非活性物质不同的是，真菌可以繁殖，并生成由真菌菌丝构成的球状物或团块。当这种情况发生时，它就会形成真菌团块，通常称为真菌球。在免疫功能正常的患者体内，真菌菌丝无侵袭性，它诱发的免疫反应与其他异物反应相似。而在免疫抑制患者中，真菌可以从我们环境中无处不在的物质转变成具有侵袭性的感染性疾病的病原体。在极度过敏或超敏状态下，真菌一旦接触到黏膜，无论时间长短，就会引起强烈的 Th2 型免疫反应，形成息肉样炎症类型，称之为变应性真菌性鼻窦炎。AIFRS 与真菌球、变应性真菌性鼻窦炎的鉴别诊断见表 1-2-7。

表1-2-7 AIFRS与真菌球、过敏性真菌性鼻窦炎的鉴别

	急性侵袭性真菌性鼻窦炎	真菌球	变应性真菌性鼻窦炎
好发人群	免疫抑制；糖尿病酮症酸中毒	无	过敏症；鼻息肉
	组织病理学菌丝侵犯黏膜	菌丝团块	嗜酸性炎性浸润
病程	病势急剧，侵袭性	慢性病程，反复发作	慢性病程，反复发作
治疗	外科手术全身性抗真菌药物	外科手术	抗炎（糖皮质激素）抗组胺外科手术

❼ 治疗

AIFRS 的治疗原则包括以下三点：①全身抗真菌治疗；②患者至少应接受鼻内镜手术清除坏死的鼻窦组织，必要时重复多次进行清除；③情况允许时应减少患者的免疫抑制（如中性粒细胞减少症、酮症酸中毒等）。

外科手术是治疗的关键，既可以获取组织样本建立早期诊断，又可以对坏死组织进行清创防止扩散。早期全身性抗真菌治疗可以提高生存率。两性霉素 B 可以覆盖毛霉菌和曲霉菌，是 AIFRS 的首选抗生素，但有明显的副作用，特别是具有肾毒性。脂质体两性霉素的发展在一定程度上降低了肾毒性。伏立康唑副作用较小，可用于曲霉菌感染，但在毛霉菌中效果较差。其他抗真菌药如泊沙康唑、艾沙康唑可用于二线治疗。抗生素治疗具体用法、用量见表 1-2-8，总的疗程取决于疗效，持续治疗直至：①感染的临床症状和体征消失；②放射影像学异常消失或稳定；③基础的免疫抑制状态好转。免疫抑制治疗的患者用泊沙康唑进行二级预防。文献中有一些证据表明使用高压氧疗法（由于释放氧自由基）作为治疗的辅助手段，可能对糖尿病患者更有益。此外免疫刺激疗法和铁螯合剂也有一定的治疗效果。

表1-2-8 用于AIFRS的抗真菌药

首选药物	替代药物
两性霉素 B 1-1.5 mg/（kg·d）或脂质体两性霉素 B 5-10 mg/（kg·d）	泊沙康唑 400 mg po bid 餐中服用（如不能进食，200 mg bid）或硫酸艾沙康唑负荷剂量 372mg（相当于艾沙康唑 200 mg）IV/po q8h×6 次之后 372 mg IV/po 每日 1 次

中医认识

急性侵袭性真菌性鼻窦炎没有明确对应的中医病名，可参照鼻渊、鼻疳论治。

参考文献

[1] BENNETT JE, MD, DOLIN R, MD, BLASER MJ, MD. Mandell, douglas, and bennett's principles and practice of infectious diseases[M]. 9th ed. Elsevier Inc, 2020.

[2] FOKKENS WJ, LUND VJ, HOPKINS C, et al. European position paper on rhinosinusitis and nasal polyps 2020[J]. Rhinology, 2020, 58(Suppl S29)：1-464.

[3] ROSENFELDR M, PICCIRILLO JF, CHANDRASEKHAR SS, et al. Clinical practice guideline (update)：adult sinusitis[J]. Otolaryngol—Head Neck Surg, 2015, 152(2 suppl)：S1-S39.

[4] CHOW AW, BENNINGER MS, BROOK I, et al. Executive summary：IDSA clinical practice guideline for acute bacterial rhinosinusitis in children and adults[J]. Clinical Infectious Diseases, 2012, 54(8)：1041-1045.

[5] WALD ER, APPLEGATE KE, BORDLEY C, et al. Clinical practice guideline for the diagnosis and management of acute bacterial sinusitis in children aged 1 to 18 years[J]. Pediatrics, 2013, 132(1)：e262-e280.

[6] BATTISTI AS, MODI P, PANGIA J. Sinusitis[J]. 2021.

[7] DEUTSCH PG, WHITTAKER J, PRASAD S. Invasive and non-invasive fungal rhinosinusitis—a review and update of the evidence[J]. Medicina, 2019, 55(7)：319.

[8] ARIBANDI M, MCCOY VA, BAZAN C. Imaging features of invasive and noninvasive fungal sinusitis：a Review[J]. Radio Graphics, 2007, 27(5)：1283-1296.

[9] 张伯臾，董建华，周仲英.中医内科学.5版.上海：上海科学技术出版社，1983.

第三节

细菌性肺炎

知识要点		
西医认识 细菌性肺炎 1. 按照患病场所可分为社区获得性肺炎（CAP）和医院获得性肺炎（HAP） 2. 病原体主要为肺炎链球菌、金黄色葡萄球菌、支原体、流感嗜血杆菌、肺炎克雷白杆菌、铜绿假单胞菌、军团菌 3. 抗生素治疗	**中医认识** 风温肺热、肺痈 辨证要点 肺热炽盛：发热，恶寒，无汗，咳嗽，咳黄痰或白痰或铁锈色痰，胸痛； 风热袭肺：发热，恶风，咳嗽，干咳，痰白黏或黄，咽痛，舌苔黄，脉数； 痰热壅肺：发热，咳嗽痰多色黄或咳吐腥臭脓痰，胸痛	**中西互参** 中医证型与不同病原体所致肺炎有对应关系

西医认识

❶ 定义

　　希波克拉底（前 460 年—前 370 年）首次描述了肺炎。1819 年，Laennec 对肺炎的临床和病理特征进行了第一次描述，而 Rokitansky 在 1842 年首次提出区分大叶性肺炎和支气管肺炎。1901 年，现代医学之父——威廉·奥斯勒爵士（William Osler）在其著作《医学原则与实务》中指出肺炎是所有急性疾病中传播最广、最致命的一种，且是当时人类死亡的主要原因。尽管医疗保健不断发展，一个多世纪后的今天，肺炎仍然作为一种重要的临床常见病而存在。截至 2015 年，它仍然是全球所有年龄组中 10 大最常见的死亡原因之一，也是感染相关死亡的最常见独立原因。

❷ CAP 和 HAP ━━━━━━━━━━━━━━━━━━━━━━━━━━━━━━━━━

肺炎按解剖学分类可分为大叶性（肺泡性）肺炎、小叶性（支气管性）肺炎、间质性肺炎；按发病场所不同一般分为社区获得性肺炎（Community acquired pneumonia，CAP）和院内获得性肺炎（Hospital acquired pneumonia，HAP）；按病原学分类可分为细菌性肺炎、非典型病原体（支原体、衣原体、军团菌等）引起的肺炎，其中细菌性肺炎最常见，约占肺炎的 80%。临床上 CAP 和 HAP 分别具有其典型的病原体和风险因素，且以 CAP 和 HAP 分类可以指导初始抗生素治疗，故本书主要以 CAP 和 HAP 对肺炎进行分类。

2.1 CAP

2.1.1 定义

CAP 是指在医院外罹患的感染性肺实质（含肺泡壁，即广义上的肺间质）炎症，包括具有明确潜伏期的病原体感染，在入院后于潜伏期内发病的肺炎。

2.1.2 流行病学

CAP 的病原体组成和耐药特性在不同国家、地区之间存在着明显差异，且随时间的推移而发生变迁。目前国内多项成人 CAP 流行病学调查结果显示：肺炎链球菌和肺炎支原体是我国成人 CAP 的重要致病源。其他常见病原体包括流感嗜血杆菌、肺炎衣原体、肺炎克雷伯菌及金黄色葡萄球菌等，但铜绿假单胞菌、鲍曼不动杆菌少见。见表 1-3-1。

表1-3-1　CAP相关病原体

无须住院 CAP 常见病原体	住院 CAP 常见病原体	重症 CAP 常见病原体
肺炎支原体 肺炎链球菌 肺炎衣原体 流感嗜血杆菌 呼吸道病毒	肺炎链球菌 肺炎支原体 肺炎衣原体 流感嗜血杆菌 金黄色葡萄球菌 混合感染 肠道革兰氏阴性杆菌 吸入性（厌氧菌） 呼吸道病毒 军团菌属	肺炎链球菌 肠道革兰氏阴性杆菌 金黄色葡萄球菌 军团菌属 肺炎支原体 呼吸道病毒 铜绿假单胞菌

注：排列顺序按照出现频次。

2013 年国内一项研究结果显示，16585 例住院的 CAP 患者中≤ 5 岁 (37.3%) 及 > 65 岁 (28.7%) 人群的构成比远高于 26 ～ 45 岁的青壮年 (9.2%)。2012 年我国肺炎的死亡率平均为 17.46/10 万。

2.1.3 风险因素

不同的基础疾病或行为因素可导致某些特定病原体感染人体发生 CAP 的风险增加，见表 1-3-2。

表1-3-2 部分特定病原体所致CAP发病的风险因素

状态或并发症	易感的特定病原体	影响机制
酗酒	肺炎链球菌（包括耐药的肺炎链球菌）、厌氧菌、肠道革兰阴性杆菌、军团菌属	①改变意识水平，从而影响会厌闭合，增加吸入口腔内容物的风险 ②酒精与口咽部需氧革兰氏阴性杆菌定植增加，中性粒细胞动员减少，吞噬细胞氧化代谢异常和趋化异常有关
COPD/ 吸烟者	肺炎链球菌、流感嗜血杆菌	①扰乱黏膜纤毛运输和改变巨噬细胞以及 B 淋巴细胞和 T 淋巴细胞的功能 ②增加细菌对口咽上皮的黏附
居住在养老院	肺炎链球菌、肠道革兰阴性杆菌、流感嗜血杆菌、金黄色葡萄球菌、铜绿假单胞菌	医疗护理行为增加细菌感染风险
流感后	金黄色葡萄球菌、肺炎链球菌、流感嗜血杆菌	①呼吸道上皮受损，纤毛功能受阻，细菌黏附增多、清除降低 ②抑制巨噬细胞活性，降低对细菌的清除、杀灭
结构性肺病（支气管扩张、肺囊肿、弥漫性泛细支气管炎等）	铜绿假单胞菌、金黄色葡萄球菌	呼吸系统清除和自净功能严重下降，局部抵御能力低下，细菌定植增加，清除降低
近期应用抗生素	耐药肺炎链球菌、肠道革兰阴性杆菌、铜绿假单胞菌	菌群微环境改变，敏感菌株被杀灭，不敏感的菌株加速突变并增殖存活下来，形成耐药菌

2.1.4 诊断

临床诊断：

（1）社区发病；

（2）肺炎相关临床表现：①新近出现的咳嗽、咳痰或原有呼吸道疾病症状加重，伴或不伴脓痰、胸痛、呼吸困难及咯血；②发热；③肺实变体征和（或）闻及湿啰音；④外周血白细胞 $> 10 \times 10^9$/L 或 $< 4 \times 10^9$/L，伴或不伴细胞

核左移；

（3）胸部影像学检查显示新出现的斑片状浸润影、叶或段实变影、磨玻璃影或间质性改变，伴或不伴胸腔积液。

符合（1）（2）及（3）中任何1项，并除外肺结核、肺部肿瘤、非感染性肺间质性疾病、肺水肿、肺不张、肺栓塞、肺嗜酸粒细胞浸润症及肺血管炎等后，可建立临床诊断。

微生物诊断：

肺组织或无菌体液（血培养、胸腔积液、肺穿刺组织）培养出病原体，血清或尿抗原测定阳性，且与临床表现相符。

2.1.5 病情评估

（1）病情严重程度及住院标准

推荐使用评分系统（见表1-3-3）结合临床判断评估CAP患者病情严重程度及初始治疗场所。

表1-3-3 常用的CAP严重程度评分系统及其特点

评分系统	预测指标和计算方法	风险评分	特点
CURB-65	共5项指标，满足1项得1分： C 意识障碍； U 尿素氮＞7mmoL/L； R 呼吸频率≥30次/分； B 收缩压＜90mmHg或舒张压≤60mmHg； 年龄≥65岁	评估死亡风险： 0～1分：低危 2分：中危 3～5分：高危 住院标准： 低危：门诊 中危：住院或院外随访 高危：住院	简便，易临床操作
PSI评分	年龄（女性-10分）加所有危险因素得分总和： (1) 居住在养老院（+10分）； (2) 基础疾病：肿瘤（+30分）；肝病（+20分）；充血性心力衰竭（+10分）；脑血管疾病（+10分）；肾病（+10分）； (3) 体征：意识状态改变（+20分）；呼吸频率≥30次/分（+20分）；收缩压＜90mmHg（+20分）；体温＜35℃或≥40℃（+15分）；脉搏≥125次/min（+10分）； (4) 实验室检查：动脉血pH值＜7.35（+30分）；血尿素氮≥11mmol/L（+20分）；血钠＜130mmol/L（+20分）；血糖≥14mmol/L（+10分）；血细胞比容（Hct）（30%（+10分）；PaO2＜60mmHg（或指氧饱和度＜90%）（+10分）； (5) 胸部影像：胸腔积液（+10分）	评估死亡风险： 低危：I级（<50岁，无基础疾病）；II级（≤70分）；III级（71～90分）； 中危：IV级（91～130分）； 高危：V级（＞130分）； 住院标准： IV和V级需要住院治疗	预测病死率敏感，指导初始治疗场所更安全有效，但评分系统较复杂

注：C: consciousness，意识；U: urea nitrogen，尿素氮；R: respiratory rate，呼吸频率；B: Blood Pressure，血压。

（2）重症 CAP 的诊断标准

符合下列 1 项主要标准或 ≥ 3 项次要标准者可诊断为重症肺炎。

主要标准：①需要气管插管行机械通气治疗；②脓毒症休克经积极液体复苏后仍需要血管活性药物治疗。次要标准：①呼吸频率 ≥ 30 次 /min；②氧合指数 ≤ 250 mmHg（1 mmHg=0.133 kPa）；③多肺叶浸润；④意识障碍和（或）定向障碍；⑤血尿素氮 ≥ 7.14 mmol/L；⑥收缩压 < 90 mmHg 需要积极的液体复苏。

符合主要标准中任 1 项推荐直接入住 ICU。

2.1.6 治疗

抗感染治疗

CAP 是按照不同的人群风险进行初始经验性抗感染治疗，一旦获得病原学结果，可以参考体外药敏试验结果进行目标性治疗。治疗方案见表 1-3-4。

表1-3-4 CAP抗感染治疗方案

人群	首选方案	备选方案
门诊患者	单用大环内酯类或四环素	单用呼吸喹诺酮或 β 内酰胺类 + 大环内酯类
	阿奇霉素 0.5 g d1，后 0.25 g d2-5 或克拉霉素缓释片 1 g qd×5-7d 或米诺环素 0.2 g 首剂，随后 0.1 g bid	左氧氟沙星 750 mg qd 或莫西沙星 400 mg qd×5d 或阿莫西林克拉维酸钾（1000/62.5）2 片 bid+ 阿奇霉素 / 克拉霉素 ×7d
住院患者（非 ICU）	β 内酰胺类 + 大环内酯类	单用呼吸喹诺酮或 β 内酰胺类 + 大环内酯类
	头孢曲松 1 g q24h+ 阿奇霉素 500 mg q24h	左氧氟沙星 750 mg 或莫西沙星 400 mg 或加替沙星 400 mg qd×5d
住院患者（ICU）	同上 + 万古霉素 15 ～ 20 mg/kg q8 ～ 12h 或利奈唑胺 600 mg q12h	同上 + 万古霉素 15 ～ 20 mg/kg q8 ～ 12h 或利奈唑胺 600 mg q12h

2.1.7 治疗后评价

大多数 CAP 患者在初始治疗后 72 h 临床症状改善，但影像学改善滞后于临床症状。应在初始治疗后 72 h 对病情进行评价，评价内容包括：临床症状、体征、实验室检查、微生物学指标和胸部影像学。初治有效的 CAP 抗感染疗程不少于 5 天，一般为 5 ～ 7 天，要使患者达到临床稳定，不以肺部影像学吸收程度作为停用抗生素的指征。

对于初始治疗失败的病例，应首先积极寻找病原学证据。初始治疗失败是指初始治疗后患者症状无改善，需要更换抗感染药物，或初始治疗一度改善又恶化，病情进展，认为初始治疗失败。临床上主要包括两种形式：①进展性肺炎：在入院 72 h 内进展为急性呼吸衰竭需要机械通气支持或脓毒性休克需要血管活性药物治疗；②对治疗无反应：初始治疗 72 h，患者不能达到临床稳定标准。

临床稳定标准需符合下列所有指标：①体温≤ 37.8℃；②心率≤ 100 次 / 分；③呼吸频率≤ 24 次 / 分；④收缩压≥ 90 mmHg；⑤氧饱和度≥ 90%（或者动脉氧分压≥ 60 mmHg，吸空气条件下）。

出院标准：患者诊断明确，经有效治疗后病情明显好转，体温正常超过 24 h 且满足临床稳定标准，可以转为口服药物治疗，无须要进一步处理的并发症及精神障碍等情况时，可以考虑出院。

2.2 HAP

2.2.1 定义

医院获得性肺炎（hospital-acquired pneumonia, HAP）是指患者未处于病原感染的潜伏期，而于入院 48 h 后新发生的，与机械通气无关肺炎。呼吸机相关肺炎（Ventilator-associated pneumonia，VAP）是发生在接受机械通气患者中的医院内肺炎（Nosocomial pneumonia），由于 VAP 与 HAP 在病理生理学、微生物学和治疗方面存在差异，常分别讨论。

2.2.2 流行病学

我国大规模的 HAP 流行病学数据较少，3 项对大型综合医院 HAP 病原学的调查结果显示，我国 HAP 病原谱的构成与欧美国家有很大差异，主要体现在鲍曼不动杆菌最多，占 16.2% ～ 35.8%；铜绿假单胞菌占 16.9% ～ 22.0%，金黄色葡萄球菌占 8.9% ～ 16.0%，肺炎克雷伯菌占 8.3% ～ 15.4%。HAP 属于医院获得性感染，我国住院患者中医院获得性感染的发生率为 3.22% ～ 5.22%，其中医院获得性下呼吸道感染为 1.76% ～ 1.94%。

细菌耐药给 HAP 的治疗带来了严峻挑战。国内外的研究结果均表明，若病原菌为多重耐药（Multi-drug resistance，MDR）或全耐药（Pan-drug resistant，PDR）病原菌，归因病死率可高达 38.9% ～ 60.0%。临床上 MDR 的定义是指对 3 类或 3 类以上抗菌药物（除天然耐药的抗菌药物）耐药，广泛耐药（Extensive drug resistance，XDR）为仅对 1 ～ 2 类抗菌药物敏感而对其他抗菌药物耐药，PDR 为对能得到的、在常规抗菌谱范围内的药物均耐药。HAP 常见的耐药细菌包括碳青霉烯类耐药的鲍曼不动杆菌（Carbapenem-resistant Acinetobacter Baumannii，CRAB）、碳青霉烯类耐药的铜绿假单胞菌（Carbapenem-resistant

Pseudomonas aeruginosa, CRPA）、产超广谱 β－内酰胺酶（Extended-spectrum β-lactamases，ESBLs）的肠杆菌科细菌、甲氧西林耐药的金黄色葡萄球菌（Methicillin-resisantStaphylococus aureus，MRSA）及碳青霉烯类耐药的肠杆菌科细菌（Carbapenem resistant enterdbacteriaceae，CRE）等。

表1-3-5　我国HAP患者常见细菌的分离率（%）

菌种	三级医院		二级医院
	≥18岁	≥65岁	
鲍曼不动杆菌	20.6～25.7	7.9～14.6	18.0
铜绿假单胞菌	18.7～20.0	23.8～28.3	11.0
肺炎克雷伯菌	8.9～14.9	5.3～17.1	21.0
金黄色葡萄球菌	9.8～12.0	8.6～15.0	11.0
大肠埃希菌	3.8～7.4	9.2～11.8	8
阴沟肠杆菌	2.1～4.3	2.5	无数据
嗜麦芽窄食单胞菌	4.3～6.0	1.2～2.6	无数据

注：数据来源文献只有1篇为全国多中心前瞻性研究，其余均为单中心或局部地区回顾性研究，标本类型大部分为痰标本，因此，数据存在一定局限性。

2.2.3 风险因素

发生HAP的危险因素可分为宿主自身和医疗环境两大类因素，见表1-3-6。

表1-3-6　HAP发生的危险因素

分类	危险因素
宿主自身因素	高龄 误吸 基础疾病（慢性肺部疾病、糖尿病、恶性肿瘤、心功能不全等） 免疫功能受损意识障碍、精神状态失常 颅脑等严重创伤 电解质紊乱、贫血、营养不良或低蛋白血症 长期卧床、肥胖、吸烟、酗酒等
医疗环境因素	ICU滞留时间 侵袭性操作，特别是呼吸道侵袭性操作 应用提高胃液pH值的药物（H2-受体阻断剂、质子泵抑制剂） 应用镇静剂、麻醉药物 头颈部、胸部或上腹部手术 留置胃管 平卧位 交叉感染（呼吸器械及手污染）

表1-3-7　　HAP中MDR菌感染的危险因素

分类	MDR 菌感染的危险因素
证据充分的耐药风险因素	前 90 d 内曾静脉使用过抗菌药物
可能的耐药风险因素	有 MDR 菌感染或定植史 反复或长期住院病史入住 ICU 存在结构性肺病 重度肺功能减退 接受糖皮质激素，或免疫抑制剂治疗，或存在免疫功能障碍 在耐药菌高发的医疗机构住院 皮肤黏膜屏障破坏（如留置胃管或深静脉导管等）

2.2.4 诊断

（1）临床诊断：

胸部 X 线或 CT 显示新出现或进展性的浸润影、实变影或磨玻璃影，加上下列 3 种临床症候中的 2 种或以上，可建立临床诊断：①发热，体温＞ 38 ℃；②脓性气道分泌物；③外周血白细胞计数＞ 10×10^9/L 或＜ 4×10^9/L。

（2）微生物诊断：

肺组织或无菌体液（血培养、胸腔积液、肺穿刺组织）培养出病原体，血清或尿抗原测定阳性，且与临床表现相符。

2.2.5 病情评估

HAP 病情严重程度的评估对于经验性选择抗菌药物和判断预后有重要意义，但目前尚无统一的标准。常用的病情严重程度评分系统包括序贯器官衰竭（Sequential organ failure assessment，SOFA）评分及急性生理与慢性健康（Acute physiology and chronic health evaluation，APACHE）Ⅱ评分等。各评分系统预测死亡的效力相当，病死率随着分值的升高而升高。

HAP 患者若符合下列任一项标准，可考虑存在高死亡风险，视为危重症患者：①需要气管插管机械通气治疗；②感染性休克经积极液体复苏后仍需要血管活性药物治疗。

2.2.6 治疗

抗感染治疗

（1）HAP 经验性抗感染的原则：①安排病原学检查后，应尽早进行经验性抗感染治疗；如果延迟治疗，即使药物选择恰当，仍可导致病死率增加及住院时间延长；②正确评估 MDR 菌感染的危险因素。

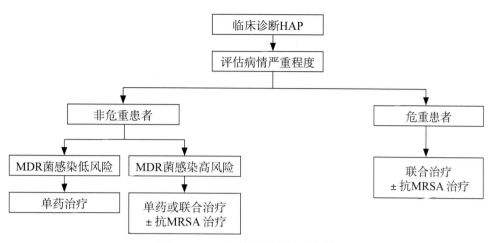

图1-3 HAP经验性抗菌治疗推荐

（2）HAP 的初始经验性抗感染治疗建议见表 1-3-8。

表1-3-8 HAP的初始经验性抗感染治疗建议

非危重患者		危重患者
MDR 菌感染低风险	MDR 菌感染高风险	
单药治疗	单药或联合治疗	联合治疗
抗铜绿假单胞菌青霉素类（哌拉西林等）	抗铜绿假单胞菌 β- 内酰胺酶抑制剂合剂（哌拉西林 / 他唑巴坦、头孢哌酮 / 舒巴坦等）	抗铜绿假单胞菌 β- 内酰胺酶抑制剂合剂（哌拉西林 / 他唑巴坦、头孢哌酮 / 舒巴坦等）
抗铜绿假单胞菌 β- 内酰胺酶抑制剂合剂（哌拉西林 / 他唑巴坦、头孢哌酮 / 舒巴坦等）	抗铜绿假单胞菌头孢菌素类（头孢他啶、头孢吡肟、头孢噻利等）	抗铜绿假单胞菌碳青霉烯类（亚胺培南、美罗培南、比阿培南等）
第三代头孢菌素（头孢噻肟、头孢曲松、头孢他啶等）	抗铜绿假单胞菌碳青霉烯类（亚胺培南、美罗培南、比阿培南等）	
第四代头孢菌素（头孢吡肟、头孢噻利等）	以上药物单药或联合下列中的一种	以上药物联合下列中的一种
喹诺酮类（环丙沙星、左氧氟沙星、莫西沙星等）	抗铜绿假单胞菌喹诺酮类（环丙沙星、左氧氟沙星等）	抗铜绿假单胞菌喹诺酮类（环丙沙星、左氧氟沙星等）
	氨基糖苷类（阿米卡星、异帕米星等）	氨基糖苷类（阿米卡星、异帕米星等）
	有 MRSA 感染风险时可联合	有 MRSA 感染风险时可联合
	糖肽类（万古霉素、去甲万古霉素、替考拉宁等）	糖肽类（万古霉素、去甲万古霉素、替考拉宁等）
	利奈唑胺	利奈唑胺
		有 XDR 阴性菌感染风险时可联合下列药物
		替加环素

（3）HAP 常见耐药菌抗感染治疗方案见表 1-3-9。

表1-3-9 HAP常见耐药菌抗感染治疗方案

病原菌类别	病原菌	推荐药物
革兰阳性球菌	MRSA	糖肽类（万古霉素、去甲万古霉素、替考拉宁） 利奈唑胺
	VRE	利奈唑胺 替考拉宁
肠杆菌科细菌	产 ESBLs	轻中度感染：头孢霉素类（头孢西丁、头孢美唑、头孢米诺）、β-内酰胺菌酶抑制剂合剂（哌拉西林/他唑巴坦、头孢哌酮/舒巴坦） 中重度感染：碳青霉烯类（亚胺培南、美罗培南、比阿培南） 联合治疗方案： 碳青霉烯类＋喹诺酮类或氨基糖苷类 β-内酰胺酶抑制剂合剂＋喹诺酮类或氨基糖苷类
	CRE	主要治疗药物：多黏菌素类（多黏菌素 B、多黏菌素 E）、替加环素、头孢他啶/阿维巴坦 联合治疗药物：磷霉素、氢基糖苷类（阿米卡星、异帕米星）、碳青霉烯类（亚胺培南、美罗培南、比阿培南） 联合治疗方案： 含碳青霉烯类方案：碳青霉烯类＋多黏菌素或替加环素；碳青霉烯类＋多黏菌素＋替加环素 不含碳青霉烯类方案：替加环素＋氢基糖苷类或磷霉素；多黏菌素＋替加环素或磷霉素；氨基糖苷类＋磷霉素或氨曲南
非发酵菌	铜绿假单胞菌	具有抗铜绿假单胞菌活性的药物，具体见铜绿假单胞菌肺炎章节
	鲍曼不动杆菌	舒巴坦及其合剂（头孢哌酮/舒巴坦，氨苄西林/舒巴坦）、碳青霉烯类（亚胺培南/西司他丁、美罗培南、比阿培南）多黏菌素类（B 或 E）、替加环素、四环素类（米诺环素、多西环素）、氨基糖苷类（阿米卡星、异帕米星）或喹诺酮类（环丙沙星、左氧氟沙星、莫西沙星）
	嗜麦芽窄食单胞菌	磺胺甲噁唑/甲氧苄啶、β-内酰胺酶抑制剂合剂、氟喹诺酮类（左氧氟沙星，环丙沙星，莫西沙星）、替加环素、四环素类（米诺环素、多西环素）、头孢菌素（头孢他啶、头孢吡肟）

2.2.7 治疗后评价

（1）初步疗效判断：经验性治疗 48 ～ 72 h 应进行疗效评估。疗效判断需结合患者的临床症状和体征、影像学改变、感染标志物等实验室检查综合判断。如获得明确的病原学结果后，应尽早转为目标治疗或降阶梯治疗（由联合治疗转为单药治疗，或由广谱抗菌药物转为窄谱抗菌药物）。如治疗无效且病原学不明，需进一步进行病原学检查，并重新评估病原学，调整治疗药物。

（2）抗感染治疗的疗程：需结合患者感染的严重程度、致病菌种类和耐药性及临床疗效等因素决定。如果初始经验性抗感染治疗恰当，单一致病菌感染，对治疗的临床反应好，无肺气肿、囊性纤维化、空洞、坏死性肺炎和肺脓肿且免疫功能正常者，疗程为 7 ～ 8 天。对于初始抗感染治疗无效、病情危重、XDR 或 PDR 菌感染，肺脓肿或坏死性肺炎者，应酌情延长疗程。

❸ 肺炎常见病原体的病原学和发病机制

急性肺炎的发生源于宿主防御机制缺陷、病原体致病性强和入侵量大，或者三者皆有。口咽、鼻咽分泌物的吸入是细菌感染下呼吸道的主要机制，细菌通过血液播散至肺造成感染相对少见。病原体致病分为 3 个过程：①上呼吸道黏附和定植；②入侵下呼吸道直至肺泡；③诱发肺组织炎症反应。

肺的防御系统涉及先天免疫和适应性免疫，包括解剖屏障、机械屏障、体液免疫、细胞免疫。鼻毛和鼻甲阻拦吸入物中的大颗粒，分叉的气管支气管树阻拦进入气道的颗粒，黏膜纤毛和局部的抗菌因子能清除或杀灭病原微生物。呕吐反射和咳嗽机制对阻止吸入物进入肺泡起着重要的保护作用，黏附在口咽黏膜细胞上的正常菌群，其成分非常稳定，可防止病原菌的黏附，大大降低众多致病力更强的病原体感染的风险。

当这些机体防御机制均不能阻挡病原体的侵入或者病原体足够小而直接被吸入肺泡时，肺泡巨噬细胞对病原体的清除及杀灭起着重要作用。巨噬细胞在肺泡上皮细胞产生的蛋白（如肺泡表面蛋白 A 和 D）的作用下具有内在的调理特性和抗菌和抗病毒活性。一旦被巨噬细胞吞噬，病原体即使未被杀灭，也会通过黏膜纤毛系统或淋巴作用机制被清除，因而不再会出现感染征象。只有超过肺泡巨噬细胞吞噬或杀灭微生物能力的限度时，临床才会出现肺炎表现。肺中存在四种不同的巨噬细胞群，它们的位置和功能各不相同。①肺泡巨噬细胞存在于肺泡内衬液中，是通过吞噬消灭微生物，如果微生物的数量超过了巨噬细胞的处理能力，或者微生物毒力特别强（如铜绿假单胞菌），巨噬细胞会产生细胞因子将中性粒细胞募集到肺中，介导炎症反应。②间质巨噬细胞位于肺结缔组织，兼有吞噬和抗原递呈功能。③树突状细胞具有更强的捕获、处理和递呈 Ⅱ 类抗原的能力，可以迁移到淋巴组织，在那里刺激 T 细胞免疫反应。树突状细胞也能产生多种细胞因子和趋化因子，包括白介素（IL-12），可以刺激 B 细胞免疫功能。④血管内巨噬细胞位于毛细血管内皮，负责吞噬并清除通过血液进入肺部的外来物质或受损物质。肺宿主防御机制总结见表 1-3-10。

表1-3-10 肺的宿主防御机制

部位		宿主防御机制
上呼吸道	鼻咽	鼻毛、鼻甲 上呼吸道解剖结构 黏膜纤毛功能 免疫球蛋白 A（IgA）分泌
	口咽	唾液 上皮细胞脱落 咳嗽 细菌干扰 补体产生
传导气道	气管和支气管	咳嗽、会厌的反应 尖锐的气管分支 黏膜纤毛功能 气道表面分泌物（溶菌酶，乳铁蛋白，促白细胞蛋白酶抑制剂，抗菌肽） 树突细胞▲　　　　　抗原加工和递呈→记忆和效 支气管相关淋巴组织　应 T 细胞、B 细胞的刺激 免疫球蛋白（IgG，IgM，IgA）
下呼吸道	终末气道和肺泡	肺泡内衬液（表面活性剂、纤维连接蛋白、免疫球蛋白、补体、游离脂肪酸、铁结合蛋白） 肺泡巨噬细胞　　　　抗原加工和递呈→记忆和 间质巨噬细胞　　　　效应 T 细胞、B 细胞的刺激 中性粒细胞募集★（模式识别受体→转录因子刺激→促炎、抗炎细胞因子和趋化因子的产生） 树突细胞▲ 支气管相关淋巴组织

注：▲适应性免疫的主要组成部分，对疫苗和既往感染的反应很重要；

★先天免疫的主要组成。

基于临床发病率，本书主要介绍 7 种肺炎常见病原体的病原学：肺炎链球菌、金黄色葡萄球菌、支原体、流感嗜血杆菌、肺炎克雷白杆菌、铜绿假单胞菌、军团菌。其中肺炎链球菌、金黄色葡萄球菌、支原体、流感嗜血杆菌和军团菌是 CAP 的常见病原体，而肺炎克雷白杆菌、金黄色葡萄球菌和铜绿假单胞菌是 HAP 的常见病原体。

3.1 肺炎链球菌

肺炎链球菌是一种革兰氏染色阳性，成双或成短链状排列的双球菌，在血培养基上呈 α 溶血。多糖荚膜是肺炎链球菌的主要致病因素，有干扰中性粒细胞吞噬的作用。肺炎链球菌还产生多种毒素，包括 IgA 蛋白酶，该酶可以消化黏膜性 IgA，此外还有肺炎球菌溶血素、神经氨糖酸苷酶和透明质酸酶。

肺炎链球菌 1881 年由巴斯德（Pasteur）和斯登伯格（Sternberg）首次从唾液中分离，是引起大叶性肺炎最常见的病原体。基于其在痰革兰氏染色中的形态，于 1926 年命名为肺炎双球菌，1974 年更名为肺炎链球菌。在 20 世纪初期，根据引起肺炎链球菌多糖荚膜肿胀的血清抗体不同，将其分为常见的 1、2、3 型，其他肺炎球菌统归为 4 型，截至目前至少有 97 种血清型肺炎链球菌已被鉴定。人类是肺炎链球菌的唯一宿主，这些细菌在上呼吸道上可以作为正常菌群存在，通过呼吸道途径吸入带菌飞沫进行传播。肺炎链球菌是最早使用抗微生物治疗的细菌之一，也是最早出现耐药性的细菌之一，滥用 β-内酰胺类和大环内酯类抗生素已经引起耐受这些抗生素的菌株逐渐增多。

肺炎球菌肺炎在 2 岁以下儿童和 65 岁以上成人群体中发病率最高，老年人死亡率最高。典型症状是寒战、高热，咳嗽、咯痰、呼吸困难和胸膜炎性胸痛。痰的性状典型表现为铁锈色，但现在较少见。肺部检查有叩击痛，听诊吸气相湿性啰音。肺实变体征，包括管状呼吸音、叩诊浊音、听觉语颤增强等。该病可能表现为轻微的疾病，但也可能出现肺外（腹膜炎、心包炎、脑膜炎、心内膜炎）和肺内（胸腔、脓胸、肺脓肿）并发症乃至死亡。

肺炎链球菌肺炎在影像学上通常表现为大叶性肺炎，典型特征包括：早期周围高密度影，迅速进展融合为均质的实变影（图 1-4），通常以解剖边缘为界，如叶间裂。少数情况下大叶性肺炎可以累及整个肺叶，此时称为气腔肺炎（air space pneumonia），常见空气支气管征（图 1-4,1-5）。

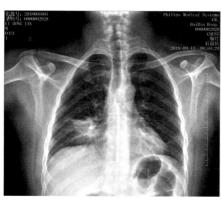

图1-4　胸部DR显示右肺中叶楔形实变影，密度均匀

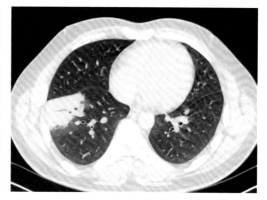

图1-5　胸部CT可见右肺下叶实变影合并管状透亮影，即空气支气管征

表1-3-11 肺炎链球菌肺炎抗感染治疗方案

病原体		方案
肺炎链球菌	青霉素敏感	氨苄西林 2 g IV q6h；阿莫西林 1 g po tid；口服二代头孢菌素；注射用二、三代头孢菌素；可以联合阿奇霉素
	青霉素高度耐药	氟喹诺酮类：左氧氟沙星，莫西沙星；注射用三代头孢菌素（耐药罕见）；氨苄西林 IV；万古霉素 IV；若以上所有药物都不能用（例如药物过敏），有效方案还包括利奈唑胺 600mg q12h

3.2 金黄色葡萄球菌

金黄色葡萄球菌是微球菌科、葡萄球菌属的兼性厌氧球菌，革兰氏染色阳性，最适宜条件是 30℃～ 37℃中性环境，可以耐受干燥、常用化学消毒剂。金黄色葡萄球菌即是与人类共生的正常菌，也是条件致病菌，通常定植于人类上呼吸道和皮肤，高达 30% 健康人的鼻前庭中有过金黄色葡萄球菌定植，10% 健康人有持续性定植，鼻前庭、口咽部是最常见的定植部位。

1881 年，苏格兰外科医生亚历山大·奥格斯顿在一次手术中发现了可引起伤口感染的细菌群，因为它在显微镜下呈簇状，故将其命名为葡萄球菌。1884年，德国科学家弗里德里希·朱利叶斯·罗森巴赫鉴定出金黄色葡萄球菌，并将其与白葡萄球菌区分开来。

金黄色葡萄球菌具有多种毒力因子。

1. 表面（膜结构）蛋白纤维粘连蛋白和纤维蛋白原结合蛋白，有助于病原菌在受损伤的宿主组织和血凝块中定植。

2. 各种毒素（α、β、γ、δ）可促使细菌播散和损害人和动物的多种细胞膜，包括红细胞、白细胞和血小板。典型的例子是潘顿 – 瓦伦丁杀白细胞素（PVC）具有强烈的白细胞毒性作用。PVC 与严重的皮肤坏死性皮损和坏死性脓肿的形成密切相关。

3. 菌体表面分子（外壳和蛋白 A）具有结合 IgG 的 Fc 功能，这有助于病原菌逃避宿主的调理素作用和抑制白细胞的吞噬作用。

4. 金黄色葡萄球菌表达几种不同类型的蛋白毒素，可引起多种毒素相关的葡萄球菌感染综合征。一些金黄色葡萄球菌毒素也具有超抗原特性，如葡萄球菌肠毒素（SE）和中毒性休克综合征毒素（TSST-1）。

血行播散是金黄色葡萄球菌肺炎的发病机制之一，血液透析患者、静脉吸毒者、有皮肤破损者发病的风险增高。

金黄色葡萄球菌肺炎的临床表现为急性起病，高热、体温可达39℃～40℃，呈稽留热型，通常全身中毒症状突出，衰弱，乏力，大汗，全身关节肌肉酸痛，而咳嗽、咳脓痰较少见，由咳黄脓痰演变咳脓血痰或粉红色乳样痰，痰无臭味，胸痛和呼吸困难进行性加重，严重者会出现呼吸窘迫和血压下降、少尿等末梢循环衰竭的表现，该病可发展为致命的坏死性肺炎，并发严重败血症、感染性休克或心内膜炎患者的死亡率非常高，病原体对甲氧西林的耐药是影响预后的一个重要因素。

金黄色葡萄球菌肺炎影像学表现多呈均匀或斑片状多灶性实变阴影，好发于肺下叶。肺体积缩小，空气支气管征不常见，常形成空洞，表现为薄壁囊状结构，可含有气－液平面。约50%的金黄色葡萄球菌肺炎可伴胸腔积液。

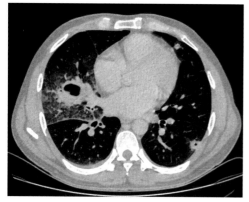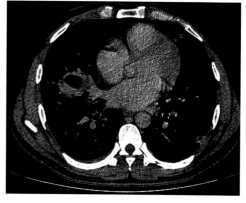

图1-6　胸部CT肺窗显示双肺多发空洞　　　图1-7　胸部CT纵隔窗显示右侧少量胸腔积液

对于奈夫西林／苯唑西林敏感的金黄色葡萄球菌，可使用奈夫西林／苯唑西林，对于耐甲氧西林型金黄色葡萄球菌（MRSA）使用万古霉素或利奈唑胺。

MRSA肺炎的抗感染疗程需根据感染的严重程度决定，通常为7～21天，但一般不推荐短疗程，尤其是中重度肺炎疗程通常需要2～3周，最长可用至28天。如果同时有心内膜炎和（或）骨髓炎，疗程需要4～6周。

3.3 流感嗜血杆菌

流感嗜血杆菌（Haemophilus influenzae，HI）最早于1892年被Pfeiffer发现，是一种小的（1μm×0.3μm）革兰氏阴性的形状可变的微生物，因此常被称为多形性球杆菌。流感嗜血杆菌在有氧和厌氧条件下均可生长。HI分为有荚膜的可分型和无荚膜的不可分型两类。可分型有a、b、c、d、e和f共6种荚膜型（血清型），常分别缩写为Hia、Hib等。不可分型流感嗜血杆菌（nontypable

Haemophilus influenzae，NTHi）无荚膜，不与任何一种分型血清凝集。

流感嗜血杆菌表达产生了一种具有抗吞噬作用的黏多糖荚膜，目前发现有 6 种亚型（a—f）。大多数侵袭性疾病与 b 型有关。它也表达产生了一种脂多糖和一种 IgA 蛋白酶，这种脂多糖可以损伤破坏纤毛。该生物表面外长的菌毛可以帮助细菌的黏附作用，有助于细菌黏附到呼吸道分泌的黏液上。该生物也可以直接抑制中性粒细胞的移行。

流感嗜血杆菌在儿童的上呼吸道定植很常见，在成人中却经常在 COPD 患者的下呼吸道定植。新的不可分型流感嗜血杆菌的定植与 COPD 加重的风险增加有关。近年大多数 HIP 由 NTHi 引起，婴儿多见，常继发于流感病毒等感染之后。

流感嗜血杆菌肺炎起病较缓，常有发热、咳嗽、气促表现，可能出现百日咳样痉挛性咳嗽，有时伴喘息，可有中毒症状。

X 线胸片上成人患者多表现为支气管肺炎改变，呈两肺下叶浸润，少数患者呈一叶或多叶节段性肺炎及大叶性肺炎改变。约 3/4 呈支气管肺炎，1/4 呈大叶性肺炎或肺实变，很少形成脓肿。婴幼儿患者有 85% 表现为大叶性或节段性肺炎，且多见肺脓肿。少数婴幼儿胸片可表现为弥漫性支气管肺炎或细支气管炎改变，间质水肿明显。呈"绒毛状"改变。早期可见局限性胸膜炎改变或少量胸腔积液。

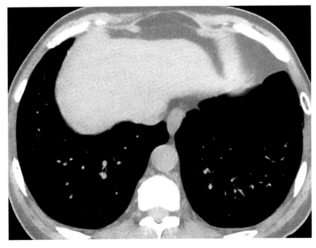

图1-8 胸部CT显示左肺下叶多发小叶中心结节、"树芽征"

表1-3-12 HIP抗生素的选择

β 内酰胺酶阴性	氨苄西林 IV，阿莫西林 po，TMP-SMX，阿奇霉素 / 克拉霉素，多西环素
β 内酰胺酶阳性	阿莫西林克拉维酸，口服二、三代头孢菌素，注射液三代头孢菌素，氟喹诺酮类

3.4 支原体

肺炎支原体是没有细胞壁的原核细胞微生物，习惯上把它归于细菌类，因为没有细胞壁，不可被革兰氏染色。

1938 年，罗曼描述了 7 名具有相似临床特征的患者，称之为非典型肺炎，在第二次世界大战期间，军队中的大多数肺炎都是非典型的。1944 年，Eaton（门罗・伊顿）及其同事将肺炎支原体首次确定为非典型肺炎的传播原因，并命名为伊顿病原体，由于该病原体不能在标准细菌学培养基上生长，因此它最初被认为是一种病毒，但不久人们发现该病原体可被某些抗生素灭活，随后该微生物被证实可在特殊的人工培养基上生长，并在 1961 年被 Chanock（查诺克）鉴定为肺炎支原体。

肺炎支原体可以通过几种机制致病。首先，病原体通过附着细胞器附着在呼吸道上皮上的唾液酸受体上，这可能会直接损害呼吸道上皮及其纤毛活动。其次，肺炎支原体产生一种细胞毒素，社区获得性呼吸窘迫综合征（CARD）毒素，也可能直接损害呼吸道。再次，病原体可能会改变其附着的细胞表面的抗原，从而诱发自身抗体的形成，这被认为是形成抗 i 冷凝素抗体的机制。最后，肺炎支原体和 / 或其 CARDS 细胞毒素可能诱导炎性细胞的涌入，继而产生致炎细胞因子，从而对宿主造成损害。

支原体肺炎有 1 ～ 3 周的潜伏期，且患者经过治疗数周可能任有传染性，在儿童中发病率最高，年龄以 5 ～ 20 岁以内居多。该病在儿童中可能为自限性，但少数可能出现并发症。

多数支原体肺炎患者表现仅以低热、疲乏为主，部分患者可出现突发高热并伴有明显的头痛、肌痛及恶心等全身中毒症状。呼吸道症状以干咳最为突出，常持续 4 周以上，多伴有明显的咽痛，偶有胸痛、痰中带血。肺炎支原体肺炎的影像学表现是非特异性的，肺部阳性体征少而影像学表现明显是支原体肺炎的一个重要特点。病变早期多为边缘模糊、密度较低的云雾样片状浸润影，从肺门向外周肺野放射，伴随疾病进展，肺实质受累也可呈大片实变影。部分病例表现为段性分布或双肺弥漫分布的网状及结节状间质浸润影。胸腔积液少见。与普通细菌性肺炎通常表现为下肺单一的实变影或片状浸润影相比，支原体肺炎累及上肺者或同时累及双肺者更多，且吸收较慢，即使经过有效治疗，也需要 2 ~ 3 周才能吸收，部分患者甚至延迟至 4 ~ 6 周才能完全吸收。肺炎支原体肺炎的典型影像表现见图 1-9、1-10。

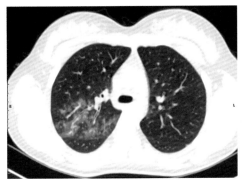 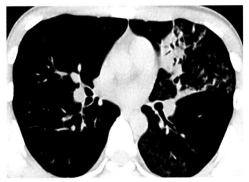

图1-9　CT：右肺上叶磨玻璃影及"树芽征"，支气管肺炎表现　　图1-10　CT：左肺上叶实变影及"树芽征"

表1-3-13　支原体肺炎抗生素的选择

首选	备选
多西环素 100 mg q12h×7 ~ 10d，或米诺环素 200 mg po/IV×1 剂，然后 100mg po/IV bid	阿奇霉素 500 mg po 第一天，然后 250 mg po qd 4d，或左氧氟沙星 750 mg po/IV×5d

3.5 军团菌

军团菌科为革兰阴性杆菌，需氧和兼性厌氧菌，包括超过 50 个种、70 个血清型的细菌，其中嗜肺军团菌引起 80% ~ 90% 的人类感染，包括至少 16 个血清型，人类感染中最常见血清型为 1、4 和 6 型。

军团菌的发现和命名与 1976 年在费城举行的宾夕法尼亚州美国退伍军人大会的肺炎暴发有关。嗜肺军团菌自然界存在于水体中，包括湖泊和溪流。天然水体仅含少量军团菌，但其一旦进入人造水库（如饮用水系统），如未经灭菌，即会生长繁殖，如强降雨和洪水可能导致大量军团菌进入配水系统，导致病例剧增。军团菌还可侵入自由生活的原生动物（如阿米巴原虫、藻类）体内并繁殖。供水系统受到污染是军团菌感染的主要风险因素，如空调系统、冷却塔污染，管道施工等。

　　军团菌通过吸入进肺部。宿主细胞的附着由细菌 IV 型菌毛、热休克蛋白、主要外膜蛋白和补体介导。由于军团菌具有介导黏附呼吸道上皮细胞的菌毛，故若同时合并黏膜清除受损的情况如吸烟、肺病或酗酒等，更易患军团病。先天性和适应性免疫反应都在宿主防御中起作用。Toll 样受体介导肺泡巨噬细胞对嗜肺军团菌的识别，并增强早期中性粒细胞向感染部位的募集。肺泡巨噬细胞通过常规或卷曲机制吞噬军团菌。吞噬后，嗜肺军团菌通过抑制吞噬体溶酶体融合来逃避细胞内杀伤。虽然许多军团菌被杀灭，但有些会在细胞内增殖直至细胞破裂，然后细菌被新募集的吞噬细胞再次吞噬，如此循环。中性粒细胞在免疫中的作用似乎很小，中性粒细胞减少患者并非对军团病更易感。体液免疫系统对军团菌有效。血清型特异性 IgM 和 IgG 抗体可在感染后数周内检测到。在体外抗体促进吞噬细胞（中性粒细胞、单核细胞和肺泡巨噬细胞）杀灭军团菌。经免疫的动物产生特异性抗体反应，随后对军团菌攻击具有抗性。但抗体既不通过补体增强裂解，也不抑制吞噬细胞内的增殖。

　　军团菌肺炎临床表现差异很大，典型患者亚急性发病，有发热（常高于39℃，呈弛张热）、畏寒、头痛、有厌食、乏力和肌痛，咳嗽，咳少量非脓性痰，可伴胸痛、呼吸困难、咯血。军团菌病的肺外表现可涉及多个系统，以神经、消化和泌尿系统多见：神经状态改变，意识模糊，严重额部头痛、嗜睡和定向力障碍，偶见谵妄，言语障碍，精神错乱和步态失常；恶心、呕吐，腹泻，多为水样便，可有腹痛；血尿、蛋白尿、少数出现急性肾功能衰竭。

　　几乎所有军团病患者有临床表现时都已出现胸部影像学上的肺部浸润。在一些医院获得性病例中，发热和呼吸道症状出现在肺部浸润之前。影像学表现常为非特异。胸部 X 线检查主要表现为迅速进展的非对称性、边缘不清的肺实质性浸润阴影（尽管已进行适当的抗生素治疗），呈肺叶或肺段性分布，以下叶多见，早期单侧分布，继而涉及两肺，约半数患者可发展成多叶性肺炎。28% ～ 63%的患者住院时有明显的胸腔积液，有的可早于肺浸润阴影的出现。在免疫抑制患者，尤其是糖皮质激素治疗的患者中，影像学可能表现为明显的圆形结节影，病变可能扩大并出现空洞。同样，免疫抑制的宿主中也可能发生脓肿。治疗的第一周内，即使应用了适当的抗感染药物，也常见胸部影像学上的浸润和胸腔积液进展，且影像学改善较临床改善滞后数日。影像学异常阴影吸收慢于其他细菌性肺炎，肺部浸润完全吸收需 1 ～ 4 个月。

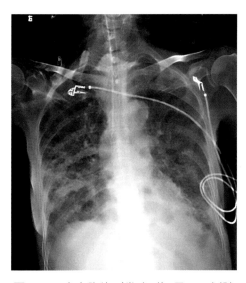 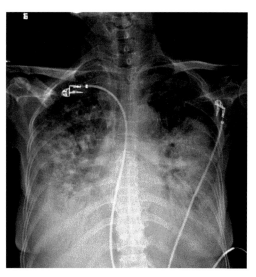

图1-11　床旁胸片（发病时）显示双侧肺野肺炎表现　　图1-12　床旁胸片（3天后复查）显示病灶进展，合并双侧胸腔积液

表1-3-14　军团菌肺炎抗感染治疗方案

病原体		用药
军团菌	首选方案	（左氧氟沙星 750 mg 或莫西沙星 400 mg）×7～10d
	备选方案	阿奇霉素 500 mg×1 剂首日，然后 250 mg qd 共 7～10d

3.6 肺炎克雷伯菌

肺炎克雷伯菌属于肠杆菌科，革兰染色阴性，无鞭毛，有荚膜，广泛存在于环境，可在人皮肤、咽部或胃肠道形成菌落，也可在无菌的伤口和尿液中形成菌落。不同研究中克雷伯菌菌落的存在率不同，克雷伯菌被认为是大部分结肠和小肠及胆道中的正常菌群，而口咽部的菌群与气管插管、宿主防御机制减退和抗生素应用有关，在宿主吸入口咽部后进入下呼吸道。

克雷伯菌属是以德国微生物学家埃德温·克雷伯的名字命名的。德国病理学家卡尔·弗里德提出这种细菌是肺炎的致病因素。其占革兰染色阴性杆菌感染所致社区获得性肺炎的 18%～64%，肺炎克雷伯菌肺炎发病年龄多≥40 岁，其中男性占 90%，与种族、地理位置或季节无关。社区获得性肺炎克雷伯菌肺炎在过劳的中年人和酗酒的老年人中多见，院内感染则主要为成人或儿童及婴儿。

多糖荚膜是肺炎克雷伯菌致病的核心因素。荚膜由复杂的酸性多糖组成，这一粗厚的层状结构可避免多形核粒细胞的吞噬，此外可抑制补体成分特别是 C3b 的激活来避免血清因子的杀菌作用。同时细菌可产生多种有受体特异性的黏附因子来吸附到宿主细胞，这在感染过程中尤为关键。脂多糖是另一致病因素。通过激活补体，导致 C3b 选择性地在远离细菌细胞膜的 LPS 分子上沉积，从而抑制了膜攻击复合物（C5b-9）的形成，避免了膜损害和细菌死亡。细菌还可通过分泌高亲和力低分子量的铁螯合物，有效地抑制宿主蛋白对铁的利用。由于大多数宿主铁是与细胞内和细胞外蛋白结合，故可增加宿主对肺炎克雷伯菌感染的敏感性。

酗酒可使口咽部需氧革兰氏阴性杆菌定植增加，与中性粒细胞动员减少，吞噬细胞氧化代谢异常和趋化异常有关，且影响会厌闭合，增加吸入口咽内容物的风险从而使肺炎克雷伯菌肺炎发病风险增加。

肺炎克雷伯菌肺炎临床表现为急性起病，伴咳嗽、胸痛、呼吸困难、发热和寒战。典型的痰液为黏稠血性，黏液样或胶冻样，量大，有时可咯血。与其他革兰染色阴性杆菌比较，克雷伯菌肺炎的胸部 X 线表现独特。典型的为肺叶实变，常发生在上叶中的一叶。多在右侧，但下叶受累并不少见，50% 患者累及几个肺叶。受累肺叶特征性的放射学表现为凝胶样沉重的痰液引起的叶间裂下垂。这种表现不能除外克雷伯菌感染，但其他微生物如流感杆菌、某些厌氧菌、结核杆菌感染也可产生类似的放射学表现。胸腔积液、脓胸、脓肿形成和胸膜粘连也可见。肺脓肿发生率为 16%～50%，如有空洞形成，特别是存在单侧坏死性肺炎的情况下，应高度怀疑存在克雷伯菌感染可能。

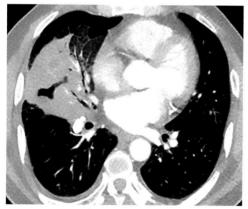
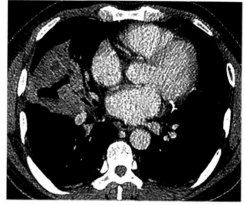

图1-13 胸部CT显示右肺中叶空洞，为肺脓肿

图1-14 胸部CT纵隔窗显示肺脓肿相符的空洞性病变，其内可见气液平面，但不具有微生物学特异性

表1-3-15　肺炎克雷伯菌肺炎抗感染治疗方案

病原体		方案
肺炎克雷伯	β 内酰胺酶阴性	可选头孢噻肟、头孢曲松、头孢吡肟、哌拉西林他唑巴坦，可联合阿米卡星
	β 内酰胺酶阳性	亚胺培南或美罗培南

3.7 铜绿假单胞菌

铜绿假单胞菌是假单胞菌科革兰氏阴性专性需氧杆菌，菌长 1.5 ～ 3.0 μm，菌体一端有 1 ～ 3 根鞭毛，无荚膜或芽孢，显微镜下成单、对或呈短链状排列，在血琼脂培养基上菌落呈扁平毛玻璃样，可产生溶血带，多数菌株可分泌绿脓菌素（pyocyanin）和荧光素（fluorescin），呈蓝绿色，故名为铜绿假单胞菌，最适宜的生长温度为 35℃。

铜绿假单胞菌大多数存在于潮湿环境中。土壤、植物、蔬菜、自来水和台面都是这种微生物的潜在贮存库，因为它对营养需求简单。考虑到铜绿假单胞菌的普遍存在，与该生物体的简单接触不足以引起定植或感染。临床和实验观察表明，铜绿假单胞菌感染往往伴随着宿主防御受损、黏膜创伤、生理紊乱和抗菌药物抑制了正常菌群，在医院尤其是 ICU 中这些风险因素经常存在。铜绿假单胞菌是医疗保健相关感染的最常见原因，即使经过治疗，铜绿假单胞菌肺炎的死亡率仍然很高。在未来一段时间内，铜绿假单胞菌很可能继续对人类的生命和财产资源造成巨大的负担。

铜绿假单胞菌的多种代谢产物具有致病性，其分泌的外毒素 A 是最重要的致病、致死性物质，进入敏感细胞后被活化而发挥毒性作用，使蛋白合成受阻并引起组织坏死，造成局部或全身疾病过程。铜绿假单胞菌尚能产生蛋白酶，外毒素 A 及弹性蛋白酶存在时毒力最大，此外胞外酶 S 可促进铜绿假单胞菌的侵袭扩散，感染产此酶的铜绿假单胞菌患者可因肝功能损伤而出现黄疸。

典型表现为发热、畏寒，咳嗽和咳痰，脓痰多为黏液性痰，血性痰较少见，翠绿色脓痰为铜绿假单胞菌性肺炎的特征。

本病的影像学改变不太像其他革兰阴性杆菌性肺炎，而更像葡萄球菌性肺炎。X 线表现最常见者为弥漫性两侧支气管肺炎，可累及多个肺叶，以下叶常见。病变呈直径 0.5 ～ 2.0 cm 大小的结节状浸润，并倾向于融合成大片浸润病变，其间可见多发性小脓腔，也可伴少量胸腔积液，但极少有脓胸。

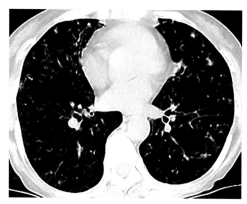 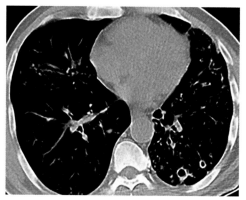

图1-15 胸部CT：多发小叶中心结节，呈"树芽征"，符合支气管肺炎表现 　图1-16 胸部CT显示双肺多发小叶中心结节及"树芽征"，左肺下叶多发小空洞

表1-3-16　铜绿假单胞菌肺炎抗感染治疗方案

病原体		方案	备注
铜绿假单胞菌	轻症（MDR 低危）	哌拉西林他唑巴坦，头孢他啶，头孢吡肟，亚胺培南，美罗培南或氨曲南，或环丙沙星或左氧氟沙星	已知产 ESBL：美罗培南或头孢他啶阿维巴坦 已知产 KPC：头孢他啶阿维巴坦或美罗培南万巴巴坦 已知产金属（NDM）碳青霉烯酶：头孢他啶阿维巴坦＋氨曲南或美罗培南＋多黏菌素 B
	脓毒症（MDR 高危）	联合治疗：哌拉西林他唑巴坦，头孢他啶或头孢吡肟＋环丙沙星或左氧氟沙星或环丙沙星或左氧氟沙星＋妥布霉素或庆大霉素	

中医认识

❶ 病名和沿革

细菌性肺炎的临床表现以发热、咳嗽、咯痰、气短、胸闷或胸痛等为主，属于中医学的"风温肺热""咳嗽""肺痈"等病范畴。

❷ 病因病机

肺炎主要由于外邪侵袭、肺卫受邪，或正气虚弱、抗邪无力两个方面。感受风热之邪，经口鼻侵袭肺脏，炼津为痰，痰热壅肺。

❸ 辨证论治

细菌性肺炎的临床常见证候包括肺热炽盛证、风热袭肺证、痰热壅肺证 3 个。治法以清热化痰为大法，佐以活血，注重宣降肺气。

（1）肺热炽盛

【辨证要点】发热，恶寒，无汗，咳嗽，咳黄痰或白痰或铁锈色痰，胸痛，苔黄，脉数。

【辨证分析】正邪交争，故发热恶寒，肺闭失宣，热邪炼津为痰，故咳嗽、咳痰。苔黄，脉数为热邪炽盛之象。

【治法】疏风散寒，清肺化痰。

【代表方剂】麻杏石甘汤加减。

【核心用药】炙麻黄、荆芥、防风、生石膏、炒苦杏仁、知母、瓜蒌、栀子、桑白皮、黄芩、桔梗、陈皮、炙甘草。

【加减用药】恶寒无汗、肢体酸痛者，减荆芥、防风，加羌活、独活；往来寒热不解、口苦者，加北柴胡。

（2）风热袭肺

【辨证要点】发热，恶风，咳嗽，干咳，痰白黏或黄，咽痛，舌苔黄，脉数。

【辨证分析】风热外袭，肺闭失宣，因而发热咳嗽，风热之邪耗伤津液，故痰少或黏，咽痛。苔黄，脉数为风热之象。

【治法】疏风清热，清肺化痰。

【代表方剂】银翘散加减。

【核心用药】金银花、连翘、炒苦杏仁、前胡、桑白皮、黄芩、芦根、牛蒡子、薄荷、桔梗、甘草。

【加减用药】头痛目赤者，加菊花、桑叶；喘促者，加麻黄、生石膏；无汗者，加荆芥、防风；咽喉肿痛者，加山豆根、马勃；口渴者，加天花粉、玄参；胸痛明显者，加延胡索、瓜蒌。

（3）痰热壅肺

【辨证要点】发热，咳嗽痰多色黄或咳吐腥臭脓痰，胸痛，舌苔黄、腻，脉滑、数。

【辨证分析】邪热入肺，肺中热炽，灼液成痰，痰热闭肺，肺气郁闭不宣，故咳嗽痰多，若痰热瘀毒互结则可能酿脓成痈，苔黄腻，脉滑数为痰热壅盛之象。

【治法】清热解毒，宣肺化痰。

【代表方剂】贝母瓜蒌散合清金降火汤加减。

【核心用药】瓜蒌、浙贝母、生石膏、炒苦杏仁、知母、白头翁、连翘、鱼腥草、黄芩、炙甘草。

【加减用药】咳嗽带血者，加白茅根、侧柏叶；咯痰腥味者，加金荞麦根、薏苡仁、冬瓜仁；痰鸣喘息而不得平卧者，加葶苈子、射干；胸痛明显者，加延胡索、赤芍、郁金。

中西互参

根据临床表现不同，肺炎的中医证型可与西医不同病原体所致的肺炎相对应，见表1-3-17。

表1-3-17　肺炎的中西医理论对应关系

中医证型	肺热炽盛证	风热袭肺证	痰热壅肺证
病原学	肺炎链球菌	肺炎支原体 流感嗜血杆菌	铜绿假单胞菌 金黄色葡萄球菌 肺炎克雷伯菌
临床特征	发热，恶寒，无汗，咳嗽，咳黄痰或白痰或铁锈色痰，胸痛	发热，恶风，咳嗽，干咳，痰白黏或黄，咽痛	发热，咳嗽痰多色黄或咳吐腥臭脓痰，胸痛

第二章
消化系统
感染

COMMON INFECTIOUS
DISEASES

常见感染性疾病
中西医互参手册

急性肠炎

　　急性肠炎是病原微生物（病毒、细菌、寄生虫）或其毒素引起的肠道黏膜炎症，临床特征呈多样性的一组轻 - 中 - 重度综合征，病初以肠胃局部症状（腹泻、腹痛、恶心、呕吐）为主，或伴全身症状（发热、乏力），多数自限，但可并发休克，甚至器官衰竭，乃至死亡。

　　急性肠炎分类方式众多，本节结合感染部位（小肠、结肠）、病原微生物种类（病毒、细菌）及毒素、临床特征（恶心/呕吐、水样泻、痢疾、出血性腹泻、发热）和预后（自限、需抗生素治疗、并发症）将急性肠炎分为 7 类综合征：①病毒性肠炎：急性恶心/呕吐、水样泻、发热；②细菌性水样腹泻：急性腹痛、腹泻有粪质便、发热；③痢疾：急性腹痛、黏液脓血便、发热；④霍乱：急性吐泻、迅速衰竭；⑤产毒素大肠埃希菌性腹泻：肠毒性、肠侵袭性、肠出血性、肠致病性和肠黏附性；⑥肠热病：急性发热；⑦食物中毒性肠炎：急性恶心/呕吐、轻度腹泻。本节所述导致急性肠炎的病原微生物分病毒（诺如病毒、轮状病毒）和细菌（伤寒和非伤寒沙门氏菌、空肠弯曲杆菌、志贺杆菌、霍乱弧菌、大肠埃希菌）两类，食物中毒仅限金黄色葡萄球菌和蜡样芽孢杆菌相关毒素，其流行月份、感染部位和临床综合征见表 2-1-1 至表 2-1-3。基于发病率和临床特征，其他病原微生物，如肠道腺病毒（40 和 41 型）、星状病毒常引起婴幼儿腹泻，小肠结肠炎耶尔森菌常引起阑尾炎样病变，蓝氏贾第虫、微球孢子菌、隐球孢子菌等常与持续性腹泻或免疫缺陷相关，艰难梭菌和催产克雷伯菌常引起抗生素相关腹泻，不在本节讨论范畴。

表2-1-1　常见肠道病原体流行月份

常见肠道病原体	月 份											
	7	8	9	10	11	12	1	2	3	4	5	6
诺如病毒					■	■	■	■				
轮状病毒						■	■	■				■
沙门氏菌	■	■										■
空肠弯曲杆菌	■	■								■	■	■
志贺杆菌	■	■										
大肠埃希菌	■	■										
霍乱弧菌	■	■										■

注：流行强度，红色为发病高峰，黄色为发病率相对升高，空白为发病率无明显升高。

表2-1-2　常见肠道病原体感染部位

病原体	感染部位	
	小肠	结肠
诺如病毒	+++	
轮状病毒	+++	
沙门氏菌	+++	+++
空肠弯曲杆菌	++	+++
志贺氏菌	++	++++
大肠埃希菌	+++	+++
霍乱弧菌	++++	

表2-1-3　常见肠道病原体引起的肠道感染综合征

肠道病原体	科	生物学特性	作用机制	临床潜伏期	肠道感染综合征
诺如病毒	杯状病毒	无包膜，环境耐受强，对酒精耐受，但可被高浓度氯离子灭活	引起小肠消化酶活性降低，脂肪、d-木糖吸收不良；病毒复制导致炎症和上皮细胞损伤	1～2天	病毒性肠炎

续表

肠道病原体		科	生物学特性	作用机制	临床潜伏期	肠道感染综合征	
轮状病毒		呼肠孤病毒	无包膜，环境耐受较强，可被高浓度酒精、游离氯或碘伏灭活	产生肠毒素，介导分泌增加，作用于肠道神经系统影响肠道动力；病毒复制导致炎症和上皮细胞损伤	1～3天	病毒性肠炎	
沙门氏菌	伤寒	肠杆菌	最适生长温度为 37 ℃，不耐热，55℃下 1h，60 ℃ 下 15 ～ 30min 可杀死	侵入 Peyer 斑单核巨噬细胞，通过淋巴系统和血液输送到肝、脾、骨髓和网状内皮系统	16 ～ 48h	肠热病	
	非伤寒			肠毒素和炎症反应引起分泌增加		细菌性水样腹泻	
空肠弯曲杆菌		螺菌	最适生长温度为 42℃，不耐低温及干燥	侵袭上皮细胞，引起炎症和细胞死亡；产生外毒素（如细胞膨胀毒素）导致细胞死亡	16 ～ 48h		
志贺杆菌		肠杆菌	对寒冷，及酸性环境耐受较强	侵袭上皮细胞，引起炎症，导致黏膜溃疡，血液和白细胞渗入结肠腔；产生外毒素，导致出血	1～3天	痢疾	
大肠埃希菌	ETEC	肠杆菌	最适生长温度为 37℃，对热耐受较强	产生肠毒素调节液体分泌	几小时～2天	水样腹泻	产毒素大肠埃希菌性腹泻
	EIEC			侵袭上皮，引起炎症和黏膜破坏	1～3天	水样腹泻；痢疾	
	EPEC			黏附/脱落损伤	3h	婴儿腹泻	
	EHEC			产生类志贺毒素，分泌增加；黏附/脱落损伤	约3天	出血性腹泻	
	EAEC			毒素引起分泌增加；形成生物膜		长期腹泻	
霍乱弧菌		弧菌	耐低温、不耐干燥	霍乱毒素导致分泌性腹泻	12 ～ 72h	霍乱	

续表

肠道病原体	科	生物学特性	作用机制	临床潜伏期	肠道感染综合征
金黄色葡萄球菌毒素	毒素热稳定性强	机制尚不明确	2～6h	
蜡样芽孢杆菌毒素 呕吐型：毒素热稳定性强 呕吐机制尚不明确	腹泻型：毒素非热稳定	腹泻机制尚不明确	8～16h	食物中毒性肠炎
	1～5h				

注：ETEC，肠毒性大肠埃希菌；EIEC，肠侵袭性大肠埃希菌；EPEC，肠致病性大肠埃希菌；EHEC，肠出血性大肠埃希菌；EAEC，肠黏附性大肠埃希菌。

一、病毒性肠炎

知识要点		
西医认识 病毒性肠炎 1. 病原体限定为诺如病毒和轮状病毒；临床主症为急性水样腹泻 2. 自限性疾病 3. 补液、对症治疗	**中医认识** 寒湿（风寒）泄泻 1. 辨证要点：突然呕吐，继则泄泻清稀，甚如水样，腹胀（痛）肠鸣 2. 治疗：藿香正气散	**中西互参** 1. 中医证型与病毒流行季节和临床特征有对应关系 2. 中药可通过抑制平滑肌痉挛发挥治疗作用

西医认识

❶ 定义

病毒性肠炎是肠道病毒感染引起的以急性水样腹泻为主要临床症状，或伴发热、呕吐、腹部痉挛疼痛的轻－中度综合征，病毒种类包括诺如病毒、轮状病毒、腺病毒（40 和 41 型）、星状病毒等，基于发病率和预后，本节所述病毒性肠炎的病原仅限于诺如病毒和轮状病毒，该综合征在儿童高发，多呈自限性，预后良好，少有并发症。需要注意的是，肠病毒是特定术语，包括一组病毒（如脊髓灰质炎病毒、柯萨奇病毒、埃可病毒等），不在本节讨论，参见相关章节。

❷ 流行病学

1972 年，科学家在俄亥俄州诺瓦克市腹泻暴发期间获得的粪便中检测到一种病毒，将其命名为诺瓦克病毒，后改称诺如病毒，并成为杯状病毒的一个独立属。1973 年，科学家对急性肠炎患儿进行十二指肠活检标本电镜检查时，发现了相似的病毒颗粒，该病毒因在电子显微镜下呈现为带辐条的轮状被命名为"轮状病毒"。病毒性肠炎的发病率，儿童高于成人（＜ 5 岁儿童最高），有明显季节性（冬季达到高峰）。自轮状病毒疫苗应用后，诺如病毒成为引起病毒性肠炎的主要病因，占急性肠炎的 18%，但严重脱水引发的儿童死亡仍在轮状病毒肠炎中最常见，全球约 600 名儿童 / 天死于轮状病毒肠炎。在急性肠炎中，病毒性肠炎常呈暴发形式，占食源性暴发的 40% ～ 50%。

❸ 风险因素

病毒性肠炎主要由粪 – 口途径传播，少数由飞沫传播，常见诱因是摄入被污染的食物和水，在封闭场所易暴发，见表 2-1-4。

表2-1-4　病毒性肠炎发病的风险因素

	风险因素（表现形式）	可能机制
传染源	秋冬季；食用贝类；食用三明治、沙拉等未经加热食物，饮用被污染水；与患者同处封闭环境或同泳池游泳	诺如病毒和轮状病毒流行于秋冬季；诺如病毒常存在于水中贝类，或被污染的食物及水源；病毒携带者
传播途径	封闭环境，如医院、疗养院、船只、学校和军队	粪 – 口传播；飞沫传播
易感人群	轮状病毒：未接种疫苗；年龄＜ 5 岁 诺如病毒：所有年龄段普遍易感	缺少特异性免疫；母乳喂养中断、母源性抗体丧失

❹ 发病机制

诺如病毒肠炎的病理改变是小肠绒毛变钝和固有层炎细胞浸润，腹泻症状与 d- 木糖、脂肪的短暂吸收不良以及小肠刷状缘消化酶的活性降低有关，呕吐的发生可能与在动物模型中观察到的胃排空时间延长有关，导致胃排空延迟的原因可能是炎症或肠毒素对十二指肠感受器或迷走神经的刺激。

轮状病毒肠炎的病理改变是小肠绒毛缩短和萎缩，肠细胞空泡化，固有层中单核细胞浸润。病程初期腹泻的机制是肠道分泌、动力和通透性的改变，后期主要因为吸收不良。nsp4 是轮状病毒分泌的一种肠毒素，在分泌性腹泻中起作用，也有人推测其可通过刺激肠道神经系统增加肠道动力。

⑤ 临床表现 ————————

病毒性肠炎的潜伏期短（诺如病毒 1 ～ 2 天，轮状病毒 1 ～ 3 天），以急性水样腹泻为主要症状，常伴发热和呕吐，诺如病毒病程（2 ～ 3 天）比轮状病毒（约 5 天）短，而轮状病毒在儿童中更易引起严重脱水。

⑥ 诊断和鉴别诊断 ————————

6.1 诊断

急性肠炎为临床诊断术语，诊断标准多参照感染性腹泻。病毒性肠炎仅需要临床诊断，微生物诊断多用于研究或特殊目的。

（1）临床诊断：大便次数≥ 3 次 / 日，粪便性状异常（稀便、水样便），可伴有恶心、呕吐、腹痛、发热、食欲不振及全身不适。临床症状结合流行病学史即可做出临床诊断。

腹泻程度分级：①轻度：不成形便≤ 3 次 / 日，相关症状轻微；②中度：不成形便≥ 4 次 / 日，可伴全身症状；③重度：不成形便≥ 6 次 / 日，和 / 或体温≥ 38.3℃、里急后重、血便、便中有白细胞。

（2）微生物诊断：RT-PCR 及酶联免疫吸附试验（ELISA）可用于肠道病毒检测。

6.2 鉴别诊断

病毒性肠炎应与细菌性水样腹泻和其他原因腹泻相鉴别，见表2-1-5。

表2-1-5　病毒性肠炎的临床鉴别诊断

疾病	病毒性肠炎		细菌性水样腹泻	食物中毒		其他原因腹泻	
	诺如病毒	轮状病毒	空肠弯曲菌沙门氏菌	金黄色葡萄球菌	蜡样芽孢杆菌	肠易激综合征	药物性腹泻
流行季节	冬季		春夏季（空肠弯曲菌）和夏秋季（非伤寒沙门氏菌）				

续表

疾病	病毒性肠炎		细菌性水样腹泻	食物中毒		其他原因腹泻	
	诺如病毒	轮状病毒	空肠弯曲菌沙门氏菌	金黄色葡萄球菌	蜡样芽孢杆菌	肠易激综合征	药物性腹泻
好发人群	所有年龄段	0～5岁儿童	空肠弯曲菌：<1岁婴幼儿，15～29岁人群；非伤寒沙门氏菌：<5岁儿童			女性：男性,2～2.5:1，多见30～50岁人群	使用特定药物（如阿卡波糖、奥美沙坦、二甲双胍、抗心律失常或非甾体抗炎药等）
临床特征	急性发病，始发腹部痉挛/恶心，随后出现发热、呕吐、水样腹泻、全身不适；<11岁儿童通常始发于突然呕吐，可持续4～6天	急性发病，始发呕吐，随后出现水样腹泻、食欲减退、腹痛和低热；儿童容易引起脱水	急性发病，腹痛、腹泻、发热是主症，伴或不伴恶心，较少呕吐，粪便表现多样（稀便、水样便、可有黏液，偶尔血性），热势通常较高	摄入毒素2～6h后出现全身不适、恶心、呕吐、腹痛和腹泻，无发热	腹泻型：摄入毒素8～16h后出现大量腹泻和腹部痉挛，很少呕吐或发热；呕吐型：摄入毒素1～5h后恶心、呕吐和腹部痉挛，1/3发生腹泻	腹痛（常见于下腹），情绪或压力、睡眠不佳和进食常加重疼痛，排便后缓解，常伴随精神、心理障碍（抑郁、焦虑、躯体形式障碍）	稀便、少数出现黏液或脂肪泻，严重程度差别较大
疾病转归	自限性，症状持续2～3天	自限性，症状持续5天	多为自限性，3～7天症状消失，10%～20%症状持续，5%～10%症状复发，抗生素治疗一周足以根除感染	6～12小时症状消失，预后良好	持续约24h，其后症状消失，预后良好	自然过程是先加重后缓解；伴精神障碍患者症状不易缓解	停用相关药物后症状消失，预后良好

🄬 治疗

病毒性肠炎为一种自限性疾病，及时适当补液是治疗的主要手段，多数情况下口服补液盐（ORS）可有效改善脱水，WHO 和联合国儿童基金会推荐使用含有 75 mEq/L 钠和 75 mmol/L 葡萄糖的低渗 ORS 溶液，严重脱水的成年人应该接受静脉输液（乳酸林格液或含 5% 葡萄糖的乳酸林格液是首选），中 – 重度腹泻可考虑使用洛哌丁胺或次水杨酸铋缓解症状。

中医认识

❶ 病名和沿革

病毒性肠炎对应于中医寒湿（风寒）泄泻。泄泻是指排便次数增多，粪便稀薄，甚至泻出如水样，前贤以大便溏薄而势缓者为泄，大便清稀如水而直下者为泻。泄泻在《黄帝内经》称为泄，有濡泄、洞泄、飧泄、注泄等。《难经》有五泄之分，汉唐时代称为下利，宋代以后统称泄泻。亦有根据病因或病机而称为暑泄、大肠泄者，名称虽多，但都不离泄泻二字。《丹台玉案·泄泻门》指出："泄者，如水之泄也，势犹舒缓；泻者，势似直下，微有不同，而其病则一，故总名之曰泄泻。"

❷ 病因病机

寒湿（风寒）泄泻是因（风）寒湿侵袭或饮食不节，导致肠胃气机受阻、小肠清浊不分。

2.1 病因

（1）寒湿侵袭：（风）寒湿之邪侵袭肠胃。

（2）饮食不洁：误食不洁之物。

2.2 病机

冬季，（风）寒湿之邪从口鼻侵袭肠胃，或误食不洁之物，损伤肠胃，肠胃气机受阻，故发呕吐，小肠清浊不分而发泄泻。

❸ 辨证论治

寒湿（风寒）泄泻宜以脏腑八纲辨证，病位在肠胃，病性为寒湿（风寒），治以温化寒湿为法。

寒湿（风寒）泄泻

【辨证要点】突然呕吐，继则泄泻清稀，甚如水样，腹胀（痛）肠鸣，或有恶寒发热，头疼肢痛，苔薄或白腻，脉濡。

【辨证分析】寒湿（风寒）侵袭肠胃，或误食不洁之物，损伤肠胃，小肠清浊不分，饮食不化、传导失司，故泄泻清稀，甚如水样；肠胃气机受阻，胃气上逆则呕吐；寒湿内盛则腹胀（痛）肠鸣；风寒（寒湿）外束则恶寒发热、头疼肢痛；湿遏气机，故苔薄或白腻、脉濡。

【治法】解表散寒，芳香化湿。

【代表方剂】藿香正气散（藿香、白术、茯苓、陈皮、厚朴、大腹皮、紫苏、白芷、半夏、桔梗、甘草、大枣、生姜）。

【核心用药】藿香、生姜、白术、茯苓、陈皮、厚朴、半夏。

【加减用药】恶寒发热者，加苏叶、桂枝；头疼肢痛者，加白芷、羌活；胸闷者，加佩兰；腹胀者，加大腹皮；尿少者，加泽泻。

中西互参

病毒性肠炎根据其流行季节和临床特征可与中医寒湿泄泻相对应，见表2-1-6。

表2-1-6　病毒性肠炎中西医理论对应关系

中医证型	寒湿（风寒）泄泻
病原学	诺如病毒和轮状病毒（寒湿或风寒）均流行于冬季
临床特征	突然呕吐，继则泄泻清稀，甚如水样，腹胀（痛）肠鸣

表2-1-7　中药治疗病毒性肠炎的药理机制

中药	作用机制
藿香	肠道平滑肌解痉作用，调节小肠液体吸收；广谱抗病毒作用，对轮状和诺如病毒作用尚不明确
茯苓	增强巨噬细胞吞噬能力，平滑肌解痉作用
厚朴	平滑肌解痉作用
陈皮	抑制胃肠平滑肌痉挛
半夏	抑制乙酰胆碱和组织胺引起的肠道收缩作用，镇吐

续表

中药	作用机制
生姜	镇吐
白芷	镇痛、抗炎
桔梗	促进巨噬细胞吞噬作用
陈皮	抑制平滑肌痉挛

二、细菌性水样腹泻

知识要点		
西医认识 细菌性水样腹泻 1.病原体限定为空肠弯曲杆菌和非伤寒沙门氏菌；临床以急性腹泻、腹痛、发热为主症 2.自限性疾病 3.抗生素可缩短病程，减少并发症	**中医认识** 湿热（暑湿）泄泻 1.辨证要点：急性腹痛，继则泻下急迫（或泻而不爽），粪黄臭，或如水样，多伴身热 2.治疗：葛根芩连汤	**中西互参** 1.中医证型与细菌流行季节和临床特征有对应关系

西医认识

❶ 定义

细菌性水样腹泻是细菌感染肠道引起的以腹泻稀便或水样便为主症，常伴发热、腹部痉挛疼痛的轻–中度综合征，细菌种类包括（空肠、胚胎）弯曲杆菌、非伤寒沙门氏菌、志贺杆菌、（霍乱、副溶血、创伤）弧菌、单核细胞增多性李斯特菌、小肠结肠耶尔森菌、艰难梭菌、催产克雷伯菌等，基于发病率和预后，本节所述细菌性水样腹泻仅限于空肠弯曲杆菌和非伤寒沙门氏菌，其他细菌所致病症参见相关章节。该综合征多数自限，极少数因严重脱水和电解质失衡导致死亡。少数情况下，空肠弯曲杆菌感染的远期并发症可见格林–巴利综合征、反应性关节炎，非伤寒沙门氏菌可并发感染性心内膜炎、细菌性动脉瘤。及时合理的抗生素治疗可缩短病程、降低并发症。

❷ 流行病学

　　沙门氏菌是以病理学家沙门的名字命名，他参与了 1885 年第一次从猪肠中分离出霍乱沙门氏菌。弯曲杆菌属可导致腹泻和全身性疾病，最初于 1909 年从流产的绵羊胚胎中分离出来。沙门氏菌和空肠弯曲杆菌肠炎的发病率在 < 5 岁儿童中最高，但在美国等发达地区，空肠弯曲杆菌肠炎在年轻人中可出现第二高峰。细菌性水样腹泻的发病呈一定季节性，温暖季节发病率升高，空肠弯曲杆菌肠炎更易发生于温暖且湿润的季节。自 2016 年以后，空肠弯曲杆菌已成为有报道的细菌性肠炎最常见的病因（35.6%），其次是非伤寒沙门氏菌（34%）。

❸ 风险因素

　　细菌性水样腹泻主要由粪 – 口途径传播，常见诱因是摄入被污染的食物和水，动物和动物产物是重要的传播媒介，见表 2-1-8。

❹ 发病机制

　　非伤寒沙门氏菌黏附于小肠和结肠的肠黏膜，当侵袭至固有层时，多形核白细胞作为宿主防御机制防止其入侵淋巴系统，小肠上皮细胞对炎症介质的反应和细菌产生的肠毒素增加了水和电解质的分泌，从而引起水样腹泻。

　　空肠弯曲杆菌引起的组织损伤见于空肠、回肠和结肠，显微镜显示固有层有炎性细胞（中性粒细胞、单核细胞和嗜酸性粒细胞）浸润；许多毒力因素影响空肠弯曲杆菌对肠黏膜的黏附和侵袭，如表面抗原 PEB1、毒力质粒、细菌表面的糖脂和糖蛋白，以及细菌鞭毛等；空肠弯曲杆菌可产生细胞外毒素，但其在致病机制中的作用尚不明确，其中已知细胞骨架膨胀毒素可导致细胞凋亡。

表2-1-8　细菌性水样腹泻发病的风险因素

		风险因素（表现形式）	可能机制
传染源	空肠弯曲菌	屠宰 / 加工或食用未熟家禽；与宠物或其他动物接触；饮用被污染水；食用未经巴氏灭菌的奶或奶制品	细菌寄居 / 感染各种禽类、爬行动物、两栖动物
	非伤寒沙门氏菌	食用未熟的禽肉奶制品、禽类产品；食用未经巴氏灭菌的奶或奶制品；被动物粪便污染的农产品和水（蛋壳最常见）；接触活禽及宠物龟、蜥蜴、蛙等动物及其环境	
传播途径		儿童；居住养老院的老人	粪 – 口传播

		风险因素（表现形式）	可能机制
易感人群	空肠弯曲菌	＜1岁婴幼儿，15～29岁人群，男性＞女性	尚不明确
	非伤寒沙门氏菌	＜5岁儿童；居住养老院的老人	母乳喂养的中断、母源性抗体的丧失；养老院卫生条件较差

❺ 临床表现

细菌性水样腹泻的主要症状是腹泻、痉挛性腹痛和发热，腹泻严重程度从轻到重不等，严重时可达20～30次/日，粪便性质可能是含粪质的稀便或水样便，恶心/呕吐通常不明显。

6.1 诊断

细菌性水样腹泻为临床诊断术语，通常仅需要临床诊断，微生物诊断对病情严重者或群集性暴发的流行病学调查很重要。

（1）临床诊断：排便次数≥3次/日，粪便性状异常（稀便、水样便），常伴腹痛、发热，可伴全身不适，少见恶心/呕吐；便常规可见白细胞。临床症状＋便常规，结合流行病学即可做出临床诊断。

（2）微生物诊断：便培养仍是确定病原学诊断的金标准。

6.2 鉴别诊断

基于腹泻、腹痛、发热，细菌性水样腹泻需与痢疾和炎症性肠病相鉴别，见表2-1-9。

❼ 治疗

细菌性水样腹泻最主要的治疗仍然是补充水和电解质，通常是口服补液盐，有时需要静脉输液，特别是对老年或儿童。大多数细菌性水样腹泻呈自限性，通常不需要抗生素治疗，但对于体温＞38.5℃、病程＞1周或症状恶化的患者应及时抗生素治疗，老年、婴儿、孕妇和免疫功能受损者也需及时抗生素治疗，治疗选择见表2-1-10。

表2-1-9 细菌性水样腹泻的临床鉴别诊断

疾病	细菌性水样腹泻		痢疾	炎症性肠病	
	空肠弯曲菌	非伤寒沙门氏菌	志贺杆菌	克罗恩病	溃疡性结肠炎
流行季节	春夏	夏秋	春夏		
好发人群	＜1岁婴幼儿，15～29岁人群，男性＞女性	＜5岁儿童	营养不良；1～4岁儿童	2个成人高峰（20～40岁，＞70岁）	
临床特征	急性发病，腹泻（84%）、发热（50%）和腹痛（79%）是主症，多数腹泻＞10次/日，稀便或水样便，少数恶心，多无呕吐	急性发病，痉挛性腹痛和腹泻并见，多数发热（体温可达40℃），恶心/呕吐不明显或不持久	急性发病，黏液便、血便（51%）、发热（58%）、腹痛、里急后重	多有病史，慢性病程急性加重，（右下）腹痛、腹泻、便血、乏力、发热、体重减轻，可能出现梗阻症状（腹痛、腹胀、恶心）、肛周症状（30%）、肠道/肛周瘘管（20%～40%）	多有病史，慢性病程急性加重，腹痛、腹泻、便血、里急后重、黏液便、发热、体重减轻、贫血/乏力、低蛋白血症/外周水肿
疾病转归	多为自限性，7天内症状消失，抗生素治疗足以根除感染；并发症可见格林-巴利综合征、反应性关节炎	多为自限性，3～7天内症状消失，抗生素治疗足以根除感染；并发症可见感染性心内膜炎、细菌性动脉瘤	经及时正确的治疗多可在1～2周痊愈，少数出现并发症或死亡	发作和缓解没有规律；形成瘘管常需手术治疗；死亡率是普通人群的1.3-1.5倍	反复发作、缓解，约10%出现严重并发症，存活率与正常人相近

表2-1-10 细菌性水样腹泻的治疗选择

治疗原则	指征	治疗药物
补液	出现大量水样腹泻的任何人	口服补液盐或静脉输乳酸盐林格液
对症治疗	中度腹泻（≥4次/天）	洛哌丁胺是最有效的对症治疗，此外可用次水杨酸铋
经验性抗生素治疗	重度腹泻（≥6次/天）	阿奇霉素1000 mg po×1或500 mg po q12h×3d；环丙沙星750 mg po×1
	旅行者腹泻	阿奇霉素1000 mg po×1或500 mg po qd×3d；环丙沙星750 mg po bid×1～3d
目标性抗生素治疗	空肠弯曲杆菌	阿奇霉素500 mg po qd×3d或1000 mg po×1
	非伤寒沙门氏菌	环丙沙星500 mg bid×7～10d

中医认识

① 病名和沿革

细菌性水样腹泻对应中医湿热（暑湿）泄泻。

② 病因病机

湿热（暑湿）泄泻是因饮食不洁，导致大肠传导失司、小肠清浊不分。

2.1 病因

饮食不洁：误食不洁之物。

2.2 病机

夏季饮食不洁，湿热、暑湿之邪损伤肠胃，大肠传导失司，小肠清浊不分，发生泄泻。

③ 辨证论治

湿热（暑湿）泄泻宜以脏腑八纲辨证，病位在大小肠，病性为湿热，治以清利湿热为法。

湿热（暑湿）泄泻

【辨证要点】急性腹痛，继则泻下急迫（或泻而不爽），粪黄臭，或如水样，多伴身热，苔黄腻，脉滑数。

【辨证分析】夏季饮食不洁，湿热之邪或夏令暑湿直趋肠道，故腹痛；大肠传导失司，小肠清浊不分，肠中有热，故泻下急迫；湿热互结，故泻而不爽；湿热下注，故粪黄臭，或如水样；湿热内盛，故身热；湿热浸淫，故苔黄腻，脉滑数。

【治法】清热利湿。

【代表方剂】葛根芩连汤（葛根、黄芩、黄连）。

【核心用药】葛根、黄芩、黄连、茯苓、木通、车前子。

【加减用药】发热者，加金银花、连翘；夹暑（水泻、面垢、烦渴）者，加藿香、扁豆衣、荷叶；胸腹满胀者，加陈皮、半夏、厚朴、大腹皮。

中西互参

细菌性水样腹泻根据其流行季节和临床特征可与中医湿热（暑湿）泄泻相对应，见表 2-1-11。

表2-1-11　细菌性水样腹泻中西医理论对应关系

中医证型	湿热（暑湿）泄泻
病原学	空肠弯曲菌流行于春夏，非伤寒沙门氏菌流行于夏秋
临床特征	急性腹痛，继则泻下急迫（或泻而不爽），粪黄臭，或如水样，多伴身热

表2-1-12　中药治疗细菌性水样腹泻的药理机制

中药	作用机制
葛根	解热，降低胃排空及小肠推进速度
黄芩	解热，抗菌
黄连	抗菌，降低胃排空及小肠推进速度
茯苓	增强巨噬细胞吞噬功能

三、痢疾

知识要点		
西医认识 细菌性痢疾 1. 病原体为志贺杆菌；临床主症为腹泻黏液脓血便、腹痛、里急后重、发热 2. 抗生素治疗是关键	**中医认识** 痢疾 1. 辨证要点：分湿热痢、寒湿痢、疫毒痢、阴虚痢、虚寒痢、休息痢6型 2. 治疗 湿热痢：芍药汤；寒湿痢：胃苓汤；疫毒痢：白头翁汤；阴虚痢：驻车丸；虚寒痢：桃花汤合真人养脏汤；休息痢：连理汤	**中西互参** 中医证型与各群志贺杆菌有可能的对应关系，也受宿主免疫因素影响

西医认识

❶ 定义

痢疾（或称细菌性痢疾）是由志贺杆菌感染引起的急性肠道传染病，以腹泻痢疾样便（黏液脓/血）、腹痛、里急后重、发热为临床特征的中－重度综合征，抗生素治疗可减轻症状、缩短病程并降低并发症，经过适当、及时的治疗，大部分患者 1～2 周痊愈，但少数可出现菌血症和肠内、肠外并发症甚至死亡。肠侵袭性大肠杆菌和溶组织阿米巴等病原体引起的肠道感染也可出现类似痢疾的症状，不在本部讨论。

❷ 流行病学

希波克拉底使用"痢疾"来描述一种血便和黏液性便频繁排出，并伴有排便紧张和疼痛的情况。1906 年，志贺确凿地证明，许多痢疾患者的粪便中存在一种细菌，且感染者的血清中可以见凝集素，这类细菌被命名为志贺氏菌。根据生化反应和 O 抗原不同，志贺菌属分为 4 个群和 47 个血清型，分别为 A 群（痢疾志贺菌，12 个血清型）、B 群（福氏志贺菌，16 个血清型）、C 群（鲍氏志贺菌，18 个血清型）和 D 群（宋内志贺菌，1 个血清型）。该菌 4 个群在国内均可流行，以 B 和 D 群占优势，各群感染临床特征不同，A 群毒力最强、感染症状重，D 群感染发作不典型、症状轻，B 群感染易转为慢性。志贺杆菌感染率在 0～4 岁儿童最高，其次是 5～9 岁儿童；全年均能发生，以夏季最常见，可能是因为苍蝇的传播媒介作用。据估计，2010 年全球志贺杆菌感染病例为 1.88 亿；2015 年志贺杆菌感染导致 164300 人死亡，成为全球腹泻死亡的第三大原因。

❸ 风险因素

志贺杆菌的感染剂量很小（10～10000），因此是传染性很强的细菌性腹泻病原体，容易发生人－人传播。痢疾主要由粪－口传播，常见诱因是摄入被污染的食物和水，性传播（特别是男－男性行为）也有报道，见表 2-1-13。

表2-1-13 痢疾发病的风险因素

	风险因素（表现形式）	可能机制
传染源	夏季；食用被污染食物，饮用被污染水	苍蝇作为传播媒介； 食品加工人员为无症状的细菌排泄者
传播途径	拥挤环境、卫生条件差、缺少安全饮用水； 男－男性行为。	粪－口传播；性传播
易感人群	营养不良；年龄 0～4 岁	免疫功能下降；母乳喂养中断、母源性 抗体丧失

❹ 发病机制

志贺杆菌侵入结肠的 M 细胞、巨噬细胞和上皮细胞；入侵后在细胞内增殖，并通过肌动蛋白扩散到邻近细胞造成严重的炎症和结肠黏膜的破坏。巨噬细胞的凋亡使细菌得以存活，而炎症促进了进一步的细菌侵入。肠道黏膜的侵入与Ⅲ型分泌系统有关：细菌蛋白（包括毒素）从细菌细胞质被注入宿主黏膜细胞的胞浆并调节宿主细胞的功能。志贺杆菌的感染局限于黏膜，很少有细菌渗透到黏膜之外，因此尽管高热和中毒性症状经常发生，但很少发生菌血症。志贺杆菌能产生 ShET2、ShET1、STx 等毒素诱导结肠上皮细胞增加水和电解质的分泌。其中STx 还可能作用于血管内皮细胞引起出血。

❺ 临床表现

痢疾的潜伏期较短（1～3 天），以发热、腹痛、腹泻痢疾样便（黏液脓/血）、里急后重为主要症状。前期感染在小肠时腹泻可能表现为水样，但不会导致严重脱水，随着感染发展到结肠，典型的黏液脓血便开始出现。痢疾导致的菌血症和其他并发症在发展中国家的儿童中更常见：强烈的黏膜炎症可能导致中毒性巨结肠甚至结肠穿孔，体温迅速升高可能导致癫痫发作，免疫反应可能引起反应性关节炎，细菌产生的 STx 还可能引起溶血性尿毒综合征（HUS）。

❻ 诊断和鉴别诊断

6.1 诊断

（1）临床诊断：同时符合以下临床症状和便常规检查，结合流行病学即可做出临床诊断。

①临床症状：起病急骤，畏寒、寒战伴高热，继以腹痛、腹泻和里急后重，

每天排便可达 10～20 次，但量不多，呈脓血便，体格检查可有左下腹压痛伴肠鸣音亢进。

②便常规：白细胞或脓细胞≥ 15/HPF（400 倍），可见红细胞、吞噬细胞。

（2）微生物诊断：便培养是检测志贺杆菌的金标准，药敏试验可用于指导抗生素选择；NAAT 等分子学检测速度比培养快，敏感性和特异性均较高，缺点是成本较高。

6.2 鉴别诊断

基于腹泻痢疾样便，志贺杆菌所致痢疾应与阿米巴痢疾、炎症性肠病所致腹泻相鉴别，见表2-1-14。

表2-1-14　痢疾的临床鉴别诊断

疾病	痢疾	阿米巴痢疾	炎症性肠病	
			溃疡性结肠炎	克罗恩病
流行季节	夏季			
好发人群	营养不良；0～4岁儿童	营养不良；6～14岁儿童；皮质类固醇治疗	2个成人高峰（20～40岁，＞70岁）	
临床特征	急性发病，腹泻初为轻 - 中度水样，继则黏液脓血，特征是量少次多（10～40 次 / 日），痉挛性腹痛，里急后重，发热	亚急性病程（感染后3-4 周），逐渐出现腹部压痛和腹泻（可能出现黏液便或血便，平均持续 3 天），发热少见；儿童可出现肠套叠、穿孔、腹膜炎或坏死性结肠炎	多有病史，慢性病程急性加重，（右下）腹痛、腹泻、便血、乏力、发热、体重减轻，可能出现梗阻症状（腹痛、腹胀、恶心）、肛周症状（30%）、肠道 / 肛周瘘管（20%～40%）	多有病史，慢性病程急性加重，腹痛、腹泻、便血、里急后重、黏液便、发热、体重减轻、贫血 / 乏力、低蛋白血症 / 外周水肿
疾病转归	经及时正确的治疗多可在 1～2 周痊愈，少数出现并发症或死亡	经治疗预后良好，极少数未经治疗的患者出现神经系统感染	发作和缓解没有规律；形成瘘管常需手术治疗；死亡率是普通人群的 1.3～1.5 倍	反复发作、缓解，约 10% 出现严重并发症，存活率与正常人相近

❼ 治疗

抗感染是治疗痢疾的核心，可减轻症状、缩短病程并降低并发症，抗生素首选环丙沙星（750 mg、po、bid × 3d），其次是阿奇霉素（500 mg、po、qd × 3d）。

中医认识

① 病名和沿革

细菌性痢疾对应中医痢疾。痢疾在《黄帝内经》中名为"肠澼""赤沃"，在《难经》名为"大瘕泄"，在《伤寒杂病论》名为"热利下重""下利便脓血"。隋唐时期，"痢"名始见，南宋严用和在《济生方》中正式使用"痢疾"病名。金元时期医家意识到本病可相互传染，因此有时疫痢之称。明清时期对痢疾病因病机和辨证论治的认识更加深入，明代秦景明在《症因脉治》中按病因、证候和病机将痢疾分为寒湿痢、湿热痢、燥热痢、疫痢、七情痢、劳役痢、饮食痢及休息痢八种。皇甫中在《名医指掌·痢疾》中指出"善治者，审其冷、热、虚、实、气、血之证，而行汗、吐、下、清、温、补、兜、涩之法可也"。蒋宝素在《医略十三篇·痢疾》指出"治痢之法，当参入治痈之义"，此外另有关于痢疾专著，如吴道琼的《痢症参汇》、孔毓礼的《痢疾论》等，至此中医对痢疾的辨证治疗已然大成。

② 病因病机

痢疾是因饮食不洁，邪入肠胃，壅结大肠，湿阻气机，夹热、夹寒、夹毒，或从热化，或从寒化，凝滞气血，化为脓血。

2.1 病因

饮食不洁：误食不洁之物。

2.2 病机

夏季饮食不洁，湿邪直趋中道，蕴结肠之脂膜，夹热则湿热内蕴、凝滞气血、化为脓血，发为湿热痢；夹寒则寒湿壅塞、气滞血瘀、化为脓血，发为寒湿痢；夹毒则熏灼大肠、耗伤气血，发为疫毒痢；若素体阴虚，湿热更伤阴血，发为阴虚痢；若素体脾虚，寒湿更伤中阳，发为虚寒痢；久痢不愈，正虚邪恋，时发时止，虚寒痢易转为休息痢。

③ 辨证论治

痢疾宜以脏腑八纲辨证，病位在肠，病性辨为湿热、寒湿、疫毒、阴虚、虚寒、正虚邪恋，治疗以热则清之、寒则温之、实则通之、虚则补之、寒热交错则温清并用、虚实夹杂则通涩兼施为原则。痢下赤白，以调气、和血贯穿各型，赤多重用血药，白多重用气药。治疗中，应始终顾护胃气，禁忌过早补涩和分利小便。

（1）湿热痢

【辨证要点】下痢赤白，腹痛，里急后重，发热，肛门灼热，尿短赤，苔腻微黄，脉滑数。

【辨证分析】湿热壅滞肠中，气机不畅、传导失司，故腹痛、里急后重；熏灼肠道，气血瘀滞，化为脓血，故下痢赤白；湿热下注，故肛门灼热、尿短赤；湿热内盛，故发热，苔腻微黄，脉滑数。

【治法】清热解毒，调气行血。

【代表方剂】芍药汤加金银花（白芍、当归、黄连、槟榔、木香、炙甘草、大黄、黄芩、肉桂、金银花）。

【核心用药】黄芩、黄连、大黄、白芍、当归、槟榔、木香。

【加减用药】赤多白少或纯下赤冻者，加白头翁、秦皮、黄柏；腹痛重者，加地榆、牡丹皮、桃仁。

（2）寒湿痢

【辨证要点】下痢白多赤少，或纯为白冻，腹痛，里急后重，胃脘饱闷，头身困重，苔白腻，脉濡缓。

【辨证分析】寒湿留着肠中，气机阻滞、传导失司，故腹痛、里急后重；寒湿伤于气分，故下痢白多赤少、或纯为白冻；寒湿中阻，故胃脘饱闷；寒湿困表，故头身困重，苔白腻，脉濡缓。

【治法】温化寒湿。

【代表方剂】胃苓汤（苍术、陈皮、厚朴、甘草、生姜、大枣、白术、桂枝、茯苓、猪苓、泽泻）。

【核心用药】苍术、白术、桂枝、茯苓、生姜、陈皮、厚朴。

【加减用药】下痢赤白者，加当归、白芍；头身困重者，加羌活、白芷；胃脘饱闷者，加木香。

（3）疫毒痢

【辨证要点】下痢脓血，腹痛剧烈，里急后重，壮热，烦躁，舌红绛，苔黄燥，脉滑数。

【辨证分析】疫毒甚于湿热，气机阻滞，传导失司，故腹痛剧烈，里急后重；熏灼肠道，耗伤气血，故下痢脓血；毒盛于里，故壮热；内扰心营，故烦躁；疫毒炽盛，故舌红绛、苔黄燥、脉滑数。

【治法】清热，凉血，解毒。

【代表方剂】白头翁汤（白头翁、黄连、黄柏、秦皮）。

【核心用药】白头翁、黄连、黄柏、秦皮、赤芍、牡丹皮、地榆。

【加减用药】壮热者，加羚羊角、金银花、贯众；腹痛者，加大黄；烦躁者，加石菖蒲、生地黄；神昏惊厥：加安宫牛黄丸、紫雪丹、至宝丹。

（4）阴虚痢

【辨证要点】下痢赤白，或鲜血黏稠，脐腹灼痛，虚坐努责，心烦口干，舌红绛少苔，或光红乏津，脉细数。

【辨证分析】素体阴虚，感邪病痢，邪滞肠间，阴血不足，故下痢赤白或鲜血黏稠；阴亏热灼，故脐腹灼痛；营阴不足，故虚坐努责；阴虚火旺，故心烦口干；阴血亏耗，故舌红绛少苔，或光红乏津，脉细数。

【治法】养阴清肠。

【代表方剂】驻车丸（黄连、干姜、当归、阿胶）。

【核心用药】黄连、当归、阿胶、赤芍。

【加减用药】痢下血多者，加丹皮、墨旱莲、地榆炭；心烦口干者，加沙参、石斛；肛门灼热者，加黄柏、秦皮。

（5）虚寒痢

【辨证要点】下痢稀薄或白冻，甚则滑脱，腹部隐痛，肢冷腰酸，舌淡，苔薄白，脉沉细弱。

【辨证分析】素体脾虚，感邪病痢，寒湿留滞，故下痢稀薄或白冻；肠失温养，故腹部隐痛；脾阳不振，肾阳亦虚，故肢冷腰酸；中下虚寒，故舌淡，苔薄白，脉沉细弱。

【治法】温补脾肾，收涩固脱。

【代表方剂】桃花汤（赤石脂、干姜、粳米）合真人养脏汤（诃子、罂粟壳、肉豆蔻、人参、当归、白术、木香、白芍、肉桂）。

【核心用药】人参、白术、干姜、肉桂、木香、白芍、当归、诃子、赤石脂。

【加减用药】滑脱者，加黄芪、柴胡、升麻；肢冷腰酸者，加附子；食少神疲者，加神曲、麦芽。

（6）休息痢

【辨证要点】下痢时发时止，病久难愈，食少，倦怠，怯冷，嗜卧，舌淡，苔腻，脉濡软或虚数。

【辨证分析】下痢日久，正虚邪恋，寒热夹杂，传导失司，故时发时止；脾胃虚弱，中阳不健，故食少、倦怠、怯冷、嗜卧；正虚邪恋，故舌淡、苔腻，脉濡软或虚数。

【治法】温中清肠，调气化滞。

【代表方剂】连理汤（人参、白术、干姜、炙甘草、黄连、茯苓）。

【核心用药】人参、白术、干姜、黄连、木香。

【加减用药】食少者，加神曲、麦芽；倦怠者，加黄芪、槟榔、枳实；怯冷嗜卧者，加附子。

▌中西互参

不同血清群的志贺氏菌引起的细菌性痢疾临床表现存在差异，且可能受宿主免疫因素影响，其可能的对应关系见表2-1-15。

表2-1-15　细菌性痢疾中西医理论对应关系

中医证型	湿热痢	寒湿痢	疫毒痢	阴虚痢	虚寒痢	休息痢
病原学（外因）	D群可能性大	B群可能性大	A群可能性大	D群可能性大	B群可能性大	B群可能性大
宿主免疫（内因）	正常	正常	增强	增强	减弱	减弱
临床特征	下痢赤白，腹痛，里急后重，发热，肛门灼热，尿短赤	下痢白多赤少，或纯为白冻，腹痛，里急后重，胃脘饱闷，头身困重	下痢脓血，腹痛剧烈，里急后重，壮热，烦躁	下痢赤白，或鲜血黏稠，脐腹灼痛，虚坐努责，心烦口干	下痢稀薄或白冻，甚则滑脱，腹部隐痛，肢冷腰酸	下痢时发时止，病久难愈，食少，倦怠，怯冷，嗜卧

表2-1-16 中药治疗细菌性痢疾的药理机制

中药	作用机制
大黄	抗菌，降低血管通透性和纤溶酶活力以止血
白芍	抗炎，调节免疫，与T调节细胞和下丘脑-垂体-肾上腺素轴有关
木香	抑制肠管痉挛
黄芩	解热，抗菌
黄连	抗菌，降低胃排空及小肠推进速度
白头翁	抗菌，镇痛
秦皮	抗菌，抗惊厥，镇痛，抑制肠平滑肌收缩

四、霍乱

知识要点		
西医认识 霍乱 1.病原体为霍乱弧菌；临床主症为急性吐利、脱水 2.迅速补液、维持水电和酸碱平衡是治疗关键，辅以抗生素治疗	**中医认识** 霍乱 1.辨证要点：分寒霍乱、热霍乱、干霍乱3型 2.治疗 寒霍乱轻症：藿香正气散合纯阳正气丸；寒霍乱重症：附子理中丸；热霍乱：燃照汤；干霍乱：玉枢丹	**中西互参** 中医证型主要受宿主免疫因素影响

西医认识

❶ 定义

霍乱是霍乱弧菌感染所致的肠道传染病，临床表现为以急性水样腹泻（严重者为米泔样）、脱水为主的中-重度综合征，若不及时正确治疗，严重脱水可引起休克，预后不良，死亡率高。霍乱的治疗重点在于及时补充液体，纠正代谢性酸中毒、电解质紊乱，抗生素适用于严重脱水的患者，可缩短病程和减轻病情。

❷ 流行病学

古代梵文文本中已存在对类似霍乱的疾病描述，表明霍乱很可能已经在恒河三角洲地区流行了几个世纪甚至更长时间。自 1817 年以来霍乱总共发生了七次世界性大流行，所有的大流行都被认为起源于亚洲，当前的第七次霍乱大流行始于 1961 年。在霍乱流行地区，所有年龄的人都有感染的风险，其中 2 岁以上的儿童发病率最高。我国南方地区的发病高峰月份是 5—10 月，可能与这些月份的水中浮游植物浓度最高有关。全球每年的霍乱病例估计有 200 万～ 300 万例，其中 10 万例发生死亡。霍乱对经济落后地区的影响较大，大规模暴发可引起严重的经济损失和死亡。

❸ 风险因素

霍乱弧菌生活在河流等环境中，附着于藻类或甲壳类动物的壳和桡足类动物上，与之共生，环境中霍乱弧菌的丰度与霍乱噬菌体有关。水生环境中的霍乱弧菌通过污染食物和水源传播给人类，霍乱发病的风险因素见表 2-1-17。

表2-1-17　霍乱发病的风险因素

	风险因素（表现形式）	可能机制
传染源	5—10 月；食用被污染食物，饮用被污染水	水中浮游植物浓度升高；霍乱弧菌可污染食物和水源
传播途径	与霍乱患者及其环境接触	粪 - 口传播
易感人群	2 岁以上的儿童；幽门螺杆菌相关的慢性胃炎	不注意手卫生，饮用生水；胃酸分泌减少

❹ 发病机制

霍乱弧菌通过分泌霍乱毒素（CTX）来促进小肠分泌液体和电解质，从而导致水样腹泻。霍乱毒素包含一个五聚体 B 亚单位和一个单体 A 亚单位。B 亚单位使毒素与肠道黏膜细胞的表面的特定受体神经节苷脂（GM1）结合。亚单位 A 包括 A1 和 A2，二者由二硫键连接。A1 组分激活腺苷酸环化酶导致肠上皮细胞中环磷酸腺苷的增加，阻止微绒毛对钠和氯化物的吸收，并促进隐窝细胞对氯化物和水的分泌。

❺ 临床表现

霍乱表现为急性水样腹泻，严重者发病几小时内可因脱水而死亡。霍乱通常不发热，呕吐常见，部分患者出现腹部绞痛，腹泻起初可能含有粪质，但随着疾病的进展变得越来越稀，最终变成米泔样。霍乱的并发症包括严重灌注不足引起的中风、急性肾小管坏死伴肾功能障碍和严重呕吐引起的吸入性肺炎。

❻ 诊断和鉴别诊断

6.1 诊断

（1）临床诊断：

①轻型病例：腹泻，常伴呕吐，通常无腹痛，常无发热；少数病例可出现低热（多见于儿童）、腹部隐痛或饱胀感。

②中－重型病例：腹泻频繁或剧烈，粪便性状为水样便，伴有呕吐，迅速出现脱水或严重脱水，循环衰竭及肌肉痉挛（特别是腓肠肌）等休克表现。

③在腹泻病患者日常生活用品或家居环境中检出霍乱弧菌。

符合①③或②③即可做出临床诊断；在霍乱暴发地区，暴露人群符合①或②也可做出临床诊断。

（2）微生物诊断：粪便、呕吐物或肛拭子细菌培养分离出霍乱弧菌可以确诊。

6.2 鉴别诊断

霍乱应与病毒性肠炎和淡水细菌所致腹泻相鉴别，见表2-1-18。

表2-1-18 霍乱的临床鉴别诊断

疾病	霍乱	病毒性肠炎	气单胞菌肠炎
	霍乱弧菌	诺如病毒 轮状病毒	豚鼠气单胞菌 嗜水气单胞菌
流行季节	夏秋季	冬季	夏季
好发人群	＞2岁儿童；胃酸减少人群	未接种轮状病毒疫苗，6月～2岁儿童	＜2岁儿童

续表

疾病	霍乱	病毒性肠炎	气单胞菌肠炎
	霍乱弧菌	诺如病毒 轮状病毒	豚鼠气单胞菌 嗜水气单胞菌
临床特征	急性发病，以水样腹泻（可为米泔样）、呕吐、全身痉挛和少尿为特征，脉搏微弱，很少发热，严重脱水时眼睛凹陷，黏膜干燥，皮肤失去弹性	急性发病，儿童中通常始于呕吐，随后出现水样腹泻、食欲减退、腹痛和低热；可引起儿童脱水	通常水样腹泻，部分出现发热、腹痛、呕吐、便血，脱水不常见
疾病转归	未经治疗或治疗不当的严重霍乱预后较差，死亡率＞50%；经过及时正确的治疗，死亡率＜1%	自限性，5天内症状消失	通常呈自限性，平均持续时间约15天

❼ 治疗

治疗目的是迅速恢复腹泻和呕吐引起的液体损失，纠正代谢性酸中毒、低钾血症，并持续弥补液体损失。补液应该分为两个阶段完成：补液期和维持期。补液期持续时间不应超过4小时，严重脱水患者在补液阶段静脉输液的总容量应为100 mL/kg，首选乳酸林格氏溶液。当患者所有的脱水迹象已消失，且尿量在0.5 mL/kg/h以上时结束补液期，维持期紧随其后，维持期首选口服补液盐。

抗生素可作为辅助治疗，严重脱水患者使用有效的抗生素可将腹泻持续时间和大便量减少近一半。抗生素首选多西环素（300 mg po×1）或阿奇霉素（1g po×1），次选四环素（500 mg po qid）或红霉素（500 mg po qid×3d）。

中医认识

❶ 病名和沿革

霍乱对应中医霍乱。中医关于霍乱记载最早见于《黄帝内经》，汉代张仲景在《金匮要略》中指出呕吐、泄泻是霍乱的主要症状，指出"霍乱头痛，发热，身疼痛，热多欲饮水者，五苓散主之，寒多不用水者，理中丸主之"，为后世辨证论治奠定了基础。隋唐时期，巢元方在《诸病源候论》中指出霍乱是因清浊之气相互干扰，加上饮食不慎所致，首先提出"干霍乱"之名及其病因和证候特点。宋代《圣济总录》指出了霍乱吐利的先后顺序以及病位在中焦，治疗应以调和中焦为主。何梦瑶在《医碥》提出霍乱转筋，非独因寒邪，亦有火邪之说。王孟英总结了霍乱的好发季节和传染特点，在《温热经纬》中指出："凡霍乱盛行，多在夏热亢旱酷暑之年，则其证必剧，自夏末秋初而起，直至立冬后始息；热霍乱流行似疫，世之所同也，寒霍乱偶有所伤，人之所独也。"

❷ 病因病机

霍乱是由于饮食不洁，秽浊之邪直驱肠胃，或从寒化，或从热化，或窒塞气机，以致升降失司、清浊混淆、乱于肠胃。

2.1 病因

饮食不洁：夏季误食不洁之物。

2.2 病机

误食不洁之物，秽浊之邪直驱肠胃，若素体中阳不足，湿邪秽浊从寒化，壅滞中焦，清浊不分，升降失司，水走肠间，发为寒霍乱；若素体阳盛或湿热内蕴，湿邪秽浊从热化，郁遏中焦，清浊相混，发为热霍乱；若秽浊窒塞气机，升降格拒、上下不通，发为干霍乱，是为重候。

❸ 辨证论治

霍乱宜以脏腑八纲辨证，病位在小肠，病性辨为寒霍乱、热霍乱和干霍乱，急则治标，寒霍乱之轻证用散寒燥湿、芳香化浊法，重证用回阳救逆法，热霍乱用清热化湿、辟秽泄浊法；干霍乱用辟秽化浊、利气宣壅法。

（1）寒霍乱轻症

【辨证要点】暴发吐利，初为稀便，继则呈水样或如米泔，或伴腹痛，四肢清冷，苔白腻，脉濡弱。

【辨证分析】素体中阳不足，误食不洁之物，湿邪秽浊从寒化，清浊不分，故暴发吐利；寒气偏胜，水走肠间，故初为稀便、继则呈水样或如米泔；邪正相争，故腹痛；阳气不达四末，故四肢清冷；寒湿内盛、中阳被困，故苔白腻，脉濡弱。

【治法】散寒燥湿，芳香化浊。

【代表方剂】藿香正气散（藿香、白术、茯苓、陈皮、厚朴、大腹皮、紫苏、白芷、半夏、桔梗、甘草、大枣、生姜）合纯阳正气丸（陈皮、丁香、茯苓、苍术、白术、藿香、半夏、肉桂、青木香、花椒叶、红灵丹）。

【核心用药】藿香、紫苏、白芷、桔梗、半夏、茯苓、厚朴。

【加减用药】腹痛者，加干姜、吴茱萸；四肢清冷者，加附子、黄芪、桂枝。

（2）寒霍乱重症

【辨证要点】吐泻不止，吐泻如米泔，面色苍白，眼眶凹陷，指螺皱瘪，四肢厥冷，头面出汗，筋脉挛急，舌淡，苔白，脉沉微细。

【辨证分析】中阳不运，清浊混淆，故吐泻不止、吐泻如米泔；津液大伤，无以濡养，故面色苍白、眼眶凹陷、指螺皱瘪；脾肾阳虚，筋脉失养，故四肢厥冷、头面出汗、筋脉挛急；阳虚寒盛，故舌淡，苔白，脉沉微细。

【治法】温补脾肾，回阳救逆。

【代表方剂】附子理中丸（附子、干姜、人参、白术、甘草）。

【核心用药】附子、干姜、人参、白术、甘草。

【加减用药】危在顷刻者，加猪胆汁、黄连。

（3）热霍乱

【辨证要点】暴发吐利，臭秽难闻，头痛，发热，口渴，腹绞痛，尿短赤，筋脉挛急，苔黄腻，脉濡数。

【辨证分析】素体阳盛或湿热内蕴，误食不洁之物，湿邪秽浊从热化，郁遏中焦，清浊相混，故暴发吐利、臭秽难闻、腹绞痛；湿热熏蒸，故头痛、发热；耗伤津液，故口渴、尿短赤；津亏无以濡养，故筋脉挛急；湿热内蕴，故苔黄腻，脉濡数。

【治法】清热化湿，辟秽泄浊。

【代表方剂】燃照汤（滑石、豆豉、黄芩、栀子、半夏、厚朴、省头草、豆蔻）。

【核心用药】滑石、豆豉、黄芩、栀子、半夏、厚朴。

【加减用药】发热者，加竹叶、石膏；头痛者，加黄连、豆卷、薏苡仁；筋脉挛急者，加蚕沙、木瓜、吴茱萸。

（4）干霍乱

【辨证要点】卒然腹痛，欲吐不得吐，欲泻不得泻，烦躁闷乱，甚则面青汗出，四肢厥冷，脉沉伏。

【辨证分析】秽浊壅遏中焦，气机窒塞，升降格拒，故卒然腹痛、欲吐不得吐、欲泻不得泻；热格于上，故烦躁闷乱；阳气不宣，故四肢厥冷，脉沉伏。

【治法】利气宣壅，辟秽解浊。

【代表方剂】玉枢丹（山慈菇、雄黄、麝香、五倍子、续随子、大戟）。

【核心用药】山慈菇、雄黄、麝香、五倍子、续随子、大戟。

【加减用药】欲泻不出者，加厚朴汤加味（高良姜、厚朴、朴硝、大黄、槟榔、枳壳）。

中西互参

霍乱患者因其宿主免疫因素差异，可能出现不同的临床表现，可与中医证型相对应，具体对应关系见表2-1-19。

表2-1-19 霍乱中西医理论对应关系

中医证型	寒霍乱轻症	寒霍乱重症	热霍乱	干霍乱
病原学（外因）	霍乱弧菌流行于夏秋季			
宿主免疫（内因）	正常	增强	增强	增强
临床特征	暴发吐利，初为稀便，继则呈水样或如米泔，或伴腹痛，四肢清冷	吐泻不止，吐泻如米泔，面色苍白，眼眶凹陷，指螺皱瘪，四肢厥冷，头面出汗，筋脉挛急	暴发吐利，臭秽难闻，头痛、发热，口渴，腹绞痛，尿短赤，筋脉挛急	卒然腹痛，欲吐不得吐，欲泻不得泻，烦躁闷乱，甚则面青汗出，四肢厥冷

表2-1-20 中药治疗霍乱的药理机制

中药	作用机制
藿香	肠道平滑肌解痉作用，调节小肠液体吸收
茯苓	增强巨噬细胞吞噬能力，肠道平滑肌解痉作用
厚朴	抗菌，平滑肌解痉作用
陈皮	抑制胃肠平滑肌痉挛
半夏	抑制乙酰胆碱和组织胺引起的肠道收缩作用，镇吐
干姜	抗菌，镇吐，抑制肠管收缩
白芷	抗菌，镇痛，抗炎
桔梗	促进巨噬细胞吞噬作用
陈皮	抑制平滑肌痉挛
附子	增强心肌收缩力
人参	增强心肌收缩力

五、肠热病

知识要点		
西医认识 肠热病 1. 病原体为伤寒和副伤寒沙门氏菌；临床特征为持续高热、相对缓脉、脾肿大、玫瑰疹 2. 可见肠出血和肠穿孔等并发症 3. 抗生素治疗是关键	**中医认识** 参照温病发斑医案 1. 热在阳明，涉及气、营、血分 2. 治疗：白虎汤、承气汤、大柴胡汤、犀角地黄汤	**中西互参**

■ 西医认识

❶ 定义

肠热病，又称伤寒，是伤寒沙门氏菌和甲、乙、丙型副伤寒沙门氏菌感染引起的以持续发热、全身中毒反应为主要临床症状，或伴恶心、腹痛、腹泻的中 - 重度综合征，多数患者可在第四周好转，少数可出现肠出血或肠穿孔等并发症甚至死亡。及时合理的抗生素治疗可降低并发症和死亡的发生。

❷ 流行病学

在 19 世纪，伤寒曾经与流行性斑疹伤寒（另一种导致长时间发热的常见原因）难以区分，直到 1829 年，皮埃尔·查尔斯·亚历山大·路易斯在一份报告中首次使用了"伤寒"一词，该报告比较了 50 名死于伤寒的患者和 83 名死于非感染性原因患者的肠道病理，并描述了与伤寒相关的 Peyer 斑（小肠黏膜内的一组淋巴滤泡）、肠溃疡和肠系膜淋巴结炎的炎症特征。肠热病的发病率儿童高于常人（< 5 岁儿童最高），6 ～ 10 月为发病高峰。据估计，每年肠热病病例在 1200 万～ 2700 万之间，死亡率为 0.5% ～ 1%。

❸ 风险因素

肠热病主要由粪 - 口途径传播，常见诱因是摄入被粪便污染的食物和水，见表 2-1-21。

表2-1-21 肠热病发病的风险因素

	风险因素（表现形式）	可能机制
传染源	6-10月；摄入受污染的食物，如脱水配方奶粉和冰镇饮料，饮用被污染水	伤寒和副伤寒沙门氏菌可在被污染的食物及水中长时间存在
传播途径	疫情地区旅行	粪-口传播；无症状携带者
易感人群	年龄＜5岁；营养不良；免疫缺陷	母乳喂养中断，母源性抗体缺失；免疫功能下降

❹ 发病机制

伤寒沙门氏菌能够逃避正常的宿主炎症反应，即使在免疫能力强的个体中也能导致长期菌血症，通常不产生压倒性的脓毒症或化脓性感染灶。伤寒沙门氏菌在摄入后不久就会穿过肠道上皮，然后被肠道淋巴组织中的吞噬细胞吞噬，因此腹泻症状并不常见。一些细菌在细胞内不发生复制而持续存在，这可能为感染复发提供了条件。另一些则在细胞内增殖，并通过淋巴系统和血液输送到肝、脾、骨髓和网状内皮系统等其他部位。在网状内皮系统中，它们在单核巨噬细胞内增殖而产生肠热病的全身表现。发热与菌血症和单核巨噬细胞释放的细胞因子（如肿瘤坏死因子和白细胞介素）有关。Peyer斑上发生溃疡而出现肠热病的肠道表现，如腹痛、肠穿孔和肠出血。约10%未经治疗的肠热病病例会复发，复发通常在发热退后2周，胆囊是慢性携带的主要部位。

❺ 临床表现

肠热病的特点是持续发热，可能出现相对心动过缓、脾肿大、玫瑰斑。5～21天（一般为7～14天）的潜伏期后，肠热病患者开始出现发热和全身不适，通常伴随咳嗽。体温在一周内逐步上升，然后持续高热（通常39.4～40.0℃，或更高），50%患者出现相对心动过缓，可能出现冷漠、神志不清等精神症状，腹胀、腹痛和腹泻、便秘等症状可能发生于第1周，在第2周更为明显。大多数患者有腹部压痛，30%患者在发病第2周腹部或胸部（或两者）出现玫瑰斑，2周后5%患者可出现与Peyer斑坏死相关的肠出血或肠穿孔等严重并发症。

⑥ 诊断和鉴别诊断 ——————————————————

6.1 诊断

（1）临床诊断：①不明原因持续发热（时间＞3天）；②特殊中毒面容（表情淡漠、呆滞），相对缓脉，皮肤玫瑰疹，肝脾肿大；③嗜酸性粒细胞减少或消失，白细胞总数正常或低下。

符合①③或②③，结合流行病学即可做出临床诊断。

（2）微生物诊断：血培养是确诊的主要依据。

6.2 鉴别诊断

肠热病应与流行性斑疹伤寒相鉴别，见表2-1-22。

⑦ 治疗 ——————————————————————————————

适当的抗生素治疗可将肠热病的死亡率从10%～15%降低到＜1%，并将病程从3～4周缩短到3～5天。在亚洲地区，抗生素治疗首选是头孢曲松2g IV qd，或阿奇霉素1g po×1剂，然后500mg po qd×5～7d，因氟喹诺酮耐药菌株流行率较高，在没有药敏结果的情况下不推荐使用氟喹诺酮。

表2-1-22　肠热病的临床鉴别诊断

疾病	肠热病	流行性斑疹伤寒
病原体	伤寒／副伤寒沙门氏菌	普氏立克次体
好发人群	年龄＜5岁；营养不良；免疫缺陷	虫媒疾病，虱–人–虱传播，成人
临床特征	潜伏期5～21天（通常7～14天），开始发热（逐步升高，可持续39.4-40℃）和全身不适，通常伴咳嗽，可出现肝脾肿大或腹痛、腹泻、便秘等肠道症状；第2周在腹部或胸部出现玫瑰疹（30%）；相对缓脉（50%），冷漠或意识不清，两周后可出现肠出血或肠穿孔（5%）	潜伏期8-16天（平均11天），前驱期2天，开始发热（持续12天），4天后出现皮疹（79%），从受压可消失的斑块进展到有瘀点的斑丘疹，伴头痛（89%）、寒战（74%）、肌痛（54%）、结膜炎（87%）、咳嗽（38%）等，严重者出现神志不清甚至昏迷
疾病转归	未经治疗，大部分患者在第四周好转；少数可出现肠出血、肠穿孔甚至死亡	未经治疗，预后较差，存活率取决于抗生素治疗时机

中医认识

肠热病没有明确对应的中医病名和系统认识，从医案中可见类似病症描述，可资借鉴。

首先，伤寒沙门氏菌感染具有有限的人际间传染，不足以称之为疫；其次，持续高热、相对缓脉、脾大、胸腹玫瑰斑是肠热病特征；其三，该病通常四周后好转，少数出现精神症状、肠出血或肠穿孔等并发症，符合中医温病发斑之热在阳明的部分病症。

阳明分热在经、腑两证，斑未出，见高热、烦渴者可选白虎汤清透阳明，见腹痛、神昏、不大便者可选承气汤或大柴胡汤攻下燥实；斑已出，宜用犀角地黄汤凉营解毒化斑；胸膈满闷者，可合小陷胸汤宽胸利膈；便血、腹痛者，可选桃核承气汤化瘀通下。

白虎汤：石膏、知母、粳米、甘草。

大承气汤：大黄、芒硝、枳实、厚朴。

小承气汤：大黄、枳实、厚朴。

调味承气汤：大黄、芒硝、甘草。

桃核承气汤：桃仁、大黄、芒硝、桂枝、甘草。

大柴胡汤：柴胡、黄芩、半夏、枳实、白芍、大黄、生姜、大枣。

犀角地黄汤：犀角、生地黄、牡丹皮、赤芍。

小陷胸汤：瓜蒌、半夏、黄连。

参考文献

[1] JOHN E. BENNETT, MD, RAPHAEL DOLIN, MD, MARTIN J. Blaser, MD. Mandell, douglas, and bennett's principles and practice of infectious diseases[M]. 9th ed. Elsevier Inc, 2020.

[2] GOLDMAN L, MD，SCHAFER AI, MD. Goldman-cecil medicine [M]. Elsevier Inc, 2023.

[3] 王本祥. 现代中医药理学（第 1 版）[M]. 天津：天津科学技术出版社，1997.

[4] KUMAR P, KUMAR R. Enteric Fever [J]. Indian J Pediatr. 2017，84（3）：227-230.

[5] HENNEKINNE JA, DE BUYSER ML, DRAGACCI S. Staphylococcus aureus and its food poisoning toxins：characterization and outbreak investigation [J]. FEMS Microbiol Rev. 2012, 36（4）：815-836.

[6] 张伯臾，董建华，周仲英 . 中医内科学（五版教材）[M]. 上海：上海科学技术出版社 .1983.

[7] SCHOENI JL, WONG AC. Bacillus cereus food poisoning and its toxins [J]. J Food Prot. 2005, 68（3）：636-648.

[8] GOMES TA, ELIAS WP, SCALETSKY IC, et al. Diarrheagenic escherichia coli [J]. Braz J Microbiol. 2016 Dec;47（Suppl 1）：3-30.

[9] NATAROJP, KAPER JB. Diarrheagenic Escherichia coli [J]. Clin Microbiol Rev. 1998, 11（1）：142-201.

[10] 张雄飞 . 藿香正气散的药理及临床研究进展 [J]. 当代医学（学术版），2008（5）：137-139.

[11] 刘莲萱，吴威，庞琳琳，等 . 葛根芩连汤化学成分、药理作用及临床应用研究进展 [J/OL]. 中华中医药学刊：1-15[2021-10-01].

急性胆道感染

知识要点		
西医认识 急性胆道感染 1. 包括急性胆囊炎和急性胆管炎；临床主症为右上腹疼痛 2. 抗生素治疗可降低死亡率 3. 外科手术和引流解除梗阻	**中医认识** 胆胀 / 胁痛 辨证要点 肝胆湿热证：右上腹持续绞痛，常伴恶心、呕吐、发热，少数出现黄疸 胆腑郁热证：发热寒战，上腹疼痛，或见黄疸，严重者手足厥冷，神情淡漠	**中西互参** 中医证型与急性胆囊炎和胆管炎的临床特征有对应关系

西医认识

❶ 定义

急性胆道感染是各种原因（胆道梗阻、胆汁排空障碍等）导致的胆汁淤积引起的胆囊或胆管的细菌感染，包括急性胆囊炎和急性胆管炎。急性胆囊炎是以右上腹持续疼痛为主，可伴发热、黄疸、恶心、呕吐等临床表现的中 - 重度综合征，经治疗大部分患者预后良好，但少数可能出现胆囊坏疽或穿孔等并发症甚至死亡，在出现并发症时需要抗生素治疗，但彻底治疗需要通过手术。急性胆管炎是以夏科三联征（右上腹痛或上腹痛；发热或寒战；黄疸）为主要临床表现的中 - 重度综合征，预后较急性胆囊炎差，可并发多器官衰竭、休克乃至死亡，抗生素治疗和紧急胆道引流可降低死亡率。

❷ 流行病学

急性胆道感染的主要致病菌是大肠埃希菌、肠球菌、克雷伯菌和厌氧菌等正常肠道定植菌（见表2-2-1）。急性胆囊炎的发病率女性高于男性，年龄70～75岁发病率最高。在一般人群中胆石症的发病率约为10%，有症状的胆石症患者中15%～20%发生急性胆囊炎，根据2000年以后的报告，急性胆囊炎的死亡率已不到1%，而急性胆管炎的死亡率仍有2.7%～10%。

表2-2-1　急性胆道感染患者胆汁培养中分离出的微生物及频率

细菌	频率（%）
革兰氏阴性菌	
大肠埃希菌	31～44
克雷伯菌属	9～20
铜绿假单胞菌	0.5～19
肠杆菌属	5～9
革兰氏阳性菌	
肠球菌属	3～34
链球菌属	2～10
金黄色葡萄球菌	0～4
厌氧菌	4～20

❸ 风险因素

肠道内细菌可进入胆汁，当出现由胆道梗阻或胆汁排空障碍等导致的胆汁淤积时，胆道防御机制出现障碍而发生胆道感染。胆汁淤积最常见的原因是胆石症，超过90%的急性胆囊炎病例与胆石症有关。急性胆道感染发病的风险因素见表2-2-2。

表2-2-2　急性胆道感染发病的风险因素

	风险因素（表现形式）	可能机制
结石相关因素	年龄升高（70岁达到最高）	随着年龄增大胆囊萎缩，胆汁浓缩
	女性	雌激素介导胆汁中胆固醇饱和度增加
	肥胖（BMI女性＞34, 男性＞38[（体重kg）/（身高m²）]）	肥胖者胆汁中胆固醇分泌相对胆汁酸和卵磷脂增加
	激素替代疗法和口服避孕药等	体外给予的雌激素介导胆汁中胆固醇饱和度增加
	使用头孢曲松	头孢曲松在胆囊内形成钙盐
	手术切除肠管或炎症性肠病	回肠胆汁吸收减少
其他淤积因素	胆管或胆囊肿瘤	肿瘤导致梗阻，胆汁排出障碍
	胆道生理性或手术后狭窄	狭窄处胆汁容易瘀积
	胆道蛔虫	蛔虫作为梗阻因素且自身易携带细菌
胆囊排空障碍	怀孕	黄体酮诱导的胆囊排空障碍
	使用生长抑素类似物药物	生长抑素类似物抑制胆囊收缩
	长期禁食	胆汁排出减少

❹ **发病机制**

　　胆汁内的细菌主要来源于与胆管相连接的十二指肠和肝门静脉从肠道输送来的血液，促进胆道感染产生的主要因素是细菌、胆汁瘀积和胆道内压力的增加。胆汁流出受阻和机械冲洗功能障碍导致细菌更容易定植于胆道。同时胆道内压力升高会抑制胆盐的分泌，从而降低胆汁的抗菌活性。升高的胆道压力还可能破坏肝细胞间的紧密连接和抑制库普弗细胞的吞噬功能，从而促进菌血症的发生。

❺ **临床表现**

　　急性胆囊炎最常见的表现为腹部右上象限疼痛，可放射到肩胛下区。体格检查发现右上腹压痛和墨菲征阳性（触诊胆囊区时因疼痛导致吸气抑制），可能触摸到肿大的胆囊。胆囊炎与单纯性胆绞痛的区别在于疼痛的持续性（＞12 h）。腹痛通常在摄入食物后或夜晚出现，常伴有恶心、呕吐、发热。严重的急性胆囊炎患者可出现轻度黄疸（血清胆红素浓度＜60 μmol/L），这是胆道周围的炎症和水肿以及胆囊膨胀对胆道的直接压力所致。

　　夏科三联征提示急性或上行胆管炎（右上腹痛或上腹痛；发热或寒战，或两者皆有；黄疸）。50% 到 70% 的急性胆管炎患者出现低血压和精神状态改变，这两项与夏科三联征构成雷诺五联征，只有不到 14% 的上行性胆管炎患者出现雷诺五联症。

⑥ 诊断和鉴别诊断 ———————————————————

6.1 诊断

（1）*急性胆囊炎的临床诊断*：

根据东京指南，急性胆囊炎的临床诊断标准如下。

A. 局部症状和体征：①墨菲征阳性；②腹部右上象限疼痛或压痛；③腹部右上象限可触及肿大。

B. 全身表现：①发热；②白细胞增多；③ C– 反应蛋白升高。

C. 影像学表现：腹部超声或肝胆显像有明确的胆囊炎表现。

有 A、B、C 各一项即可做出临床诊断。

腹部超声是诊断胆囊炎的首选影像学方法，敏感性和特异性分别为 85% 和 95%。急性胆囊炎的超声表现发现包括胆囊壁增厚（＞ 4 mm），囊周积液，大多数情况下可见结石存在（见图 2-3）。胆囊的局部压痛（超声墨菲征）也提示急性胆囊炎。

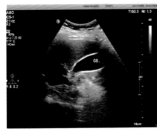 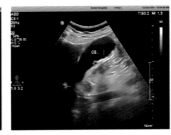 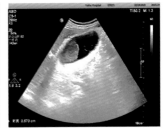

图2-1　正常胆囊　　　　图2-2　急性胆囊炎　　　　图2-3　急性胆囊炎伴结石

（2）*急性胆囊炎的病原体检测*：建议所有阳性胆囊炎患者进行胆汁培养，虽然阳性率为 28% ～ 93%。发现胆囊穿孔、气性或坏死性胆囊炎时应进行组织培养。血培养的作用尚不明确，轻度的社区获得性胆囊炎通常不建议血培养。

（3）急性胆囊炎的分级：

表2-2-3　急性胆囊炎的分级

分级	轻度（1级）	中度（2级）	严重（3级）
急性胆囊炎	不符合较严重分级的标准，无器官功能障碍	符合以下一种或几种：白细胞计数升高（18^{x}10^9/L）；右上腹压痛或触及肿大；持续时间大于72h；明显的局部炎症，包括胆汁性腹膜炎，胆囊周围脓肿，肝脓肿，坏疽性胆囊炎，急性胆囊炎	符合以下一种或几种：心血管功能障碍（低血压需要多巴胺≥5μg/kg/min或任何剂量的多巴酚丁胺治疗）；神经功能障碍（意识水平下降）；呼吸功能障碍（动脉氧分压与吸入氧分数之比<300）；肾脏功能障碍（少尿；肌酐水平>200μg/L）；肝功能障碍（凝血酶原时间-国际标准化比值>1.5）；血液学功能障碍（血小板计数<100,000/立方毫米）

（4）急性胆管炎的诊断：

根据东京指南，急性胆管炎的临床诊断标准如下（实验室检查指标见表2-2-4）：

A. 全身炎症表现：①发热或寒战；②炎症反应的实验室检查证据（白细胞、C反应蛋白等）。

B. 胆汁淤积表现：①黄疸；②肝功能异常。

C. 影像表现：①胆道扩张；②病因性证据：结石、狭窄等。

有A中一项加上BC中一项符合疑似诊断，有A、B、C各一项即可确定诊断。

表2-2-4　急性胆管炎的实验室检查指标

表现	指标	数值
发热		体温>38℃
炎症反应表现	WBC	<4 或 >10×10^9/L
	CRP	≥1mg/dl
黄疸		总胆红素≥2mg/dl
肝功能异常	碱性磷酸酶（ALT）	
	γ-谷氨酰转肽酶（cGTP）	>1.5倍正常值上限
	谷丙转氨酶（AST）	
	天门冬氨酸转氨酶（ALT）	

6.2 鉴别诊断

表2-2-5 急性胆道感染的临床鉴别诊断

疾病	急性胆囊炎	急性胆管炎	急性阑尾炎	急性胰腺炎
好发人群	女性；怀孕；肥胖；高龄	女性；怀孕；肥胖；高龄	男性高于女性，年龄30岁以下	胆石症，高脂血症，血钙过高，外伤，感染，胰腺导管狭窄或肿瘤
临床特征	持续性右上腹疼痛，可放射到肩胛下区，常伴有恶心、呕吐。体格检查：墨菲征阳性；右上腹压痛，可能触及肿大的胆囊。严重者可能出现轻度黄疸。发热，白细胞或炎症标志物升高	夏科三联征：右上腹痛或上腹痛；发热或寒战，或两者皆有；黄疸。50%到70%的患者出现低血压和精神状态改变。可出现白细胞或炎症标志物升高	右下腹疼痛或压痛，咳嗽时加重，疼痛时伴髋关节屈曲和内旋；右臀被动伸展；左下腹触诊时右下腹疼痛加重。白细胞升高，但通常不超过 $18 \times 10^9/L$	腹痛、恶心和呕吐。腹痛通常在上腹，向背部放射。体格检查心动过速，腹部胀大、腹壁紧张，肠鸣音减弱，严重时呼吸困难、呼吸急促、低血压。血清淀粉酶或脂肪酶为正常上限三倍以上
疾病转归	经治疗大部分患者预后良好，但少数可能出现并发症	死亡率高于急性胆囊炎，可能并发器官衰竭、休克	经治疗大部分患者预后良好，出现阑尾穿孔时死亡率从0.0002%增加到3%	死亡率相比正常人升高3～6倍。大部分患者出现内分泌或外分泌功能不全

❼ **急性胆囊炎和胆管炎的特殊类型和并发症**

急性胆囊炎：在急性胆囊炎中，由于产气厌氧菌（包括产气荚膜梭菌）的感染，胆囊壁出现空气。常见于糖尿病患者，易发展为脓毒症、坏疽性胆囊炎。

胆汁性腹膜炎：胆汁性腹膜炎是胆囊炎引起的胆囊穿孔、外伤、胆道引流时导管脱落、胆道手术后缝合不全等各种原因使胆汁漏入腹膜腔导致的腹膜炎。

胆囊周围脓肿：胆囊壁穿孔被周围组织所覆盖，并在胆囊周围形成脓肿的一种病理状态。

坏疽性胆囊炎：常发生于患心血管疾病或糖尿病的老年人、合并多种疾病或受外伤的患者，是急性胆囊炎过程中的感染、炎症、胆汁淤积和缺血引起胆囊组织坏死和穿孔所致。

细菌性肝脓肿：急性胆管炎中细菌可通过胆道侵袭肝脏形成肝脓肿。

❽ **治疗**

抗生素在无并发症的胆囊炎中作用存在争议，但对存在并发症的胆囊炎，抗生素治疗是必要的。抗生素首选氨苄西林/舒巴坦3.0 g IV q6h或哌拉西拉/他唑巴坦3.375 g IV q6h，治疗时间通常为4～7天（在感染的诱因得到解决的情况下）。抗生素可作为缓期治疗，但最终的治疗目的是清除梗阻或感染物质，可通过手术完成。如果怀疑有坏疽或穿孔，应立即行胆囊切除术手术。对于病情不稳定的患者，可以采取经皮胆道引流作为一种缓期措施。对于那些病情稳定且对保守治疗有反应的患者，手术通常在6～12周后进行。

对于保守治疗没有反应的急性胆管炎患者，治疗应包括抗生素和胆道减压/引流。抗生素选择同急性胆囊炎。

▌中医认识

❶ 病名和沿革

急性胆道感染对应中医胁痛/胆胀。

胁痛是以胁肋部疼痛为主要表现的一种肝胆病证。《素问·热论》曰："三日少阳受之，少阳主胆，其脉循胁络于耳，故胸胁痛而耳聋。"《素问·刺热论》谓："肝热病者，小便先黄……胁满痛。"《灵枢·五邪》说："邪在肝，则两胁中痛。"

胆胀是指胆腑气郁，胆失通降所引起的以右胁胀痛为主要临床表现的一种疾病。胆胀病始见于《黄帝内经》。《灵枢·胀论》载："胆胀者，胁下痛胀，口中苦，善太息。"不仅提出了病名，对症状描述也很准确。《伤寒论》中虽无胆胀之名，但其所论述的一些症状，如《辨少阳病脉证并治》中的"本太阳病，不解，转入少阳者，胁下硬满，干呕不能食，往来寒热"等都类似本病，该书中所立茵陈蒿汤等皆为临床治疗胆胀的有效方剂。叶天士《临证指南医案》首载胆胀医案，为后世临床辨证治疗积累了经验。

❷ 病因病机

胁痛/胆胀是因湿热蕴结，或形成胆石，肝胆疏泄不利，胆腑气郁，不通则痛。

2.1 病因

湿热蕴结：嗜食肥甘厚味，生湿蕴热，或素体湿热壅盛。

2.2 病机

嗜食肥甘厚味，生湿蕴热，或素体湿热壅盛，湿热蕴结于肝胆，导致肝胆疏泄不利，气机阻滞，不通则痛；或湿热蕴结，煎熬胆液，聚而为石，阻滞胆道，胆腑气郁，胆液通降失常，不通则痛。

❸ 辨证论治

（1）肝胆湿热

【辨证要点】右上腹持续绞痛，常伴恶心、呕吐、发热，少数出现黄疸，墨菲征阳性，舌红苔黄腻，脉弦滑。

【辨证分析】肝胆湿热，气机瘀滞，胆液通降失常，或生胆石，故见右上腹绞痛；胆液不循肠道，入血外溢肌肤而见身目黄染；肝气犯胃，故恶心呕吐；肝胆湿热，故舌苔黄腻、脉弦滑。

【治法】清热利湿，疏肝利胆。

【代表方剂】大柴胡汤加减（柴胡、黄芩、芍药、半夏、生姜、枳实、大黄）。

【核心用药】柴胡、黄芩、芍药、半夏、大黄。

【加减用药】身目黄染重者，加金钱草；胆石者，加鸡内金、金钱草、海金沙、穿山甲利胆排石。

（2）胆腑郁热

【辨证要点】发热寒战，上腹疼痛，或见黄疸，严重者手足厥冷，神情淡漠，舌红苔黄，脉弦数。

【辨证分析】正邪交争，故发热寒战；胆腑湿热，气机瘀滞，胆液通降失常，或生胆石，故见上腹疼痛；胆液不循肠道，入血外溢肌肤可见身目黄染；胆腑郁热，故舌苔黄厚、脉弦数。

【治法】清泻肝胆之火，解郁通腑。

【代表方剂】清胆汤（大黄、栀子、黄连、柴胡、白芍、蒲公英、金钱草、瓜蒌、郁金、延胡索、川楝子）。

【核心用药】大黄、栀子、黄连、柴胡、金钱草、蒲公英。

【加减用药】黄疸者，加茵陈、枳壳；口渴喜饮者，加天花粉、麦冬；恶心呕吐者，加半夏、竹茹。

中西互参

急性胆道感染因感染部位不同而出现不同的临床表现，并可能与中医证型存在对应关系，具体对应关系见表2-2-6。

表2-2-6 急性胆道感染中西医理论对应关系

中医证型	肝胆湿热	胆腑郁热
对应疾病	急性胆囊炎可能性大	急性胆管炎可能性大
临床特征	右上腹持续绞痛，常伴恶心、呕吐、发热，少数出现黄疸，墨菲征阳性	发热寒战，上腹疼痛，或见黄疸，严重者手足厥冷，神情淡漠

表2-2-7 中药治疗急性胆道感染的药理机制

中药	作用机制
黄芩	抗菌，促进胆囊收缩，与 Oddi 括约肌运动有关
栀子	解热镇痛，促胆囊收缩，促胆汁分泌、排泄，促胆红素排泄
生姜	调节胆汁分泌
黄连	抗菌、促进胆汁分泌
蒲公英	刺激胆汁酸受体表达上调，激活毛细胆管上的胆汁酸输出泵的转录
大黄	上调转运体 MRP-3 和 P-gp 的表达，影响胆汁排泄
枳实	溶解胆固醇
金钱草	可能与调节血管活性肠肽和胆囊收缩素受体（CCK-A）的功能有关

参考文献

[1] BENNETT JE，MD，DOLIN R，MD，BLASER MJ，MD. Mandell, Douglas，and Bennett's Principles and Practice of Infectious Diseases[M]. 9th ed. Elsevier Inc, 2020.

[2] GOLDMAN L，MD，SCHAFER AI，MD. Goldman-Cecil Medicine[M]. 26th ed. Elsevier Inc，2019.

[3] 王本祥. 现代中医药理学 [M]. 天津：天津科学技术出版社 .1997.

[4] 王永炎，李明富，戴锡孟. 中医内科学 [M]. 上海：上海科学技术出版社 .1997.

[5] GRIGOR'EVA IN，ROMANOVA TI. Gallstone Disease and Microbiome [J]. Microorganisms，2020，8（6）：835.

[6] HUFFMAN JL，SCHENKER S. Acute acalculous cholecystitis：a review [J]. Clinical gastroenterology and hepatology：the official clinical practice journal of the American Gastroenterological Association，2010，8（1）：15-22.

[7] INDAR AA，BECKINGHAM IJ. Acute cholecystitis [J]. Bmj，2002，325（7365）：639-643.

[8] STRASBERG SM. Clinical practice. Acute calculous cholecystitis [J]. The New England journal of medicine，2008，358（26）：2804-2811.

[9] BAGLA P，SARRIA JC，RIALL TS. Management of acute cholecystitis [J]. Current opinion in infectious diseases，2016，29（5）：508-513.

[10] YOKOE M，HATA J，TAKADA T. Tokyo Guidelines 2018 diagnostic criteria and severity grading of acute cholecystitis [J]. J Hepatobiliary Pancreat Sci，2018 Jan，25（1）：41-54.

[11] KIMURA Y，TAKADA T，KAWARADA Y，et al. Definitions，pathophysiology，and epidemiology of acute cholangitis and cholecystitis：Tokyo Guidelines [J]. J Hepatobiliary Pancreat Surg. 2007，14（1）：15-26.

[12] 李渊，高晓霞，秦雪梅 . 促胆汁分泌和排泄的中药研究进展 [J]. 中国中药杂志，2020，45（6）：1287-1296.

第三章

泌尿系统感染

COMMON INFECTIOUS
DISEASES
CHINESE AND WESTERN MUTUAL
REFERENCE MANUAL

常见感染性疾病
中西医互参手册

尿路感染（urinary tract infection，UTI）是病原体侵犯尿路黏膜或组织引起的急性泌尿系统炎症，病原体包括细菌、支原体、衣原体、病毒、真菌、寄生虫等，以细菌感染常见，按感染部位和临床特征分为尿道炎、膀胱炎和急性肾盂肾炎 3 类（见表 3-1 和表 3-2），尿道炎通常属于性传播疾病，引起膀胱炎和急性肾盂肾炎的病原体大致相同，且女性高发，男性发病则多伴尿路功能或器质性病变。

表3-1　尿路感染常见分类术语定义

分类	术语	定义
是否有临床症状	无症状菌尿	有真性菌尿 *，无 UTI 症状
	有症状 UTI	有真性菌尿，有 UTI 症状
是否有尿路解剖或功能异常	复杂性 UTI	有尿路异常，如尿路梗阻、结石、先天畸形、膀胱输尿管反流、尿流不畅
	非复杂性 UTI	无尿路异常
是初发还是再发	初发性 UTI	首次发作
	再发性 UTI*	复发：停药 6 周内发作，相同病原体感染
		再感染：停药 6 周后发作，不同病原体感染
感染部位	上尿路感染	急性肾盂肾炎
	下尿路感染	膀胱炎
		尿道炎

* 真性菌尿：2 次中段尿细菌定量培养≥ 10^5/mL，且为同一菌种。

* 再发性尿感：尿感 6 个月内发作≥ 2 次或 1 年内≥ 3 次。

表3-2　尿路感染临床分类特征

分类	主要病原体	临床特征	培养
急性肾盂肾炎	肠杆菌科（大肠埃希菌）肠球菌	寒战 / 发热（> 38.5℃），多伴恶心 / 呕吐，腰痛，肾区叩痛 / 压痛	多数尿培养（+）
膀胱炎	肠杆菌科（大肠埃希菌）肠球菌	尿频、尿急、尿痛，排尿困难，耻骨上疼痛，偶可见尿液浑浊或肉眼血尿	多数尿培养（-）
尿道炎	淋球菌、沙眼衣原体	尿道分泌物，尿痛，瘙痒，排尿困难	尿道口分泌物培养（+）

第一节

尿道炎

知识要点		
西医认识 尿道炎 1. 病原体分淋球菌和非淋球菌（沙眼衣原体为主）；临床主症为尿道分泌物、尿道瘙痒／灼痛、排尿困难 2. 并发症：淋球菌：男性（附睾／睾丸炎、前列腺炎），女性（膀胱炎、异位妊娠、盆腔炎）；非淋球菌：Reiter 综合征，男性（发龟头／包皮炎） 3. 抗生素可治愈	**中医认识** 热淋／膏淋 1. 辨证要点 热淋：尿口秽物如脓，排尿时尿道灼热刺痛，多伴寒热； 膏淋：尿口秽物稀薄，排尿时尿道涩痛轻，多无寒热 2. 治疗： 热淋：八正散 膏淋：程氏萆薢分清饮	**中西互参** 中医证型与细菌分类有对应关系

▌西医认识

❶ 定义

尿道炎是病原体感染尿道黏膜引起的急性炎症，高发于 20～24 岁人群，以尿道分泌物、尿道瘙痒／灼痛、排尿困难为主要临床特征，主要通过性传播和非性传播两条途径感染引起，性传播途径常见病原菌分为淋球菌（GU）和非淋球菌（NGU）2 类；非性传播途径病原菌也有多种，如下表 3-1-1，且多见于伴有糖尿病等基础病的男性。因性传播引起的尿道炎是主要的感染途径，因此本节重点论述淋球菌和沙眼衣原体所致尿道炎的抗感染治疗，而且抗生素治疗预后良好。GU 男性可并发附睾／睾丸炎、前列腺炎，女性可并发膀胱炎、异位妊娠、盆腔炎；NGU 可并发 Reiter 综合征（＜1%），男性可并发龟头／包皮炎。

表3-1-1 尿道炎常见病原体

性传播		非性传播
淋球菌	非淋球菌	
	沙眼衣原体、生殖支原体、解脲支原体、阴道毛滴虫、疱疹病毒、白色念珠菌	G 阴性杆菌、腺病毒、微孢子虫（HIV）、脑膜炎奈瑟菌

❷ 流行病学

尿道炎是已知的古老疾病之一，《圣经》中即有类似症状记载，公元 130 年希腊医生盖伦首次将其定义为一种疾病，称为"flow of seed"。1879 年奈瑟发现了革兰氏染色阴性需氧双球菌，后被命名为淋病奈瑟菌；1900 年首次报告了鹦鹉热 - 沙眼 - 性病淋巴肉芽肿病毒引起的生殖泌尿道感染，1955 年我国学者汤飞凡分离出第一株沙眼"病毒"，命名为 TE8，1973 年国际微生物学正式将其被命名为沙眼衣原体。

尿道炎主要传染源为患者和带菌者，以轻症和无症状者更具传染性，传播途径包括：①直接传播（不安全性行为，最主要传播方式）；②间接传播（接触患者尿道分泌物污染的物品，如浴巾、公共浴具等）；③医源性传播（经消毒不彻底的检查器械传播）。2012 年全球估计有 1.31 亿 NGU 和 7800 万 GU，NGU 和 GU 发病均呈上升趋势，NGU 更常见（占尿道炎 50%～70%），沙眼衣原体占 40%～50%，女性为男性 2 倍（可能与女性主动筛查意愿相关）；由于男 - 男性行为增多，GU 中男性高于女性。夏季尿道炎高发（推测与性活跃有关），性伴侣被感染的概率，沙眼衣原体（75%）高于淋球菌（20%～50%）。

抗生素前时代，尿道炎因缺乏有效治疗表现为频繁的反复感染，至 20 世纪 30 年代磺胺及青霉素的出现使本病得以治愈，但 90 年代出现耐喹诺酮淋球菌，并在男同性恋中广泛传播，使耐药情况逐年加重，由于社会、行为、人口等因素，本病仍是最常见的性传播疾病。

❸ 风险因素

尿道炎发病的男女风险因素同中有异，见表 3-1-2。

表3-1-2　尿道炎发病风险因素

分类	风险因素（表现形式）	可能机制
共有	性活跃	接触传染源
	多个性伴侣	接触传染源
	社会／经济地位低	无保护性行为
	酗酒	无保护性行为
	性病史	接触传染源
男性	男-男性行为	损伤尿道黏膜，增加病原体暴露概率
女性	采用多种避孕措施	破坏微生态环境

❹ 发病机制

　　引起尿道炎的病原体有很多种，其总体机制是病原体引起的尿道炎症反应。其中淋球菌感染引起的尿道炎其发病机制研究较为详细，沙眼衣原体引起的尿道炎其发病机制研究资料较少，其他病原体引起尿道炎的详细致病机制尚未见报道。

　　淋球菌侵袭尿道分为黏附、潜伏和释放 3 个步骤：①黏附：淋球菌通过细胞膜上的脂寡糖（LOS）与尿道上皮脱唾液酸糖蛋白受体（ASGP-R）结合；②潜伏：淋球菌进入尿道上皮细胞内并复制，此过程约持续 40 个小时；③释放：淋球菌从尿道上皮中释放，被破坏的尿道上皮细胞脱落，炎症因子分泌增加、多形核白细胞内流启动炎症反应，出现尿道瘙痒或灼痛、排尿困难的症状，同时脱落的上皮细胞和多形核白细胞共同形成了尿道分泌物。

　　现有资料对沙眼衣原体的致病机制所知尚少，其感染过程大致如下：沙眼衣原体首先感染黏膜，导致黏膜及黏膜下淋巴细胞浸润触发炎症反应，然后进入尿道上皮细胞，在胞浆中分化为网状体并生长繁殖为原体，原体从宿主细胞释放，继而感染临近的上皮细胞，感染引起的免疫反应具有清除感染和免疫损伤的双重性，往往表现为持续性感染，这可能是其慢性并发症的重要原因。

❺ 临床表现

　　多数男性感染者（＞90%）表现为尿道分泌物和（或）尿道不适、排尿困难，极少数伴睾丸和附睾疼痛，查体可见尿道脓性分泌物，偶有睾丸压痛、肿胀；女性感染者表现为尿道分泌物和（或）尿道不适 / 瘙痒、不伴尿频的排尿困难，部分可为无症状。

❻ 诊断和鉴别诊断 ————————————————————

6.1 诊断

（1）尿道炎诊断

有以上临床表现的患者满足以下任意一条即可诊断。

①存在黏液样、黏液脓性或脓性尿道分泌物。

②尿道分泌物涂片：高倍镜下多形核白细胞≥ 5 个或革兰染色（或亚甲基染色）显示炎症。

③首次尿尿沉渣：高倍镜下多形核白细胞≥ 10 个或白细胞酯酶检测阳性。

（2）NGU 和 GU 的诊断

①尿道分泌物涂片显示革兰氏阴性双球菌提示 GU，否则为 NGU，若无法确定则行沙眼衣原体和淋球菌的核酸扩增试验（NAATs）。男性（尤其有男 - 男性行为者）诊断尿道炎后应立即行沙眼衣原体、淋球菌和生殖支原体 NAATs，以进一步明确病原体。

②若 NGU 治疗 3 ～ 4 周后症状未消失则称为持续性 NGU，应在治疗后第 4 周行生殖支原体 NAATs。

6.2 鉴别诊断

作为下尿路感染，尿道炎应与膀胱炎相鉴别；基于尿痛 / 排尿困难，男性尿道炎应与龟头炎、急性前列腺炎相鉴别；基于尿道瘙痒，女性尿道炎应与阴道炎相鉴别，见表 3-1-3。

❼ 治疗 ————————————————————————

医生应向患者说明此病对自身及伴侣的影响，严重者立即进行经验性治疗，轻者待 NAATs 结果后目标性治疗，治疗期间及治疗后 7 天内禁止性生活，无症状者不建议治疗，若性伴侣有风险，亦需评估并干预治疗，治疗用药见表 3-1-4，目标为治愈。

治愈标准

（1）淋球菌性尿道炎：标准治疗后，症状消失为治愈，无须做判愈试验。

（2）非淋菌性尿道炎：标准治疗后 1 周后，符合以下全部 3 条为治愈：①症状消失；②尿沉渣白细胞（－），细胞涂片无衣原体包涵体；③每月检测病原体，连续3次皆（－）。

表3-1-3 尿道炎临床鉴别诊断

疾病	尿道炎		膀胱炎	龟头炎	急性前列腺炎	阴道炎
	淋病	非淋球菌性尿道炎				
主要病原体	淋球菌	沙眼衣原体	肠杆菌科（大肠埃希菌）	念珠菌、B族链球菌、加德纳杆菌	淋球菌、沙眼衣原体、肠杆菌科（大肠埃希菌）	念珠菌、阴道毛滴虫、加德纳杆菌
人群	男性＞女性	女性＞男性	女性＞男性	男性	男性	女性
临床特征	潜伏期短（3～5日），尿道脓性分泌物、量多，多伴尿痛和排尿困难，症状重；无症状带菌者少	潜伏期长（1～3周），尿道稀薄浆液性分泌物、量少，少伴尿痛和排尿困难，症状轻；无症状带菌者多	无尿道分泌物，尿频、尿急、排尿困难，多无发热	无尿道分泌物，龟头局部红肿瘙痒、溃烂	无尿道分泌物，尿频、尿急、排尿困难，通常寒战/发热，直肠指诊前列腺肿大并有触痛	无尿道分泌物和排尿困难，外阴瘙痒、白带增多，性状改变（念珠菌呈奶酪样、滴虫呈泡沫样、细菌性多恶臭）
预后	抗生素治疗预后良好；并发症少（男性：附睾/睾丸炎、前列腺炎，女性：膀胱炎、异位妊娠、盆腔炎）	抗生素治疗预后良好；并发症少（Reiter综合征，男性：发龟头/包皮炎）	多数自限，预后良好，抗生素治疗可减少肾盂肾炎风险，尤其对于妊娠妇女，症状改善通常≤3天，菌血症和败血症不常见，气肿性膀胱炎是其罕见但严重的并发症	念珠菌性龟头炎局部或口服唑类药物后预后良好，但是滥用局部抗真菌药物会促进刺激性龟头炎并加重局部炎症；非念珠菌性龟头炎患者接受一般抗菌治疗，预后良好	抗生素治疗预后良好，如果不治疗，它会导致严重的败血症或发展成前列腺脓肿	抗生素治疗预后良好，不经治疗的阴道炎有艾滋病毒和其他性传播感染的风险，以及流产或子宫切除术后的感染并发症的风险

表3-1-4 尿道炎经验/目标治疗推荐

尿道炎	分类	推荐治疗方案			
		经验治疗	药敏后首选	备选方案	治疗失败
NGU	病原体未知	多西环素（100mg，bid×7d）		阿奇霉素（500mg×2d，随后250mg×4d）	
NGU	沙眼衣原体		阿奇霉素（1～1.5g，单剂量）；或多西环素（100mg，bid×7d）	左氧氟沙星（500mg，qd×7d）；或氧氟沙星（200mg，bid×7d）	
NGU	生殖支原体		阿奇霉素（500mg×1d，随后250mg×4d）	莫西沙星（400mg×10-14d）	
持续性NGU	多西环素治疗后				阿奇霉素（2g，单剂量）+甲硝唑（400mg，bid×5d）
持续性NGU	阿奇霉素治疗后				莫西沙星（400mg×7～14d）+甲硝唑（400mg，bid×5d）
GU	①镜下淋球菌培养阳性；②NAATs阳性；③性伴侣确诊GU（50%GU伴沙眼衣原体感染，建议同时治疗）	头孢曲松（1g，im，单剂量）	环丙沙星（500mg，单剂量）	①患者不能或拒绝im：头孢克肟（400mg，单剂量）+阿奇霉素（2g，单剂量）②严重青霉素或头孢菌素过敏：庆大霉素（240mg，im，单剂量）+阿奇霉素（2g，单剂量）	①头孢曲松（500mg，im，单剂量）+阿奇霉素（2g，单剂量）②治疗性伴侣：治疗1周后重复核酸扩增试验以明确是否治愈

中医认识

❶ 病名和沿革

　　尿道炎对应于中医热淋/膏淋。"淋"之名始见《黄帝内经》,《素问·六元正纪大论》中称淋闷,《金匮要略·消渴小便不利淋病脉证并治十三》描述了淋病症状："淋之为病，小便如粟状小腹弦急，痛引脐中。"《证治准绳》首对淋证和浊证加以区分："溺与精所出之道不同，淋证在溺道……浊证在精道，故列之膀胱及肾部。今患浊者，虽便时茎中如刀割火灼，而溺自清，唯窍端时有秽物如疮脓、目眵，淋漓不断，初与溲溺不相混淆，至易辨也。"《医方考》对溺浊和精浊加以区分："精浊与便浊不同，便浊是便溺混浊，即前之膏淋也，乃是胃中湿热，渗入膀胱，与肾经绝无相干。精浊则牵丝黏腻，虽不便溺，亦是有之。"孙一奎认为："浊乃小病，亦有淹缠不愈者，皆用药无纪律故也……大抵此病属湿热者为多……治当审其小便痛与不痛，若小便将行而痛者，气之滞也；行后而痛者，气之陷，若小便频数而痛，此名淋浊。叶天士认为："淋有五淋之名，浊有精浊、便浊之别，数者当察气分与血分，精道及水道，确认何来。"

❷ 病因病机

房事不洁/节，湿热秽浊之邪入侵溺道，湿热灼伤溺道，可有尿痛、排尿不畅或排尿困难；热甚则痒，故可有溺道瘙痒或痒痛；热甚肉腐成脓，可见脓性浊物自溺道排出。以尿痛、溺道灼热或瘙痒，排尿不畅或排尿困难为主者，属于热淋范畴；以尿痛，溺道有脓性浊物排出为特征者，属于膏淋范畴。

❸ 辨证论治

热淋/膏淋，病因为湿热秽浊之邪，病位在溺道，病性属里有湿热，多为实证，病机主要是湿热灼伤溺道，治疗以清热利湿为主。

热淋

【辨证要点】尿频，排尿时溺道灼热刺痛，溺道口可见秽浊之物流出，可伴寒热，苔黄腻，脉濡数。

【辨证分析】湿热蕴结下焦溺道，湿热刺激溺道，可有尿意频频，湿热灼伤溺道，可有尿痛；热甚则痒，热甚肉腐，可有痒痛或脓性浊物排出；湿热内蕴、邪正相争，故发寒热；苔黄腻，脉濡数也为湿热内蕴之象。

【治法】清热利湿通淋。

【代表方剂】八正散（萹蓄、瞿麦、车前子、木通、滑石、栀子、大黄、甘草、灯心草）。

【核心用药】萹蓄、瞿麦、车前子、木通、滑石、栀子。

【加减用药】往来寒热者，加柴胡、黄芩；尿痛重者，加蒲公英、土茯苓；脓多者，加薏苡仁；腹胀者，加枳壳。

膏淋

【辨证要点】尿口秽浊之物排出较多，排尿时尿道涩痛，多无寒热证象，苔黄腻，脉濡数。

【辨证分析】湿热下注，刺激或灼伤溺道，故尿频、尿痛；热甚肉腐，故溺道有浊物排出；苔黄腻，脉濡数也为下焦湿热之象。

【治法】清热利湿，分清泄浊。

【代表方剂】程氏萆薢分清饮（萆薢、黄柏、菖蒲、茯苓、白术、莲子心、丹参、车前子）。

【核心用药】萆薢、黄柏、石菖蒲、茯苓、车前子。

【加减用药】秽物多者，加土茯苓、薏苡仁；尿涩痛者，加木通、沉香；腹胀者，加乌药、青皮。

中西互参

根据临床症状的不同，不同种类病原体引起的尿道炎可与中医证型对应，尿道炎中西医理论对应关系见表 3-1-5。

表3-1-5　尿道炎中西医理论对应关系

中医证型	热淋	膏淋
病原学	淋球菌	非淋球菌（沙眼衣原体）
临床特征	尿频，排尿时尿道灼热刺痛，尿口秽物如脓，多伴寒热	尿口秽物稀薄，排尿时尿道涩痛轻，多无寒热

参考文献

[1] MORRIS S. Urethritis[J]. BMJ Best Practice topic，2021，16：1-63.

[2] JOHNSON AP. Pathogenesis and Immunology of Chlamydial Infections of the Genital Tract[J]. Rev Infect Ois，1985，7（6）：741-745.

[3] ELWELL C，MIRRASHIDI K，ENGEL J. Chlamydia cell biology and

pathogenesis[J]. Nat Rev Microbiol. 2016，14（6）：385-400.

[4] CATRIONA SB，SEPEHR NT，TIMOTHY RHR，et al.Etiologies of nongonococcal urethritis：bacteria，viruses，and the association with orogenital exposure[J].The Journal of Infectious Diseases，2006，193：336-345.

[5] MAYOR MT，ROETT MA，UDUHIRI KA. Diagnosis and management of gonococcal infections[J]. American Family Physician，2016，86（10）：931-938.

[6] ITO S，HANAOKA N，SHIMUTA K，et al. Male non-gonococcal urethritis：from microbiological etiologies to demographic and clinical features[J]. International Journal of Urology，2016，23（4）：325-331.

[7] BACHMANN LH，MANHART LE，MARTIN DH，et al. Advances in the understanding and treatment of male urethritis[J]. Clinical Infectious Diseases，2015，61（8）：s763-s769.

[8] COSTA-LOURENSO APR，SU XH，LE WJ，et al. Epidemiological and clinical observations of gonococcal infections in women and prevention strategies[J]. Vaccines，2021，9：1-12.

[9] WORKOWSKI KA，BOLAN GA. Sexually transmitted diseases treatment guidelines[J]. Morbidity and Mortality Weekly Report，2015，64（3）：1-135.

[10] TOTTEN PA，SCHWARTZ MA，SJOSTROM KE，et al. Association of mycoplasma genitalium with nongonococcal urethritis in heterosexual Men[J]. The Journal of Infectious Diseases，2001，183：269-276.

[11] GILBERT DN，CHAMBERS HF，ELIOPOULOS GM，et al. 热病 - 桑德福抗微生物治疗指南 [M]. 北京：中国协和医科大学出版社，2019.

第二节

急性膀胱炎

知识要点		
西医认识 急性膀胱炎 1.病原体以大肠埃希菌为主；临床主症为尿频、尿急、排尿困难/疼痛、耻骨上膀胱区不适 2.并发症：肾盂肾炎，气肿性膀胱炎罕见但严重 3.抗生素可治愈	**中医认识** 气淋 1.辨证要点：尿频、尿急、小便涩痛，淋沥不尽，少腹满痛 2.治疗：沉香散	**中西互参** 1.中医证型与感染部位有对应关系

西医认识

❶ 定义

急性膀胱炎是外源性细菌经尿道上行感染膀胱黏膜所致的急性炎症，以尿频、尿急、排尿困难/疼痛和耻骨上膀胱区不适的膀胱刺激症状为临床特征，偶伴血尿，通常无发热等全身症状，大肠埃希菌是主要致病菌，老年和孕龄期女性高发。该病多数自限，预后良好，抗生素治疗可减少肾盂肾炎风险，尤其对于妊娠妇女，症状改善通常≤3天，菌血症和败血症不常见，气肿性膀胱炎是其罕见但严重的并发症。

❷ 流行病学

1808年美国费城医生 Philip Syng Physick 描述了一种与膀胱结石相同的下尿路症状（尿痛、排尿困难），1836年继续扩展了这一概念，将缺乏可证实病因的尿频、尿急、尿痛纳入其中，称之为"膀胱抽动综合征"，这可能是已知最早的膀胱炎描述，和目前认识几无区别。美国每年登记的急性膀胱炎＞ 700 万例，治疗费用约 10 亿美元，据估计，女性中急性发作≥ 1 次的比例为 40%～ 50%。病原体中，大肠杆菌属占比最高（81.8%），其次是腐生葡萄球菌（9.0 %）、肠球菌属（3.3 %）、克雷伯菌属（3.3 %）、变形杆菌属（2.4 %）。

❸ 风险因素

泌尿是排泄系统，上尿路处于无菌状态，尿路上皮黏膜的完整和尿液下行冲洗的顺畅是防御尿路感染的重要保障。因于解剖结构（尿道短，泌尿和生殖系统开口毗邻），女性是尿路感染的高风险人群，同时任何增加尿液逆行和损伤尿路黏膜的行为或病变均是细菌性膀胱炎的风险因素，见表 3-2-1。

表3-2-1　膀胱炎发病的风险因素

分类	风险因素（表现形式）	可能机制
女性	性活跃	性行为易损伤黏膜，增加细菌侵袭
	采用多种避孕措施	破坏微生态环境
	妊娠	影响膀胱排空
	更年期	雌激素减少，破坏微生态环境
男性	前列腺病变	影响膀胱排空
共有	膀胱结石	影响膀胱排空
	膀胱肿瘤	影响膀胱排空
	糖尿病、HIV 感染等免疫抑制	影响炎性细胞吞噬、调理作用
	膀胱置管	尿道黏膜损伤，增加细菌黏附性，易形成生物被膜

❹ 发病机制

肠道菌经会阴部移行至尿道口，通过污染 - 定植 - 逆行迁移 - 黏膜侵袭导致感染，病原体黏附膀胱上皮是启动感染的关键步骤，受病原体鞭毛、菌毛和膀胱上皮相应受体表达两方面因素影响，膀胱上皮由伞状细胞、中间细胞和基底细胞组成，大肠杆菌、肺炎克雷伯菌和腐生葡萄球菌等具有直接结合膀胱上皮能力，并可与尿激酶（伞状细胞顶端膜的主要蛋白质成分）结合，因此是尿路感染的常见致病菌。

❺ 临床表现 ————————————————————————————

急性病程，以尿频、尿急、排尿困难 / 疼痛和耻骨上膀胱区不适的膀胱刺激症状为临床特征，偶伴血尿，通常无发热等全身症状。

❻ 诊断和鉴别诊断 ————————————————————

6.1 诊断

通常急性膀胱炎仅需临床诊断，但绝经后妇女伴膀胱功能性疾病者需微生物诊断。

（1）临床诊断

适用人群：未绝经妇女，绝经后妇女无膀胱功能性疾病（如尿失禁、膀胱脱垂、阴道脱垂、膀胱排空不全等），男性。

典型临床症状：尿频、尿急、排尿困难 / 疼痛、耻骨上膀胱区不适。

适用人群 + 典型临床症状 = 临床诊断

（2）微生物诊断

中段尿培养。

6.2 鉴别诊断

基于膀胱刺激症状（尿频、急、痛），急性膀胱炎需与尿道炎相鉴别，膀胱炎无尿道分泌物；男性需与前列腺炎相鉴别，膀胱炎多数无发热；女性需与阴道炎相鉴别，膀胱炎无白带性状改变，具体内容参见尿道炎表 3-1-3。

❼ 治疗 ————————————————————————————————

急性膀胱炎多数自限，预后良好，抗生素治疗可减少肾盂肾炎风险，尤其对于妊娠妇女，药物推荐见表 3-2-2，生活行为调整（如适当饮水、减少憋尿等）也非常重要。

3-2-2　急性膀胱炎抗生素治疗推荐

急性膀胱炎	病原学	推荐治疗方案	
		首选方案	备选方案
女性非妊娠	大肠杆菌（75%-95%） 奇异变形杆菌 肺炎克雷伯菌 腐生葡萄球菌 肠球菌、B族链球菌及其他表皮葡萄球菌提示污染 非复杂性通常无须培养	呋喃妥因（100mg，bid×5d）或TMP-SMX（双剂量）（1片，bid×3d）。如果当地大肠杆菌对TMP-SMX耐药率≥20%应避免使用 呋喃妥因（250mg，bid）或环丙沙星缓释片（500mg qd）×3d	磷霉素（3g，×1剂）或头孢地尼（300mg，bid×3～7d）或匹美西林（400mg，bid×3～7d）
妊娠	大肠杆菌（70%） 克雷伯菌属 肠杆菌属 变形杆菌 B族链球菌	呋喃妥因（妊娠前3个月除外）（100mg，q12h×5～7d）或阿莫西林克拉维酸（500mg，q8h×3～7d）或头孢氨苄（500mg，×3～7d）	TMP-SMX（双剂量）（妊娠前3个月除外）（1片，q12h×3d）头孢泊肟（100mg，q12h×3-7d）
男性	大肠杆菌（75%-95%） 其他肠杆菌科细菌罕见	TMP-SMX（双剂量）（1片，bid×7-14d）或呋喃妥因（100mg，bid×5d）	[环丙沙星（500mg，bid）或环丙沙星缓释剂（1000mg，qd）或左氧氟沙星（750mg，qd）]×7～14d

中医认识

❶ 病名和沿革

急性膀胱炎对应于中医气淋。《中藏经·论诸淋沥小便不利》将淋证分为冷、热、气、劳、膏、砂、虚、实八种，首次提出气淋。气淋有两重含义，一指病机膀胱气化不利，如《诸病源候论·气淋候》说："气淋者，肾虚膀胱热故，气胀所为也……热则生实，令胞内气胀则小腹满，肾虚不能制约小便，故成淋。"巢元方认为正虚无力抗邪而致邪实壅滞，影响气的运行，所以出现气淋。另一种是以病因命名，如《三因极病证方论》中："既言心肾气郁，与夫惊扰恐思，即内所因。"认为情志失调而致气的运行失常，后世将其发展为肝气郁结，气滞膀胱气化不利的病症。

❷ 病因病机

肝主疏泄，能协调脏腑气机，调理三焦水道，其经脉循少腹、络阴器，肝气不和，气机不畅，郁而化火，循经下传至膀胱，膀胱受扰，邪气侵袭，气化不利，发为淋证。

2.1 病因

（1）外因：邪入膀胱。

（2）内因：肝郁化火。

2.2 病机

邪入膀胱，肝脉循少腹、络阴器，肝失条达，气机郁结，气滞化火，气火郁于下焦，膀胱气化不利。

❸ 辨证论治

气淋宜以脏腑八纲辨证，病位在膀胱，病性为气火，治以理气通淋为法。

气淋

【辨证要点】尿频，尿急，小便涩痛，淋沥不尽，少腹满痛，苔薄白，脉沉弦。

【辨证分析】邪入膀胱，气火郁于下焦，膀胱气化不利，故尿频、尿急、小便涩痛、淋沥不尽，肝失条达、气机郁结，故少腹满痛，苔薄白，脉沉弦。

【治法】理气疏导，通淋利尿。

【代表方剂】沉香散（沉香、石韦、滑石、当归、王不留行、白芍、冬葵子）。

【核心用药】沉香、石韦、滑石、白芍、冬葵子。

【加减用药】小便涩痛、淋沥不尽者，加蒲公英、土茯苓；少腹满痛重者，加青皮、乌药、小茴香。

▌中西互参

急性膀胱炎根据其临床表现多与中医淋证中的气淋相对应，中西医理论对应关系见表3-2-3。

表3-2-3　急性膀胱炎中西医理论对应关系

中医证型	气淋
病原学	大肠埃希菌
临床特征	尿频，尿急，小便涩痛，淋沥不尽，少腹满痛

▌参考文献

[1] KOLMAN KB. Cystitis and pyelonephritis diagnosis，treatment，and prevention[J]. Prim Care Clin Office Pract，2019，46：191-202.

[2] KIM HE，SUNA HY，KIM TH，et al.Prevalence of antibiotic susceptibility and resistance of Escherichia coli in acute uncomplicated cystitis in Korea Systematic review and meta-analysis[J]. Medicine，2016，95（36）：1-10.

[3] IOANNIS K，GARYPHALLIA P，ATHANASIA S，et al.Acute uncomplicated cystitis：from surveillance data to a rationale for empirical treatment[J]. International Journal of Antimicrobial Agents，2010，35：62-67.

[4] FRAZIER RL，HUPPMANN AR. Educational case：acute cystitis[J]. Academic Pathology，2020，7：1-5.

[5] LARISSA G，BARBARA WT，KALPANA G. Diagnosis and management of urinary tract infections in the outpatient setting：a review[J].JAMA，2014，312（16）：1677-1684.

[6] W. WARREN J，ABRUTYN E，HEBEL JR，et al.Guidelines for antimicrobial treatment of uncomplicated acute bacterial cystitis and acute pyelonephritis in women[J].Clinical Infectious Diseases，1999，29：745-758.

[7] ANGER J，LEE U，ACKERMAN AL，et al.Recurrent uncomplicated urinary tract infections in women：AUA/CUA/SUFU guideline[J]. Infection/Inflammation，2019，202：282-289.

[8] BYUNG IY，KIMSW，HAVS，et al. Risk factors for recurrent cystitis following acute cystitis in female patients[J].J Infect Chemother，2013，19：727-731.

[9] CHUNG A，ARIANAYAGAM M，RASHID P. Bacterial cystitis in women[J]. Aust Fam Physician，2010，39（5）：295-298.

[10] COLGAN R，MOZELLA W. Diagnosis and treatment of acute uncomplicated cystitis[J]. American Family Physician，2011，84（7）：771-776.

[11] SEN A. Recurrent cystitis in non-pregnant women[J]. Clinical Evidence，2008，17（7）：1-10.

[12] VLADIMIR VR，IRINA VA，ELENA LR. Quinolones for uncomplicated acute cystitis in women[J]. Cochrane Library，2010，1：1-54.

[13] LEE G，ROMIH. R，ZUPANČIČ D. Cystitis：from urothelial cell biology to clinical applications[J]. BioMed Research Int，2014，30：1-10.

[14] HOEPELMAN AI，MEILAND R，GEERLINGS SE. Pathogenesis and management of bacterial urinary tract infections in adult patients with diabetes mellitus[J].Int J Antimicrob Agents，2003，22：S35-S43.

[15] AMBITE I，PUTHIA M，NAGY K，et ol.Molecular basis of acute cystitis reveals susceptibility genes and immunotherapeutic targets[J]. PLoS Pathog，2016，12：1-30.

[16] PARSONS JK，PARSONS CL. The historical origins of interstitial cystitis [J]. J Vrol，2004，171（1）：20-22.

[17] KLEIN RD，HULTGREN SJ. Urinary tract infections：microbial pathogenesis，host-pathogen interactions and new treatment strategies[J]. Nat Rev Microbiol，2020，18（4）：211-226.

[18] GILBERT DN, CHAMBERS HF, ELIOPOULOS GM, et al. 热病 - 桑德福抗微生物治疗指南 [M]. 北京：中国协和医科大学出版社，2019.

第三节

急性肾盂肾炎

知识要点		
西医认识 急性肾盂肾炎 1. 病原体依感染途径分类：上行感染（大肠埃希菌为主的革兰氏阴性杆菌），血行感染（金黄色葡萄球菌）；临床主症以急性发热伴腰背酸痛 / 钝痛或肾区叩痛为特征 2. 并发症：菌血症，可出现休克 3. 抗生素可治愈	**中医认识** 热淋 1. 辨证要点：突发寒热，或伴腰痛、尿频急，多伴呕恶 2. 治疗：八正散合小柴胡汤	**中西互参** 中医证型与感染部位和病原体有对应关系

西医认识

❶ 定义

　　急性肾盂肾炎是细菌侵袭肾实质及肾盂黏膜所致的上尿路感染，以急性发热伴腰背酸痛 / 钝痛或肾区叩痛为主要临床特征，前驱期多见恶心、呕吐、食欲不振等消化症状，发热时多伴寒战，通常伴有尿频、尿急等膀胱刺激症状。该病女性高发（风险同膀胱炎），老年男性感染者多伴前列腺病变，感染途径分经输尿管上行感染和经皮肤血行感染两类，上行感染的致病菌主要为大肠杆菌，其次是腐生葡萄球菌、肺炎克雷伯菌和奇异变形杆菌，肠球菌常见于混合感染，血行感染的致病菌主要为金黄色葡萄球菌（多伴肾脓肿）。该病易并发菌血症，可出现休克，及时合理的抗生素治疗是关键。

流行病学

公元 200 年，以弗所（希腊一古城）在 Rufus 著述中清晰描述了类似肾盂肾炎的临床症状（发热、寒战、腰痛），至 1837 年法国人皮埃尔·雷耶（1793—1867）首次提出了肾盂肾炎的临床术语；随着细菌学研究的进步，华金·阿尔巴伦（1860—1918）认为是一种化脓性杆菌导致的肾盂肾炎，1885 年德国儿科医生西奥多·埃舍里奇（1857—1911）鉴定出该菌是一种阴性杆菌，1959 年该菌以他的名字命名为大肠埃希菌（Escherichia coli）。

Christopher A.Czaja、Delia Scholes 对急性肾盂肾炎进行了 5 年发病率趋势研究，结果显示发病率较为稳定，女性发病率（门诊 12 ～ 13 例 / 每万人，住院 3 ～ 4 例 / 每万人）是男性（门诊 2 ～ 3 例 / 每万人，住院 1 ～ 2 例 / 每万人）数倍，占比＞80%，结合日本、韩国、德国、西班牙等泌尿系感染指南，各地区发病率无明显差异。女性患者存在 3 个年龄高峰，分别为 0 ～ 4 岁、15 ～ 35 岁、＞50 岁，以育龄期为高；男性患者在各年龄段均低于女性，0 ～ 4 岁有一个高峰，＞35 岁发病率逐渐上升。成年女性在夏末发病率有所增加，这种变化尚未得到充分解释，可能归因于宿主行为、环境或微生物因素变化。门诊和住院患者的病原菌分布相似，大肠埃希菌均居首位（女性 81% ～ 84%，男性 71% ～ 74%），见表 3-3-1，其他病原菌的感染为评估临床风险提供了相应思路，见表 3-3-2。

表3-3-1　急性肾盂肾炎病原菌分布（%）

病原菌	门诊		住院	
	女性	男性	女性	男性
大肠埃希菌	81.6	74.0	84.5	71.0
克雷伯菌属	2.6	6.0	3.4	7.3
变形杆菌属	1.2	2.2	1.9	1.5
肠杆菌属	1.3	1.9	1.9	0
假单胞菌属	0.5	1.9	1.2	1.5
柠檬酸杆菌属	0.3	2.2	0.4	2.9
肠球菌属	1.0	4.4	1.5	4.4
腐生葡萄球菌	2.8	0.9	0	2.9
金黄色葡萄球菌	0.2	0.6	0.4	1.5

续表

病原菌	门诊		住院	
	女性	男性	女性	男性
其他	8.5	5.9	4.8	7.0

表3-3-2　急性肾盂肾炎病原菌和临床意义

病原菌	临床提示意义
革兰氏阴性菌	
大肠埃希菌	典型感染
克雷伯菌属	尿路再感染
肠杆菌属	再感染，或医疗操作相关感染
变形杆菌属	存在结石，或使用医疗设备
其他	医疗操作相关感染
革兰氏阳性菌	
腐生葡萄球菌	夏末和秋季常见
金黄葡萄球菌	尿路外有感染灶
肠球菌	多为混合感染，尿路再感染
真菌	
念珠菌	尿路外有感染灶

❸ 风险因素

　　基于尿路解剖和生理功能因素，急性肾盂肾炎高发于育龄期女性，男性则随年龄增长发病率增加，侵入性操作也增加了感染风险，急性肾盂肾炎发病的风险因素见表 3-3-3。

表3-3-3 急性肾盂肾炎发病的风险因素

类别	风险因素（表现形式）	可能机制
性别/年龄	女性	尿道短；肛门-尿道口距离短；阴道、会阴微生物定植
	女性（0～4岁、15～35岁、>50岁）男性（0～4岁、>35岁）	0-4岁易发生膀胱-输尿管返流；性行为损伤黏膜；避孕改变微生态；妊娠影响膀胱排空、增加返流；女性绝经后尿道黏膜退行性变，雌激素减少改变微生态；男性主要归因于梗阻性泌尿疾病
尿路解剖/功能异常	多囊肾、肾结石、肾肿瘤、肾下垂、输尿管/下尿道结石、肿瘤、妊娠、神经性膀胱、前列腺肥大、尿道狭窄、肾盏憩室、骨盆异常、原发性膀胱输尿管反流	尿流不畅促进病原体定植；阻塞因素增加膀胱-输尿管反流
尿路侵入性操作	尿道扩张术、膀胱镜检查、导尿	形成生物被膜

❹ 发病机制

急性肾盂肾炎分上行感染和血行感染两类途径，上行感染以大肠埃希菌为例，经以下步骤导致感染：①肠道内细菌污染尿道周围区域并定植尿道，启动尿路感染；②细菌移行至膀胱；③细菌籍菌毛和黏附素定植、侵袭膀胱上皮细胞；④宿主启动炎症反应，中性粒细胞浸润，清除细胞外细菌；⑤可逃避免疫清除的细菌增殖；⑥细菌形成生物膜；⑦细菌产生毒素和蛋白酶，诱导宿主细胞损伤；⑧损伤的宿主细胞释放促进细菌存活和移行到肾脏的必需营养素；⑨肾脏定植，侵犯肾盂黏膜，后经肾盏、肾乳头上行至肾实质发生急性肾盂肾炎；⑩未经治疗，细菌毒素产生和宿主组织损伤，细菌穿透肾小管上皮屏障，产生菌血症。

血行感染源于肾外任何部位的感染病灶（疖、痈、骨髓炎、败血症、感染性心内膜炎等），经血液循环播散到肾脏，病变累及单/双侧肾脏，金黄色葡萄球菌最常见。

❺ 诊断和鉴别诊断

5.1 诊断

急性肾盂肾炎通常需要临床＋微生物诊断。

（1）临床诊断：风险因素＋临床症状＋体格检查＋尿常规＝临床诊断，诊断标准见表3-3-4。

（2）微生物诊断：血培养、尿培养均能证实病原菌。

5.1 鉴别诊断

急性肾盂肾炎的鉴别诊断很广，或以发热为切入点，或以腰痛、肋椎角压痛为切入点；包括腹腔脓肿、阑尾炎、盆腔炎、急性胆囊炎等。

表3-3-4　急性肾盂肾炎诊断标准

类别	标准
风险因素 （见表 3-3-3 的表现形式）	具有任一条
临床症状	上尿路症状（如腰痛）+ 全身症状（如发烧、寒战、不适）+ 下尿路症状（如尿频、尿急、排尿困难）+/- 胃肠道症状（如恶心、呕吐、厌食、腹痛）+/-
体格检查	发热（体温 >38.0°C）+ 肋椎角压痛 + 可能有腹部或耻骨上压痛 +/-
尿常规	抗生素使用前，具有以下任一条：①白细胞酯酶阳性；②镜下脓尿，或血尿，或白细胞管型；③菌落＞ 10^5CFU/ml

注：必须具有（+），或存在（+/-）

表3-3-5　急性肾盂肾炎临床鉴别诊断

疾病	急性肾盂肾炎	腹腔脓肿（主要指膈下脓肿）	阑尾炎	盆腔炎	急性胆囊炎
全身症状	寒战、高热、呕恶	发热	或存在	或存在	呕恶、早期可无发热
膀胱刺激征	可有尿频、尿急	无	无	无	无
腰痛	有	或存在	或存在	或存在	无
肋椎角压痛	有	或存在	或存在	无	无
临床特征	1. 多见于女性 2. 起病急骤，腰痛、肾区叩击痛、高热，常伴膀胱刺激征 3. 尿常规改变，尿培养阳性	1. 见于有原发感染或手术后患者 2. 特点是原有病情好转后出现的全身感染症状，脓肿临近腰部即表现为腰痛 3.B 超下可见脓肿	1. 好发于青年人 2. 阑尾为盲肠后位时表现为右侧腰痛，疼痛持续，逐渐加重；有麦氏点深压痛 3. 结肠充气试验、腰大肌试验阳性	1. 多见于产后、流产、妇科手术或有不洁性交史女性 2. 起病缓慢，首发症状多为下腹坠痛，后累及周围器官出现腰痛；查体子宫举痛或附件压痛 3. 超声及阴道镜可鉴别	1.90% 以上合并胆囊结石 2. 特点是右上腹痛、呕恶与发热，墨菲征阳性 3. 超声检测可临床诊断

❻ 治疗

表3-3-6　急性肾盂肾炎经验/目标治疗推荐

急性肾盂肾炎	病原学	推荐治疗方案	
		首选方案	备选方案
女性非妊娠	大肠杆菌（75%～95%） 奇异变形杆菌 肺炎克雷伯菌 腐生葡萄球菌	门诊患者：头孢曲松（1g IV），然后［环丙沙星（500mg，bid）或环丙沙星缓释片（1000mg，qd）或左氧氟沙星（750mg，qd）]×7d 如果敏感，可用TMP-SMX（双剂量）（1片，bid）	住院患者：当地耐药状况很重要。头孢曲松（1g，qd）或环丙沙星（400mg，q12h）或左氧氟沙星（750mg，qd）。如ESBLS或大肠杆菌：美罗培南（0.5～1g，q8h）
妊娠	肠球菌、B族链球菌及其他表皮葡萄球菌提示污染 非复杂性通常无须培养 氟喹诺酮耐药产ESBL大肠杆菌	病情中等：孢曲松（1g，qd）或头孢吡肟（1g，q12h）。若青霉素过敏：氨曲南（1g，q8h）（对革兰氏球菌无效）	病情严重：哌拉西林-他唑巴坦（3.375g，q6h）或美罗培南（500mg，q8h）或厄他培南（1g，qd）
男性		MDR革兰氏阴性杆菌风险低：（环丙沙星（400mg，q12h）或左氧氟沙星（750mg，qd）×7～14d	MDR革兰氏阴性菌风险高：美罗培南（0.5～1g，q8h×7～14d）

▌中医认识

❶ 病名和沿革

　　急性肾盂肾炎对应于中医热淋。《诸病源候论》描述热淋："热淋者，三焦有热，气搏于肾，流入于胞而成淋也。"

❷ 病因病机

　　热淋病因病机参见尿道炎中医认识。

❸ 辨证论治

　　热淋宜以脏腑八纲辨证，病位在膀胱和肾，病性为湿热，故宜治以清热利湿。

热淋

【辨证要点】突发寒热，或伴腰痛、尿频急，多伴呕恶，苔黄腻，脉滑数。

【辨证分析】湿热蕴结下焦，邪正相争，故发寒热；腰为肾府，湿热侵犯，故腰痛；膀胱气化失司，故尿频急；湿热内蕴，故苔黄腻，脉濡数。

【治法】清热利湿通淋。

【代表方剂】八正散（萹蓄、瞿麦、车前子、木通、滑石、栀子、大黄、甘草、灯心草）合小柴胡汤（柴胡、半夏、人参、甘草、黄芩、生姜、大枣）。

【核心用药】柴胡、黄芩、萹蓄、瞿麦、车前子、木通、滑石、栀子。

【加减用药】热甚者，加石膏、芦根；腰痛甚者，加金钱草、海金沙；呕恶者，加半夏。

中西互参

急性肾盂肾炎与中医淋证中的热淋临床表现一致，存在对应关系，中西医理论对应关系见表3-3-7。

表3-3-7　急性肾盂肾炎中西医理论对应关系

中医证型	热淋
病原学	大肠埃希菌
临床特征	突发寒热，或伴腰痛、尿频急，多伴呕恶

参考文献

[1] ORLANDO PL，SHANE-MCWHORTER L. Transition hand-off from Inpatient to outpatient treatment of acute pyelonephritis in an elderly male[J]. Consult Pharm，2017，32（4）：215-221.

[2] KRANZ J，SCHMIDT S，LEBERT C，et al. The 2017 update of the german clinical guideline on epidemiology，diagnostics，therapy，prevention，and

management of uncomplicated urinary tract infections in adult patients[J]. Urologia Internationalis, 2018, 2: 1-8.

[3] YAMAMOTO S, ISHIKAWA K, HAYAMI H, et al. JAID/JSC Guidelines for clinical management of Infectious disease 2015 -urinary tract infection/male genital infection[J]. Journal of Infection and Chemotherapy, 2017, 23: 733-751.

[4] HOOTON TM, BRADLEY SF, CARDENAS DD, et al. Diagnosis, prevention, and treatment of catheter associated urinary tract infection in adults: 2009 international clinical practice guidelines from the infectious diseases society of america[J]. Clin Infect Disl, 2010, 50: 625-663.

[5] JOHNSON JR, RUSSO TA. Acute pyelonephritis in adults[J]. The New England Journal of Medicine, 2018, 4: 48-59.

[6] CATTRALL JWS, ROBINSON AV, KIRBY A. A systematic review of randomised clinical trials for oral antibiotic treatment of acute pyelonephritis[J]. European Journal of Clinical Microbiology & Infectious Diseases, 2018, 37: 2285-2291.

[7] HICKLING DR, SUN TT, WU XR. Anatomy and physiology of the urinary tract: relation to host defense and microbial infection[J]. Microbiol Spectr, 2015, 5: 1-29.

[8] SMART JG. the diagnosis and localization of urinary infection[J]. Royal College of Surgeons of England, 1966, 3: 283-301.

[9] GUPTA K, GRIGORYAN L, TRAUTNER B, et al. Urinary Tract Infection[J].Annals of Internal Medicine, 2017, 3: 49-64.

[10] FLORES-MIRELES AL, WALKER JN, CAPARON M, et al. Urinary tract infections: epidemiology, mechanisms of infection and treatment options[J].Nature reviews, 2015, 13: 269-284.

[11] MCLELLAN LK, HUNSTAD DA. Urinary tract infection: pathogenesis and outlook[J]. Trends Mol Med, 2016, 22 (11): 946-957.

[12] NICKEL JC. Management of urinary tract infections: historical perspective and current strategies: part 1—before antibiotics[J]. J Vrol, 2005, 173: 21-26.

[13] FOXMAN B. Urinary tract infection syndromes occurrence, recurrence, bacteriology, risk Factors, and disease burden[J]. Infect Dis Clin N Am, 2014, 28: 1-13.

[14] WARREN JW, ABRUTYN E, HEBEL JR, et al. Guidelines for

antimicrobial treatment of uncomplicated acute bacterial cystitis and acute pyelonephritis in women[J]. Clinical Infectious Diseases，1999，29：745-758.

[15] COLGAN R，WILLIAMS M. Diagnosis and treatment of acute pyelonephritis in women[J]. American Family Physician，2011，84（5）：519-526.

[16] SCHOLES D，HOOTON TM，ROBERTS PL，et al. Risk factors for recurrent urinary tract infection in young women[J]. The Journal of Infectious Diseases，2000，182：1177-1182.

[17] ANUMUDU Z，EKNOYAN G. Pyelonephritis：A historical reappraisal[J]. American Society of Nephrology，2019，30：1-4.

[18] GUPTA K，HOOTON TM，NABER KG，et al. International clinical practice guidelines for the treatment of acute uncomplicated cystitis and pyelonephritis in women：a 2010 update by the infectious diseases society of america and the european society for microbiology and infectious diseases[J]. Clinical Infectious Diseases，2011，52（5）：e103-e120.

[19] CZAJA CA，SCHOLES D，HOOTON TM，et al. Population-based epidemiologic analysis of acute pyelonephritis[J]. Clinical Infectious Diseases，2007，45：273-280.

[20] GILBERT DN，CHAMBERS HF，ELIOPOULOS GM，等 . 热病 - 桑德福抗微生物治疗指南 [M]. 北京：中国协和医科大学出版社，2019.

第四章

循环系统感染

CIRCULATORY SYSTEM
DISEASES

常见感染性疾病
用药咨询手册

感染性心内膜炎

知识要点
西医认识 1. 通常由细菌引起的心内膜表面的感染 2. 心内膜损伤、菌血症、感染性赘生物形成是发生发展的核心 3. 临床表现差异大，并发症多，病死率高 4. 抗感染治疗和外科手术	**中医认识** 中药治疗机制可能涉及①活性成分直接杀灭微生物，②与抗生素协同作用，增强抗生素抗菌活性，③破坏微生物生物被膜，利于抗生素穿透进入发挥疗效

西医认识

❶ 定义

感染性心内膜炎是心内膜表面的感染，通常由细菌引起，主要影响心脏瓣膜（二尖瓣、主动脉瓣常见，三尖瓣少见），也可影响房室间隔、心室壁内膜或邻近大动脉内膜，依病程长短分为急性、亚急性，依瓣膜材质分为自体瓣膜心内膜炎和人工瓣膜心内膜炎。本病以发热、心脏杂音、瘀点、贫血、栓塞现象和赘生物形成为临床特征，可影响多个系统，如果不进行治疗，通常致命。

❷ 流行病学

1554 年 Fernel 可能第一次描述了亚急性心内膜炎，随着细菌学发展，1943 年 Loewe 首次报道使用青霉素成功治疗亚急性细菌性心内膜炎患者，但直到 1966 年才由 Roltets 指出继发于细菌者才是名副其实的心内膜炎，并建议应用"感染性心内膜炎"一词。

感染性心内膜炎的主要致病菌为链球菌属、葡萄球菌属和肠球菌，其中链球菌主要是草绿色链球菌，占所有类型患者的 30% ～ 65%，在亚急性感染者中高达 70% ～ 80%；葡萄球菌约占 25%，在急性感染者中金黄色葡萄球菌超过 50%；肠球菌感染占 5% ～ 10%，已成为院内获得性感染性心内膜炎的重要病因。

感染性心内膜炎并不常见，发达国家的年发病率为（1.8 ～ 6.2）/10 万人，可在任何年龄段发生，但 30 岁后的发病率增加，超过 1/4 的病例 > 60 岁，男性患病率约是女性 2 倍，静脉滥用药物者和免疫缺陷患者危险最高。感染性心内膜炎是危及生命的疾病，在医学发达的今天，病死率仍接近 40%。

❸ 风险因素

感染性心内膜炎的风险因素基于如下前提：在健康的个体，菌血症（进入血流的细菌）可很快被清除，没有不良后果。但如果心脏瓣膜受损，细菌会附着在瓣膜上，导致感染性心内膜炎。此外，在免疫受损的个体，血液中的细菌浓度可以达到足够高的水平，从而增加了细菌黏附瓣膜的可能性。一些重要的风险因素见表 4-1。

表4-1　感染性心内膜炎的风险因素

相关机制	风险因素（表现形式）
心脏瓣膜损伤	人工心脏瓣膜
	心内装置（如植入式心律转复除颤器）
	先天性心脏病
	感染性心内膜炎史
	慢性风湿性心脏病
	年龄相关性退行性瓣膜病变
	先天性心脏瓣膜畸形
可发生菌血症	血液透析
	口腔卫生状况不佳
	严重的尿路感染
	静脉药物注射
	静脉吸毒
免疫受损	恶性肿瘤
	艾滋病
	慢性肝病
	糖尿病
	酒精使用障碍

❹ 发病机制

正常的瓣膜内皮对细菌定植有抵抗力，因此感染性心内膜炎的发生发展需要同时具备以下因素：①心脏瓣膜受损，形成适合细菌附着和定植的部位；②发生菌血症，且该微生物能够在瓣膜上附着和定植；③在血小板和血清分子（如纤维蛋白）组成的保护性基质中，微生物顺利繁殖，形成感染性赘生物。

个体的心内膜常因年龄增加、恶性肿瘤、弥漫性血管内凝血、尿毒症、心脏瓣膜病、和系统性红斑狼疮等因素受损；至于置换后的人工瓣膜，血流经过狭窄的瓣膜口时，因血液流变学的改变，可直接造成心内膜损伤。心内膜受损可导致血小板－纤维蛋白聚合物自发沉积在异常瓣膜和受损的内皮上，形成"非细菌性血栓性心内膜炎"，成为循环微生物的理想播种场所。此时如果个体有静脉吸毒史，或接受静脉导管置入、侵入性牙科操作等，可使细菌顺利进入血液，继而附着在受损的心内膜表面，与"非细菌性血栓"结合，继而在其上定植。细菌感染内皮细胞后，可刺激内皮细胞表达整合素，促进纤维连接蛋白的局部沉积，同时内皮细胞和黏附的单核细胞可释放组织因子和细胞因子，引起血液高凝，促进炎症扩展和赘生物形成，而细菌则在血清分子的保护基质中进一步增殖，促使赘生物的成熟。当赘生物碎片脱落、扩散，形成栓子，即可能导致并发症的发生，如缺血性中风、真菌性动脉瘤和偏远部位的梗死或脓肿。

❺ 临床表现

感染性心内膜炎临床表现差异很大，最常见表现是发热，多伴寒战、食欲减退和消瘦等，其次为心脏杂音，其他表现包括血管和免疫学异常，脑、肺或脾栓塞等。老年患者及免疫抑制状态患者的临床表现常不典型，发热的发生率较低，见表4-2。

表4-2 感染性心内膜炎的体格检查和实验室检查所见

阳性发现	病例（%）
发热	80～95
可听见的杂音	85
新发或改变的杂音	15～47
神经系统异常	20～40

续表

阳性发现	病例（%）
脾大	0～60
瘀点	20～40
甲下裂片状出血	15
Osler 结节	10～25
Janeway 损害	＜10
Roth 斑	＜5
慢性病性贫血	50～90
白细胞增多	20～66
血沉增快	90～100
镜下血尿	50～70
类风湿因子阳性	40～50
X 线异常（渗出、浸润、脓毒性栓子）	67～85（右心感染性心内膜炎）

注：Osler 结节，指或趾垫出现的豌豆大的红或紫色痛性结节；Janeway 损害，手掌和足底处出现的直径 1～4 mm 的无痛性出血红斑；Roth 斑，视网膜的卵圆形出血斑，其中心呈白色。

❻ 诊断和鉴别诊断

6.1 诊断

感染性心内膜炎诊断的金标准是从瓣膜或其他心内膜表面培养出病原菌，但除非患者做瓣膜替换手术或尸体解剖，否则对感染性心内膜炎只能进行临床诊断。当发热患者有一种或多种感染性心内膜炎的主要表现（易感心脏的病变、症状表现、菌血症、栓塞现象、活动性心内膜炎病变），或人工瓣膜患者任何时候出现发热或人工瓣膜功能不全，则需进一步检查以明确诊断。目前最被广泛接受的临床诊断标准是改良的 Duke 诊断标准，其敏感度是 76%～100%，特异度是 88%～100%，阴性预测值不低于 92%，见表 4-3。

表4-3 感染性心内膜炎Duke诊断标准（2015修订版）

Duke 诊断标准		
主要标准	血培养阳性（符合至少一项标准）	1. 两次不同时间血培养标本出现同一典型的 IE 微生物（如草绿色链球菌、链球菌、金黄色葡萄球菌、社区获得性肠球菌）
		2. 多次血培养检出同一 IE 微生物 （1）2 次至少间隔 12 小时医生的血培养阳性； （2）所有 3 次血培养均阳性，或≥ 4 次的多数血培养阳性（首次和末次抽血时间间隔≥ 1 小时）
		3. Q 热病原体 1 次血培养阳性或其 IgG 抗体滴度＞ 1：800
	影像学阳性证据（符合至少一项标准）	1. 超声心动图异常 （1）赘生物 （2）脓肿、假性动脉瘤、心脏内瘘 （3）瓣膜穿孔或动脉瘤 （4）新发生的人工瓣膜部分开裂
		2. 通过 ^{18}F-FDG PET/CT（仅在假体植入＞ 3 个月时）或放射标记的白细胞 SPECT/CT 检测出人工瓣膜植入部位周围组织异常活性
		3. 由心脏 CT 确定的瓣周病灶
次要标准		1. 易患因素：心脏本身存在易患因素，或静脉药物成瘾者
		2. 发热：体温≥ 38℃
		3. 血管征象（包括仅通过影像学发现的）：主要动脉栓塞、感染性肺梗死、细菌性动脉瘤、颅内出血、结膜出血以及 Janeway 损害
		4. 免疫系统征象：肾小球肾炎、Osler 结节、Roth 斑以及类风湿因子阳性
		5. 致病微生物感染证据：不符合主要标准的血培养阳性，或与 IE 一直的活动性致病微生物感染的血清学证据
确诊		满足 2 项主要标准，或 1 项主要标准 +3 项次要标准，或 5 项次要标准
疑诊		满足 1 项主要标准 +1 项次要标准，或 3 项次要标准

6.2 鉴别诊断

感染性心内膜炎主要由细菌感染所致，少见真菌感染，临床病史有助于致病微生物鉴别，见表 4-4；本病发病机制涉及菌血症、瓣膜赘生物形成，可累及多系统，临床表现差异大，需与有关疾病相鉴别，见表 4-5。

表4-4　感染性心内膜炎的可能致病菌

临床病史	可能致病菌
牙科操作	溶血性链球菌
静脉吸毒	金黄色葡萄球菌
皮肤损伤、手术、导管操作污染	表皮葡萄球菌
结直肠癌	粪链球菌
严重尿道感染	肠球菌
静脉吸毒或免疫缺陷	白色念珠菌
污染的药物或饮用水	假单胞菌属
有基础瓣膜病者静脉吸毒针头污染	HACEK 组细菌

表4-5　感染性心内膜炎的鉴别诊断

鉴别内容	鉴别情况
菌血症（非心脏瓣膜感染）	·蜂窝性组织炎 ·化脓性关节炎 ·急性胆囊炎 ·胆管炎 ·腹腔脓肿 ·心脏设备（如起搏器或左心室辅助设备）或其他血管内设备（如外周插入中心导管线路或端口）感染
非感染性瓣膜赘生物形成	·系统性红斑狼疮 ·兰伯氏赘生物
皮肤病变	·胆固醇栓塞 ·血管炎
神经或精神症状	·脑动脉硬化所致脑血栓形成 ·脑出血 ·精神改变
在风湿性心脏病基础上发生本病，疗效差	·合并风湿活动
发热、心脏杂音、栓塞表现	·心房黏液瘤

❼ 治疗

抗生素是感染性心内膜炎治疗的基石，用药选择及疗程基于感染特点及所致病的微生物，故微生物鉴定对疾病管理具有重要价值。在亚急性心内膜炎，因患者血流动力学状态通常稳定，抗生素治疗可推迟至致病微生物明确之后（表

4-6）；而在急性心内膜炎，因暴发性炎症，可在进行血培养后立即开始经验性抗生素治疗（表4-7）。抗生素治疗应注意选用杀菌剂、联合应用、大剂量、静脉给药、长疗程（一般4～6周，人工瓣膜心内膜炎≥6～8周）。

40%～50%感染性心内膜炎患者接受外科手术，主要有三种适应证：导致心衰的瓣膜功能不全、感染失控和预防栓塞。外科手术的目的是根除感染和重建心脏解剖结构，具体适应证见表4-8。

表4-6　感染性心内膜炎针对性抗生素治疗

致病微生物	首选	自体瓣膜心内膜炎		人工瓣膜心内膜炎	
		备选	首选	备选	
链球菌（草绿色链球菌、牛链球菌）	青霉素 G MIC ≤ 0.12μg/mL	① 青霉素 G 12～18MIU/d（分 q4h），4周②头孢曲松 2g qd，4周	青霉素 G 或头孢曲松 2g qd，2周+庆大霉素 3mg/kg qd，2周	① 青霉素 G 12～18MIU/d（分 q4h），6周②头孢曲松 2g qd，6周	青霉素 G 或头孢曲松 2g qd，6周+庆大霉素 3mg/kg qd，6周
	青霉素 G MIC 0.12～0.5μg/mL	青霉素 G 24MIU/d（分 q4h），4周+庆大霉素 3mg/kg qd，2周	万古霉素 15mg/kg q12h，使谷浓度 10～15ug/mL，4周	青霉素 G 24MIU/d（分 q4h），6周+庆大霉素 3mg/kg qd，6周	万古霉素 15mg/kg q12h，使谷浓度 10～15ug/mL，6周
	青霉素 G MIC > 0.5μg/mL	青霉素 G 24MIU/d（分 q4h），4周+庆大霉素 3mg/kg 2～3次/天，4周	万古霉素 15mg/kg q12h，使谷浓度 10～15μg/mL，4周	青霉素 G 24MIU/d（分 q4h），6周+庆大霉素 3mg/kg 2～3次/天，6周	万古霉素 15mg/kg q12h，使谷浓度 10～15ug/ml，6周
肠球菌（粪肠球菌、屎肠球菌）	青霉素、氨基糖苷类敏感	青霉素 G 24MIU，4～6周+庆大霉素 3mg/kg 2～3次/天，4～6周	①青霉素 G 24MIU+头孢曲松 2g q12h，6周②青霉素不耐受：万古霉素 30mg/kg q12h+庆大霉素 1mg/kg q8h，6周	青霉素 G 24MIU，6周+庆大霉素 3mg/kg 2～3次/天，6周	① 青霉素 G 24MIU+头孢曲松 2g q12h，6周②青霉素不耐受：万古霉素 30mg/kg q12h+庆大霉素 1mg/kg q8h，6周

续表

致病微生物 首选		自体瓣膜心内膜炎		人工瓣膜心内膜炎	
		备选	首选	备选	
	青霉素敏感，庆大霉素耐药（MIC > 500ug/mL），链霉素敏感（MIC < 1500µg/mL）	青霉素G 24MIU + 头孢曲松 2g q12h，6周	青霉素G 24MIU + 链霉素 15mg/kg qd，4～6周	青霉素G 24MIU + 头孢曲松 2g q12h，6周	青霉素G 24MIU + 链霉素 15mg/kg qd，6周
	青霉素、氨基糖苷类、万古霉素耐药	达托霉素 8～12mg/kg qd + 青霉素G 24MIU，≥8周	利奈唑胺 600mg q12h，≥8周	达托霉素 8～12mg/kg qd + 青霉素G 24MIU，≥8周	利奈唑胺 600mg q12h，≥8周
金黄色葡萄球菌（主动脉瓣或二尖瓣感染）	甲氧西林敏感	氟氯西林 2g q4h，4～6周	①头孢唑林 2g q8h，4～6周 ②万古霉素 30～60mg/kg 分2～3次，使谷浓度 15～20µg/mL，4～6周	（氟氯西林 2g q4h + 利福平 300mg po q8h），6周 + 庆大霉素 1mg/kg q8h，2周	
	甲氧西林耐药	万古霉素 30～60mg/kg 分2～3次，使谷浓度 15～20µg/mL	达托霉素 8～10mg/kg qd	（万古霉素 15～20mg/kg 分2～3次，使谷浓度 15～20µg/mL + 利福平 300mg q8h），6周 + 庆大霉素 1mg/kg q8h，2周	
金黄色葡萄球菌（三尖瓣感染）	甲氧西林敏感	氟氯西林 2g q4h，2周（无并发症）	青霉素过敏：①万古霉素 30～60mg/kg 分2～3次，使谷浓度 15～20µg/mL，4周 ②达托霉素 8～12mg/kg qd，4周 ③头孢唑林 2g q8h，4周	（氟氯西林 2g q4h + 利福平 300mg q8h），6周 + 庆大霉素 1mg/kg q8h，2周	
	甲氧西林耐药	万古霉素 15～20mg/kg 分2～3次，使谷浓度 15～20µg/mL，4～6周	达托霉素 6mg/kg qd，4～6周	（万古霉素 15～20mg/kg 分2-3次，使谷浓度 15～20ug/mL + 利福平 300mg q8h），6周 + 庆大霉素 1mg/kg q8h，2周	
Q热（伯氏考克斯体）		多西环素 100mg po + 羟氯喹 600mg/d，≥18月		多西环素 100mg po + 羟氯喹 600mg/d，≥18月	

表4-7 感染性心内膜炎经验性抗生素治疗

病种	经验药物
NVE，轻症患者	阿莫西林或氨苄西林或青霉素，+ 庆大霉素
NVE，严重脓毒症（无肠杆菌科细菌、铜绿假单胞菌属感染危险因素）	万古霉素 + 庆大霉素
NVE，严重脓毒症（有多重耐药肠杆菌科细菌、铜绿假单胞菌属感染危险因素）	万古霉素 + 美罗培南
PVE，等待血培养结果或血培养阴性	万古霉素 + 庆大霉素 + 利福平

注：NVE，自体瓣膜心内膜炎；PVE，人工瓣膜心内膜炎。

表4-8 感染性心内膜炎手术治疗的适应证

- 严重瓣膜狭窄或反流导致心力衰竭
- 血流动力学受损的证据，表现为舒张末期左心室或左房压力升高或中度至重度肺动脉高压
- 存在心内并发症，如瓣膜旁脓肿、传导缺陷或破坏性穿透性病变
- 尽管抗生素治疗得当，脓毒症栓子仍反复出现
- 大的赘生物（> 10 mm）
- 尽管接受了适当的抗生素治疗，血培养仍持续呈阳性
- 人工瓣膜裂开
- 有人工瓣膜的复发性感染
- 脓肿形成
- 二尖瓣早期关闭
- 真菌或耐药革兰氏阴性菌引起的感染

❽ 并发症及处理

感染性心内膜炎的并发症主要有心力衰竭（最常见）、不受控制的感染、系统性栓塞、神经系统并发症、感染性动脉瘤、脾并发症、心肌炎和心包炎、心脏节律和传导障碍、肌肉骨骼表现、急性肾衰竭，现列举主要并发症见表4-9。

表4-9 感染性心内膜炎的并发症

并发症	要点
心力衰竭	·最常见的并发症 ·最常见的手术适应证 ·在 42%~60% 的 NVE 中观察到 ·由新发或严重的主动脉瓣或二尖瓣返流、心内瘘和瓣膜梗阻引起 ·呼吸困难、肺水肿、心源性休克（66% 患者 NYHA III -IV 级） ·评估监测：超声心动图、心肌肌钙蛋白、BNP

并发症	要点
不受控制的感染	· 抗生素治疗 7~10 天后仍发烧 + 培养阳性 · 持续发烧：抗生素治疗不足、微生物耐药、管路感染、局部感染失控、发生栓塞并发症、心外感染、抗生素不良反应 · 瓣膜周围扩散：脓肿形成、假性动脉瘤和瘘管 · 瓣膜周围脓肿：主动脉瓣 IE（NVE 10～40%）、PVE（56～100%）更常见 　　　　　　主动脉瓣 IE 部位：尖瓣 - 主动脉瓣间纤维膜 　　　　　　二尖瓣 IE 部位：通常位于后方或侧方 · 瓣膜周围并发症的危险因素：人工瓣膜、主动脉 IE 和 CoNs 感染
系统性栓塞	· 20%~50% IE，常见且危及生命 · 最易发生：脑、脾和肺分支 · 系统的腹部、脑 CT，肾损害或血流动力学不稳定慎用造影剂 · 风险因素：赘生物长径＞ 10mm、赘生物可移动、特定微生物感染（金葡菌、牛链球菌、念珠菌属）、既往栓塞、多瓣膜 IE
神经系统并发症	· 15%~30% 出现症状性并发症（短暂性脑缺血发作、脑内或蛛网膜下出血、脑脓肿、脑膜炎和中毒性脑病） · 35%~60% 出现无症状的大脑栓塞 · 与高死亡率和后遗症有关 · 快速诊断和抗生素治疗→预防首发及再发的重要措施 · 高危患者的早期手术→预防栓塞的支柱
感染性动脉瘤	· 脓毒症动脉栓塞 · 壁薄，极易破裂 · 尺寸不是破裂的预测因素 · 不同的临床表现（局灶性神经功能缺损、头痛、精神错乱、癫痫发作） · 颅脑 CT、MRI · 瘤体很大且有症状→神经外科手术或血管介入 · 抗生素治疗下尺寸破裂或增大→外科手术或血管介入 · 抗生素治疗下尺寸未破裂或减小→抗生素治疗下连续脑成像随访

中医认识

感染性心内膜炎是罕见、致死性疾病，经系统检索古今中外文献，未发现确切对应的中医病名，且缺乏系统性有关辨证论治的论述。关于病名归属，需结合临床特点及中医文献，经专家学者商议讨论；关于辨证论治，可能已在具体个案的临床实践中得到具体展现。

心内膜损伤、菌血症、感染性赘生物形成是疾病发生发展的核心环节，微生物生物被膜形成是其对抗生素和宿主免疫防御耐受性的重要机制，往往导致抗生素治疗效果差，需要接受手术干预。中药治疗作用源自单体或配方中多种生物活

性成分之间的复杂相互作用，根据现有文献，推测中药治疗感染性心内膜炎通过
①活性成分直接杀灭微生物，②与抗生素协同作用，增强抗生素抗菌活性，③破
坏微生物生物被膜，利于抗生素穿透进入发挥疗效等机制发挥作用，仍需进一步
研究加以探讨。

参考文献

[1] HOLLAND TL，BADDOUR LM，BAYER AS，et al. Infective
endocarditis[J]. Nature Reviews Disease Primers, 2016, 2：16059.

[2] GILBERT H，PATRIZIO L，ANTUNES MJ，et al. 2015 ESC Guidelines
for the management of infective endocarditis：The Task Force for the Management
of Infective Endocarditis of the European Society of Cardiology（ESC）. Endorsed by：
European Association for Cardio-Thoracic Surgery（EACTS），the European Association
of Nuclear Medicine（EANM）[J] .Eur Heart J, 2015, 36（44）：3075-3128.

[3] HUBERS SA，DESIMONE DC，GERSH BJ，et al. Infective endocarditis：a
contemporary review[J]. Mayo Clinic Proceedings, 2020, 95（5）.

[4] MYLONAKIS E，CALDERWOOD SB. Infective endocarditis in adults.[J] .N
Engl J Med, 2001, 345：1318-1330.

[5] BOUZA E，MENASALVAS A，P MUÑOZ，et al. Infective endocarditis—
a prospective study at the end of the twentieth century：new predisposing conditions,
new etiologic agents, and still a high mortality [J]. Medicine, 2001, 80（5）：298-
307.

[6] GOLD JS，BAYARS，SALEM RR. Association of streptococcus bovis
bacteremia with colonic neoplasia and extracolonic malignancy[J]. Arch Surg, 2004,
139（7）：760-765.

[7] BRUNO H，XAVIER D，CLINICAL PRACTICE. Infective endocarditis.[J]
.N Engl J Med, 2013, 368：1425-1433.

[8] CAHILL TJ，PRENDERGAST BD. Infective endocarditis[J]. Lancet，2016,
387（10021）：882.

[9] WANG, ANDREW, GACA, et al. Management considerations in infective

Endocarditis A Review[J]. Jama the Journal of the American Medical Association，2018.

[10] VINCENT LL，OTTO CM. Infective endocarditis：update on epidemiology，outcomes，and management[J]. Current Cardiology Reports，2018，20（10）.

[11] RIMOLDI SG，CAVALLO I，D'AGOSTO G，et al. Microbial biofilm correlates with an increased antibiotic tolerance and poor therapeutic outcome in infective endocarditis[J]. BMC Microbiology，2019，19（1）：228.

[12] MA L，CHEN S，YANG Y. Analysis of bacteriostatic effect of chinese herbal medicine against E.coli. 2017.

[13] ZHANG S，WANG J，XU W，et al. Antibacterial effects of traditional chinese medicine monomers against streptococcus pneumoniae via inhibiting pneumococcal histidine kinase（VicK）[J]. Frontiers in Microbiology，2015，6：479.

[14] 中华医学会心血管病学分会，中华心血管病杂志编辑委员会. 成人感染性心内膜炎预防、诊断和治疗专家共识 [J]. 中华心血管病杂志，2014，42（10）：806-816.

第五章

皮肤软组织感染

　　皮肤由表皮、真皮和皮下组织构成，表皮与真皮之间由基底膜带相连接。皮肤中除各种皮肤附属器（如毛发、皮脂腺、汗腺和甲等）外，还含有丰富的血管、淋巴管、神经和肌肉。皮肤覆盖于人体表面，对维持体内环境稳定十分重要，具有屏障、吸收、感觉、分泌和排泄、体温调节、物质代谢、免疫等多种功能。

皮肤的结构	
表皮	角质形成细胞、黑素细胞、朗格汉斯细胞和麦克尔细胞等
真皮	乳头层和网状层
皮下组织	由疏松结缔组织及脂肪小叶组成，又称皮下脂肪层。皮下组织含有血管、淋巴管、神经、小汗腺等。

　　丹毒、蜂窝织炎是皮肤软组织感染疾病的常见疾病，坏死性筋膜炎是皮肤软组织感染疾病中的急危重病，需要高度重视。依据感染部位不同，可进行以下区分，丹毒主要累及真皮浅层及淋巴管，主要致病菌为 β 溶血性 A 群链球菌，发病部位以下肢或面部为主，皮损界限清楚；蜂窝织炎主要累及真皮深层和皮下组织，A 群链球菌和金黄色葡萄球菌是最常见的致病菌，与丹毒临床特征表现类似：皮肤发红（红斑）、灼热（皮温高）、疼痛、肿胀但蜂窝织炎皮损界限不清，两者治疗以青霉素为主。坏死性筋膜炎（NF）是一种严重的具有潜在致命性的侵袭性感染，其特征是皮肤、皮下组织和浅筋膜的快速广泛坏死，需要及时诊断，尽快手术清创，降低死亡率。

丹毒（Erysipelas）

知识要点		
西医认识 下肢丹毒：多由下肢皮损诱发，如足癣； 面部丹毒：多由鼻炎、中耳炎诱发；面部皮损通常通过鼻梁延伸，双颊受累。致病菌为 β 溶血性 A 群链球菌临床特征以局部皮肤色红、肿胀、疼痛、皮温升高为主，治疗以青霉素为主。	**中医认识** 是以患部突然皮肤鲜红成片，色如涂丹，灼热肿胀，迅速蔓延为主要表现的急性感染性疾病。根据发病部位不同，主要分为抱头火丹；流火。病机由于热毒蕴结，郁阻肌肤而发，或毒邪乘隙侵入而成。治法多以清解为主。	**中西互参** 抱头火丹对应颜面丹毒，流火对应下肢丹毒，现代研究认为清热解毒类中药，如黄柏、连翘、知母等具有广谱抗菌作用（包括抗金黄色葡萄球菌、A群 β 型溶血性链球菌、肺炎双球菌等）

西医认识

❶ 定义

　　丹毒亦称急性网状淋巴管炎，是一种累及真皮浅层淋巴管的急性皮肤感染，主要致病菌为 β 溶血性 A 群链球菌，发病部位以下肢或面部为主，前驱期有发热、恶心、头痛等症状，临床特征以局部皮肤色红、肿胀、疼痛、皮温升高为主。

❷ 流行病学

　　丹毒的起源国外可以追溯到中世纪，被称为"圣安东尼圣火"，当时被认为是由于食用了麦角霉菌所致，一位埃及僧侣医师名为圣安东尼，被认为是唯一可以缓解丹毒患者症状的人，其在法国的居所是一家医院，被专门用来收治丹毒患者。

该病在婴幼儿和老年人中更常见。以前面部受累最常见，约三分之一的患者在皮肤受累之前发生过呼吸道链球菌感染；现在 70%～80% 的丹毒病变涉及下肢，5%～20% 病变在面部。自 20 世纪 80 年代后期，丹毒的发病率明显升高，多于夏季发病。大多数丹毒是由 A 群链球菌引起的，其次是 G、B、C 群链球菌，其中 B 群多见于新生儿感染，另外可见 D 群金黄色葡萄球菌。已报道肺炎球菌、肺炎克雷白杆菌、耶尔森菌和 B 型流感嗜血杆菌等也会引起丹毒症状。

❸ 风险因素

丹毒多由病原体从皮肤或黏膜破坏侵入诱发，但亦可由血行感染，足癣和鼻炎常是引起小腿丹毒及面部丹毒的主要诱因。人体的免疫功能障碍和循环障碍也是发生丹毒的风险因素。

表5-1-1　丹毒风险因素

风险因素	表现形式
皮肤屏障破坏	下肢丹毒：足癣、下肢外伤等
	颜面部丹毒：鼻咽部感染、面部皮肤破损等
免疫功能障碍	糖尿病、酗酒等导致吞噬细胞功能减退
	恶性肿瘤：恶性肿瘤放疗可减少白细胞计数；血液系统肿瘤导致粒细胞缺乏
循环障碍	淋巴结清扫术后，外周血管病变；肥胖影响下肢的血压和静脉循环，淋巴回流受阻

❹ 发病机制

β 溶血性 A 群链球菌多从皮肤轻微损伤或潜在感染灶侵入网状淋巴管系统，并向邻近组织扩散。病原体激活吞噬细胞后产生内源性致热源，大量炎症介质释放如 LTG4、PDG2 等导致血管收缩，消化道黏膜水肿。其产生的酶类等会使真皮高度水肿，血管及淋巴管扩张。皮肤真皮内有弥漫的以中性粒细胞为主的炎细胞浸润，且多见于扩张的淋巴管内。病变严重者，表皮内也可发生水肿，甚至形成大疱。

❺ 临床特征

丹毒皮损多位于下肢及头面部，其潜伏期为 2～5 天，发病急剧，常先有恶寒、发热、头痛、恶心、呕吐等前驱症状。婴儿有时可发生惊厥。继而在患部出现水肿性红斑，界限清楚，患处皮温高、紧张，并出现硬结和非凹陷性水肿，迅速向四周扩大。受累部位有触痛、灼痛，局部淋巴结肿大常见，伴或不伴淋巴管炎。也可能出现脓疱、水疱、大疱或小面积的出血性坏死。面部丹毒通常通过鼻梁延伸，双颊受累。丹毒的并发症少见，常出现于具有基础疾病的患者。当感染痊愈后，可能出现脱屑和炎症后色素改变。

表5-1-2　丹毒常见分类、临床表现及相关机制

丹毒	发病部位	临床表现	作用机制
颜面部丹毒	延鼻梁延伸，双颊受累	发热	1. 病原体激活吞噬细胞，产生内源性致热源（IL-1 等）
		头痛、恶心、呕吐	2. 大量炎症介质释放如 LTG4、PDG2 等导致血管收缩，消化道黏膜水肿
下肢丹毒	足部及小腿	皮肤红肿，疼痛	1. 病原体产生的酶类，加速皮肤中细菌播散，淋巴系统受累导致的阻塞水肿 2. 5-羟色胺、花生四烯酸、激肽亦能使血管通透性增高，使局部皮肤出现红斑、水肿、出血、疼痛等

❻ **实验室检查**

常规实验室检查显示白细胞计数升高和核左移。仅 5% 患者血培养阳性。局部窦道、脓疱或大疱、咽部以及鼻腔内的棉拭子检查有助诊断。免疫能力正常的患者，皮肤活检组织培养和穿刺抽液培养结果常不理想。抗 DNA 酶 B 和 ASO 滴度试验是链球菌感染的重要指标，直接免疫荧光和乳胶凝集试验也用来检测皮损组织中的链球菌。

❼ **诊断及鉴别诊断**

（1）诊断：主要根据其发病急骤，界限清楚的水肿性红斑等以及伴有畏寒、发热等临床症状即可诊断。

（2）鉴别诊断：

表5-1-3 颜面部丹毒鉴别诊断

疾病	好发人群	诱因	病原体	临床表现	治疗及预后
颜面部丹毒	婴幼儿及老年人	鼻炎、中耳炎，牙龈炎，皮损	链球菌金黄色葡萄球菌	早期均可有疼痛，但皮损以红斑为主，皮肤肿胀，外周血象升高	治疗以青霉素抗感染为主，大多预后可，部分人群可反复发作，需预防用药
颜面部带状疱疹	老年人	免疫力减退	水痘带状疱疹病毒	皮损多延周围神经成带状排列，疼痛延神经分布，难以忍受，外周血象正常或减少	治疗以抗病毒、止痛为主，病程偏长，多2～4周，大多能痊愈，但高龄及免疫力低下患者会遗留神经痛3个月甚至更长

表5-1-4 下肢丹毒鉴别诊断

疾病	好发人群	诱因	病原体	临床表现	治疗及预后
下肢丹毒	婴幼儿及老年人	足癣，手术外伤等	链球菌为主	主要侵袭浅表真皮及淋巴管，皮损红肿界限清晰	治疗以青霉素抗感染为主，大多预后可，部分人群可反复发作，需预防用药
蜂窝织炎	中老年人	同上	链球菌金黄色葡萄球菌	病部位比丹毒更深，深及皮下组织，红肿界限不清，中央部红肿最著，愈向边缘则炎症逐渐减轻，浸润深，化脓现象明显。	治疗以青霉素抗感染为主，大多预后可，部分人群可反复发作，需预防用药
接触性皮炎	各类人群	接触外界刺激物的病史	无	可有皮肤红斑肿胀水泡等皮损表现，但无发热等全身症状，瘙痒明显	脱离相关接触物，外用药涂抹治疗为主，远离接触物预后良好

⑧ 治疗

（1）抗生素治疗为主：治疗链球菌引起的丹毒首选青霉素，疗程5～7天，但如果感染在这段时间内没有改善，则应延长治疗时间。大环内酯类抗生素可用于治疗对青霉素过敏的患者。儿童和衰弱患者应住院治疗，静脉或肌注抗生素。复发性丹毒见于局部有循环障碍的患者（如淋巴水肿），该类患者可以每日给予青霉素预防感染。

表5-1-5　治疗丹毒抗生素选择

分类	常见菌群	住院患者	门诊患者	注意事项
四肢，非糖尿病性	A、B、C、G族链球菌 金黄色葡萄球菌包括MRSA（罕见）	哌拉西林他唑巴坦4.5g q8h lvgtt，青霉素过敏者利奈唑胺600mg q12h lvgtt 疗程10日	复方阿莫西林克拉维酸钾0.625g q8h po 疗程10日；青霉素过敏者阿奇霉素500mg qd po，1日；然后250mg qd po 4日	如有足癣需抗真菌治疗
面部丹毒	A、B、C、G族链球菌 金黄色葡萄球菌包括MRSA 肺炎球菌	利奈唑胺600mg q12h lvgtt 疗程10日	复方阿莫西林克拉维酸钾0.625g q8h po 疗程10日；青霉素过敏者阿奇霉素500mg qd po，1日；然后250mg qd po 4日	经验性治疗必须覆盖金黄色葡萄球菌
丹毒（糖尿病）	A、B、C、G族链球菌 金黄色葡萄球菌；肠杆菌；厌氧菌	重症：碳青霉烯类＋利奈唑胺	早期轻症：复方磺胺甲恶唑片1～2片 po bid＋复方阿莫西林克拉维酸钾0.625g q8h po	尽早除外坏死性筋膜炎；预后取决于血供：检查动脉
丹毒（淋巴水肿）	A、C、G族链球菌	哌拉西林他唑巴坦4.5g q8h lvgtt，青霉素过敏者利奈唑胺600mg q12h lvgtt 疗程10日	复方阿莫西林克拉维酸钾0.625g q8h po 疗程10日；青霉素过敏者阿奇霉素500mg qd po，1日；然后250mg qd po 4日	

（2）支持疗法：休息，制动，抬高患肢，局部湿敷，止痛药物。

❾ 预防

（1）识别和治疗易感性疾病，如糖尿病、水肿、肥胖、湿疹、静脉功能不全等。

（2）每年有2～4次反复发作的患者应考虑给予预防性抗生素。如每2～4周口服一次青霉素或红霉素，或每2～4周肌肉注射一次青霉素，持续12个月。同时控制诱发因素，只要诱发因素持续存在，该计划应该继续。

▌ 中医认识

祖国医学对本病早有认识。《素问·至真要大论》有丹之名，即指丹毒。隋代巢元方《诸病源候论》首先提出丹毒病名。明代王肯堂《证治准绳》将发于腿股部的丹毒称之为"腿游风"。明代陈实功《外科正宗》将发于小儿的丹毒称作"小儿赤游风"。清代吴谦等所编的《医宗金鉴·外科心法要诀》把发于肋骨及腰胯，色赤如霞，游走如云，痛如火燎的丹毒称作"内发丹毒"。至清代高秉钧《疡科心得集·辨大头瘟抱头火丹毒论》则首先把发于头面部的丹毒称作"抱头火丹"。关于本病的发病原因，宋代赵佶《圣济总录》认为是"热毒之气暴发于皮肤间，不得外泄，则蓄热为丹毒"。而《医宗金鉴·外科心法要诀》则说"诸丹毒总属心火、三焦风邪而成……属血分有火而受风"，并指出"内发丹毒"是"由肝脾二经热极生风"而成，强调内蕴火热的作用。至于对丹毒病的治疗，则经历了一个以外治为主，到内外合治、辨证论治的漫长发展与进步的过程。在唐代丹毒的治疗尚处于以单方为主、外治为主的阶段。至明、清以后，丹毒的治疗才迈入以辨证用药、内外合治的时期。

❶ 病名

丹毒是一种皮肤突发片状红肿，色如丹涂脂染的急性炎症性皮肤病。以水肿性红斑，灼热疼痛，伴发热，畏寒等症状为临床特征。好发于下肢、颜面。

❷ 病因病机

本病的发生，由于血热内蕴，郁于肌肤，复感风热湿邪，内外合邪，热毒之气暴发于皮肤之间，不得外泄，蕴热为病。

❸ 辨证论治

抱头火丹（颜面部丹毒）

（1）风热毒蕴

【辨证要点】颜面部皮肤红肿热痛，发病迅速，鼻额部红肿，延及头面部伴壮热气急，伴发热，恶寒，口干唇燥，咽喉不利、舌质红，苔黄燥，脉洪数。

【辨证分析】风为阳邪，其性上扬，多伤人之上部。头为诸阳之会，外感风湿、风热之邪，与内蕴之血热相合，化为火毒，风火相扇，风助火热，火助风威，暴发于头面，形成抱头火丹。

【治法】治宜散风清热解毒，内热盛者，佐以清热通腑。

【代表方剂】初起恶寒未解，方用通圣消毒散加减；恶寒已除，但发热不恶寒者，以普济消毒饮加减。

【核心用药】防风、荆芥、连翘、黄芩、黄连、桔梗、赤芍、玄参、生石膏、牛蒡子、升麻、僵蚕、薄荷等。

【加减用药】内热重，大便秘结者，加大黄、芒硝；小便短赤者，加滑石、木通；口渴引饮者，加天花粉；咽痛喉闭者，加玄参、麦冬、生地黄、木蝴蝶。

（2）肝火上炎

【辨证要点】颜面侧部皮肤红肿热痛，常伴发热、恶寒、口苦咽干、胁肋胀痛，便秘尿赤；舌红、苔薄黄，脉弦数。

【辨证分析】肝经郁热，肝胆相为表里，肝火上炎至颜面部。

【治法】清肝利湿解毒。

【代表方剂】柴胡清肝汤或化斑解毒汤加减。

【核心用药】柴胡、黄芩、山栀、白芍、生地黄、连翘、天花粉、玄参、知母、升麻。

【加减用药】若壮热不退，加石膏；腑实大便秘结，加大黄、芒硝。

流火（下肢丹毒）

（1）湿热下注

【辨证要点】下肢皮肤色红，肿胀疼痛，伴小便短赤、身重疲乏，舌苔黄腻，脉濡数。

【辨证分析】水性下趋，外感湿邪与内蕴湿热相合，湿热下注，流走于下肢腿、足，形成流火。

【治法】清热利湿解毒。

【代表方剂】萆薢渗湿汤合五神汤加减。

【核心用药】萆薢、薏苡仁、茯苓、黄柏、牡丹皮、泽泻、滑石、通草。

【加减用药】若热盛腐肉、肌肤腐烂未脱，加归尾、甲珠之类托毒去腐。

（2）瘀热闭阻

【辨证要点】下肢局部皮肤红赤灼热或色暗红，肿胀疼痛，刺痛为主，伴口干口渴，舌暗红、苔黄腻，脉数。

【辨证分析】下肢气血运行不畅，久之瘀血化热成毒，形成流火。

【治法】凉血活血解毒。

【代表方剂】清瘟败毒饮或清营汤酌加板蓝根、大青叶、紫草等。

【核心用药】生地黄、黄连、黄芩、牡丹皮、石膏、栀子、甘草、竹叶、玄参、犀角、连翘、芍药、知母、桔梗。

④ 现代研究

（1）《全国中草药汇编》编写组通过临床及实验研究发现抗菌中草药中广谱抗菌药（包括抗金黄色葡萄球菌、A 群 β 型溶血性链球菌、肺炎双球菌等）有金银花、连翘、大青叶、板蓝根、青黛、黄连、黄芩、黄柏、紫花地丁、蒲公英、败酱草、穿心莲、重楼、龙胆草、山豆根、知母，栀子、牛黄等 39 种。除上述广谱抗生中草药外，还有虎杖、野菊花等具有抗 A 群 β 型溶血性链球菌的功能。

（2）孙侃的研究认为黄连对 A 群 β 型溶血性链球菌的较强抑菌作用与其所含小檗碱有关。

（3）李梅、王龙骧通过各自的研究认为从黄柏中提取的盐酸小檗碱在试管内对 A 群 β 型溶血性链球菌有较强的杀菌作用。并认为本品在体内的杀菌作用较试管中更强。

第二节

蜂窝组织炎 （Cellulitis）

知识要点		
西医认识 是累及真皮和皮下组织的一种急性化脓性感染；好发部位在胫骨前；A群链球菌和金黄色葡萄球菌是最常见的致病菌；临床特征以皮肤发红（红斑）、灼热（皮温高）、疼痛、肿胀及皮损界限不清为主；治疗以青霉素为主	**中医认识** 痈是一种发生于皮肉之间的急性化脓性疾病。以局部红肿热痛，易肿、易脓、易溃、易敛，一般不损伤筋骨，也不造成陷证为临床特征。病机多为气机运行失常，血液流通不畅，从而使邪热阻于皮肉之间，聚而成形；治疗以清热解毒、理气活血为主	**中西互参** 根据临床表现的不同，蜂窝织炎的不同疾病发展阶段可与中医证型相对应，具体对应关系见表5-2-5

❶ 定义

蜂窝织炎是累及真皮和皮下组织的一种急性化脓性感染，好发部位在胫骨前，A群链球菌和金黄色葡萄球菌是最常见的致病菌，临床特征以皮肤发红（红斑）、灼热（皮温高）、疼痛、肿胀及皮损界限不清为主。

❷ 流行病学

本病主要见于中老年人，在欧洲每年的发病率约为2.2%。大约有7%的蜂窝织炎患者需住院治疗。住院患者的死亡率约为2.5%。鉴于重要危险因素（即糖尿病、肥胖和老年）发病率的增加，预计蜂窝织炎的发病率会逐渐增加。在免疫力正常的患者中发生的蜂窝织炎最常见的致病菌是化脓性链球菌或金黄色葡萄球菌。儿童发生的蜂窝织炎多数是由金黄色葡萄球菌引起，其次是流感嗜血杆菌（由于使用疫苗，该菌已较前少见）。糖尿病溃疡和褥疮溃疡周围的蜂窝织炎常包括革兰氏阳性球菌、革兰氏阴性需氧菌和厌氧菌在内的混合感染。

③ 风险因素

蜂窝织炎多皮肤屏障破坏后病原体侵入而诱发，免疫功能障碍和循环障碍也常是患者发生蜂窝织炎的原因。

表5-2-1　蜂窝织炎风险因素

相关机制	风险因素（表现形式）
皮肤屏障破坏	足癣、下肢外伤、溃疡等
免疫功能障碍	糖尿病、酗酒等导致吞噬细胞功能减退
	恶性肿瘤：恶性肿瘤放疗可减少白细胞计数；血液系统肿瘤导致粒细胞缺乏
循环障碍	淋巴结清扫术后，外周血管病变；肥胖影响下肢的血压和静脉循环，淋巴回流受阻

④ 发病机制

本病为广泛的皮肤和皮下组织弥漫性化脓性炎症，病原菌多为链球菌或金黄色葡萄球菌，患者真皮及皮下组织有广泛急性化脓性炎症改变，有中性粒细胞、淋巴细胞浸润，血管及淋巴管扩张，有时可见血管栓塞。毛囊、皮脂腺、汗腺皆破坏。后期可见由成纤维细胞、组织细胞及巨细胞所形成的肉芽肿。

⑤ 临床特征

蜂窝织炎发病前常出现系统症状，例如发热、寒战和乏力。受累部位具有发红（红斑）、灼热（皮温高）、疼痛和肿胀。皮损通常界限不清，在严重的感染可出现水疱、大疱，脓疱或组织坏死，也可出现上行淋巴管炎和局部淋巴结累及。成人多数是肢端累及。

表5-2-2　蜂窝织炎临床表现及发病机制

临床表现	发病机制
发热	病原体激活吞噬细胞，产生内源性致热源（IL-1 等）
皮肤红肿，疼痛	1. 病原体产生的酶类，加速皮肤中细菌播散，淋巴系统受累导致的阻塞水肿 2. 5- 羟色胺、花生四烯酸、激肽亦能使血管通透性增高，使局部皮肤出现红斑、水肿、出血、疼痛等
脓疱或组织坏死	多见于金黄色葡萄球菌感染，多与凝固酶、葡萄球菌溶素、肽聚糖相关

⑥ 诊断及鉴别诊断

　　根据临床表现常可诊断，发热、寒战和乏力，受累部位皮肤具有发红（红斑）、灼热（皮温高）、疼痛和肿胀。皮损通常界限不清，在严重的感染可出现水疱、大疱，脓疱或组织坏死。化验白细胞计数升高、核左移，CRP、血沉等炎性指标升高。

表5-2-3　蜂窝织炎鉴别诊断

疾病	临床表现
丹毒	主要侵袭浅表真皮及淋巴管，皮损红肿界限清晰
坏死性筋膜炎	疼痛与临床表现不成比例，快速发病、全身毒性、大疱、皮肤紫色或蓝色，皮肤褶皱
淤滞性皮炎	双侧性（蜂窝织炎极为罕见）、症状出现缓慢、色素沉着过多、浅表脱落
痛风	局灶性肿胀和红斑仅局限于关节，痛风史，血清尿酸增加
脂皮硬化症	急性：小腿内侧上方疼痛；慢性：反转香槟瓶效应（腿部直径在小腿以下缩小），静脉功能不全史，青铜／棕色皮肤

⑦ 治疗

　　（1）蜂窝织炎治疗原则：皮肤血运丰富，药物浓度高，多数皮肤感染药物治疗即可。如皮肤血运差（如糖尿病足），药物浓度不足，则治疗还应围绕血管重建。切开引流会破坏皮肤血管，增加治疗困难，蜂窝织炎应该避免切开引流，需切开引流者为复杂性蜂窝织炎，如脓肿局部压迫组织血管（坏死性筋膜炎）则需要切开引流。若患者发病部位在小腿后侧，有脓，并已切开引流，可判定为金葡菌感染机会大。

　　（2）治疗

表5-2-4　蜂窝织炎治疗方案

分类	常见菌群	住院患者	门诊患者	注意事项
四肢，非糖尿病性	B、C、G群链球菌 金黄色葡萄球菌包括MRSA（罕见）	哌拉西林他唑巴坦4.5g q8h Ivgtt，青霉素过敏者利奈唑胺600mg q12h Ivgtt 疗程10日	复方阿莫西林克拉维酸钾0.625g q8h po疗程10日；青霉素过敏者阿奇霉素500mg qd po，1日；然后250mg qd po 4日	如有足癣需抗真菌治疗

分类	常见菌群	住院患者	门诊患者	注意事项
面部	A、B、C、G群链球菌 金黄色葡萄球菌包括 MRSA 肺炎球菌	利奈唑胺 600mg q12h lvgtt 疗程 10 日	复方阿莫西林克拉维酸钾 0.625g q8h po 疗程 10 日；青霉素过敏者阿奇霉素 500mg qd po，1 日；然后 250mg qd po 4 日	经验性治疗必须覆盖金黄色葡萄球菌
糖尿病	A、B、C、G族链球菌 金黄色葡萄球菌；肠杆菌；厌氧菌	重症：碳青霉烯类＋利奈唑胺	早期轻症：复方磺胺甲恶唑片 1-2 片 po bid＋复方阿莫西林克拉维酸钾 0.625g q8h po	尽早除外坏死性筋膜炎；预后取决于血供：检查动脉
淋巴水肿	A、C、G族链球菌	哌拉西林他唑巴坦 4.5g q8h lvgtt，青霉素过敏者利奈唑胺 600mg q12h lvgtt 疗程 10 日	复方阿莫西林克拉维酸钾 0.625g q8h po 疗程 10 日；青霉素过敏者阿奇霉素 500mg qd po，1 日；然后 250mg qd po 4 日	

⑧ 蜂窝织炎病情监测

皮肤感染多数监测（病变范围及程度）即可，询问疼痛及活动功能（如坐立、行走等）；如果目视不可见（如骨髓炎或深部软组织感染）则监测血沉、C反应蛋白等炎性指标。患者主诉症状消失即可安排出院，出院前适当将静脉用药改为口服用药。

▌中医认识

中医外痈相当于西医所指的化脓性蜂窝织炎。

❶ 定义及历史沿革

痈是一种发生于皮肉之间的急性化脓性疾病。痈者，壅也，是气血为毒邪壅塞而不通的意思。以局部红肿热痛（少数初起白肿），易肿、易脓、易溃、易敛，一般不损伤筋骨，也不造成陷证为临床特征。

本病有内痈与外痈之分，内痈生于脏腑，外痈发于体表。痈早在《黄帝内经》中就已有记载，如《灵枢·痈疽篇》中云："痈者，其皮上薄以泽，此其候也。"又云，"……热盛则肉腐，肉腐则为脓，然不能陷，骨髓不为焦枯，五藏不为伤，故命曰痈。"其后，在《金匮要略·脉病证治》《中藏经·总论》《外科精义·辨疮疽舟肿证候法》《医学入门·痈疽证治》《证治准绳·痈疽之源》等书中对痈的病因、病机、症状、脉象、处方用药都有一定的记述。至明代陈实功的《外科正宗》，对痈的病源、症状、辨证（阴证、阳证、半阴半阳证、善恶）、治法（按肿疡、溃疡的不同而分别处以内治、外治、灸法、针刺等）、调理及养护有了较为全面的论述。

❷ 病因病机

2.1 病因：本病多由外感六淫邪毒，或嗜食肥甘油腻、煎炸之品，内郁湿热火毒；或因为外伤，毒邪随伤口入内等，《黄帝内经》云："痈疽原为火毒生。"由此可见，热（火）毒是痈证的主要原因。

2.2 病机：外感六淫邪毒，郁于皮肉之间；或饮食不节，过食膏粱厚味，使脾胃功能失调，传化失职，积滞生湿生痰，聚而化热化火，停留肌肤，相互结聚而成痈肿；或受到外来伤害，皮肉受损，毒邪入侵，局部经脉阻塞，气血运行不畅，而成痈肿。总之，由于各种致病因素引起的气机运行失常，血液流通不畅，从而使邪热阻于皮肉之间，聚而成形，乃发为痈肿。

❸ 辨证论治

（1）热毒蕴结（初起）

【辨证要点】局部红肿热痛，皮色红，边界不清，逐渐扩大，红肿高突；可伴有发热、恶寒、头痛、纳差、口渴；舌苔黄腻，脉弦滑或洪数。

【辨证分析】感邪初期，热邪蕴结不畅，局部皮肤色红肿胀，热势弥漫，郁结不宣，耗伤津液，故发热、口渴等，皮肤红肿边界不清。

【治法】清热解毒，佐以行瘀活血。

【代表方剂】仙方活命饮酌加黄连、野菊花、紫花地丁。

【核心用药】白芷、贝母、防风、赤芍药、当归尾、甘草节、皂角刺（炒）、穿山甲（炙）、天花粉、乳香、没药、金银花、陈皮。

【加减用药】大便秘结者，可加大黄；大渴大汗者，可加生石膏，太子参等。

（2）热胜肉腐（酿脓期）

【辨证要点】疮形高突，疼痛加剧，痛如鸡啄，按之应指，中软，有波动感；

可伴有壮热、口渴、便秘；苔黄腻，脉弦滑数。

【辨证分析】热毒蕴结，火热炽盛，邪热聚集无处宣泄，故肿痛加剧，损伤津液，壮热，口渴，大便干结等。

【治法】益气托毒。

【代表方剂】选用透脓散酌加金银花、蒲公英、山药、党参等。

【核心用药】黄芪、山甲（炒）、川芎、当归、皂角针。

【加减用药】热毒炽盛、红肿热痛者，加蒲公英、紫花地丁等清热解毒；脓甚胀痛者，加桔梗、薏苡仁、冬瓜仁排脓消肿。

（3）毒去正复或正虚毒恋（溃后）

【辨证要点】一般脓出黄稠，引流通畅，则肿消痛减，全身症状随之消失，疮口渐渐愈合；或脓水清稀，引流不畅，疮底色淡，疮口愈合缓慢；舌淡，苔薄白，脉细。

【辨证分析】邪去正复，疮口逐渐愈合；或久病正气虚，邪气难去，疮口反复难以愈合。

【治法】气血两虚者，宜补益气血，促进新生。

【代表方剂】八珍汤酌加黄芪、山药、金银花。

【核心用药】人参、白术、白茯苓、当归、川芎、白芍、熟地黄、炙甘草。

【加减用药】血虚者，可加黄芪；脾胃虚弱者，可加砂仁、麦芽等。

▌中西互参

根据临床表现的不同，蜂窝织炎的不同疾病发展阶段可与中医证型相对应，具体对应关系见表 5-2-5。

表5-2-5　蜂窝织炎的中西医理论对应关系

中医证型	热毒蕴结证	热胜肉腐证	毒去正复或正虚毒恋证
西医分期	初起	酿脓期	溃后
临床特点	局部红肿热痛，皮色红，边界不清，逐渐扩大，红肿高突	疮形高突，疼痛加剧，痛如鸡啄，按之应指。可伴高热	或肿消痛减，全身症状随之消失；或脓水清稀，疮口愈合缓慢

❹ 现代研究 ————————————————————————

《中药现代研究》记载：金银花对多种致病菌，如金葡菌、溶血性链球菌等均有一定的抑制作用。对肺炎球菌，脑膜炎双球菌、绿脓杆菌、结核杆菌亦有抑制作用。水浸剂比煎剂作用强，叶煎剂比花煎剂作用强。同时金银花对人体的免疫系统亦有作用。金银花煎剂稀能促进白细胞的吞噬功能。

第三节

坏死性筋膜炎

知识点

坏死性筋膜炎是一种严重的具有潜在致命性的侵袭性感染，其特征是皮肤、皮下组织和浅筋膜的快速广泛坏死。以下特征高度怀疑本病：①严重疼痛，与临床表现不成比例；②未对最初的抗生素治疗作出反应；③皮下组织坚硬的木质感觉，超出了明显的皮肤受累区域；④全身毒性，往往伴有精神状态改变；⑤水肿或压痛超出皮肤红斑；⑥握雪感，表示组织中的气体；⑦大疱性病变；⑧皮肤坏死或瘀斑。可结合手指实验、NF 实验室风险指标、影像学检查进行诊断，治疗以手术清创为主，结合抗感染等支持疗法

---

❶ 定义

坏死性筋膜炎（necrotizing fasciitis，NF）是一种严重的具有潜在致命性的侵袭性感染，其特征是皮肤、皮下组织和浅筋膜的快速广泛坏死。疾病早期会出现皮肤表现，局部红、肿、热、痛、硬，中期皮肤表面水疱增多变大，晚期可表现为持续高热、感染性休克及多器官功能衰竭，死亡率极高。NF 全身各部位均可发病，感染部位以下肢和上肢最常见，其次为颈部和会阴，多见于中老年人，男女发病率无明显差异，在儿童中很少见。

❷ 流行病学

坏死性筋膜炎通常被称为肉食性疾病，是一种威胁生命的皮下组织、筋膜和肌肉的快速细菌感染。关于这种疾病的最早报告可以追溯到公元前 5 世纪的希波克拉底。1952 年，Wilson 教授首次提出了 NF 的概念，是为了强调这种疾病的主要组织病理学特征，其特点是广泛进展的深浅筋膜坏死，是一种严重的坏死性感染，但后来被更广泛的坏死性软组织感染（NSTI）所取代。在 19 世纪 90 年代，A 群链球菌侵入而导致的坏死性筋膜炎开始被关注并逐渐增多。

根据感染菌群的不同可分为 3 型。Ⅰ型为多细菌混合感染，最常见，占55%～80%。Ⅰ型包括好氧菌和厌氧菌的混合，其中链球菌是最常见的好氧菌，拟杆菌是最常见的厌氧菌，链球菌仍然是 NF 最常见的病原体。Ⅱ型为单细菌感染，占 10%～15%，由 A 群链球菌（化脓性链球菌）引起，有时与金黄色葡萄球菌联合感染，可发生于近期接受过外科手术或外伤的健康个体。Ⅲ型＜5%，是最具侵略性的（在 24 h 内可导致多器官功能不全），病原菌多为弧菌或气单胞菌，大多数 NF 病例是多细菌感染。然而，研究报告表明，单细菌感染所致的NF 越来越常见，发病率也显著增加，高达 60%。

❸ 风险因素

坏死性筋膜炎夜多皮肤屏障破坏后病原体侵入而诱发，免疫功能障碍和循环障碍也常是患者发生蜂窝织炎的原因。

表5-3-1　坏死性筋膜炎风险因素

相关机制	风险因素（表现形式）
皮肤屏障破坏	足癣、下肢外伤、溃疡、手术等
免疫功能障碍	糖尿病、酗酒、肝功能衰竭等导致吞噬细胞功能减退
	恶性肿瘤：恶性肿瘤放疗可减少白细胞计数；血液系统肿瘤导致粒细胞缺乏
循环障碍	外周血管病变；肥胖影响下肢的血压和静脉循环，淋巴回流受阻

❹ 发病机制

初期筋膜内微生物的迅速增殖、表达的多种蛋白酶等，造成组织损伤。感染部位的红斑、发热、肿胀和压痛。中期细菌释放内毒素和外毒素造成组织广泛的坏死，皮肤表面可能会出现暗红色硬化，并伴有充满液体的蓝色或紫色大疱，血性水泡，按压局部时可有"握雪感"。后期感染迅速扩散，造成休克、器官衰竭。

表5-3-2　坏死性筋膜炎临床表现及发病机制

疾病分期	临床表现	具体机制
初期	感染部位的红斑、发热、肿胀和压痛，类似于普通蜂窝织炎，但发病迅速、疼痛程度剧烈	筋膜内纤维结缔组织和神经血管结构疏松，微生物的迅速增殖播散，微生物表达的多种有效蛋白酶、降解毒力因子等可与宿主多型核白细胞释放的组织损伤酶共同作用，造成组织损伤

疾病分期	临床表现	具体机制
中期	皮肤表面可能会出现暗红色硬化，并伴有充满液体的蓝色或紫色大疱，血性水泡，按压局部时可有"握雪感"，然后，皮肤会出现浅蓝色、栗色或黑色	细菌释放内毒素和外毒素造成组织广泛的坏死；细菌蛋白在体外完全损害了角质形成细胞的愈合能力，从而造成皮肤及筋膜的感染、坏死。免疫敏感状态使区域的血管损伤，毛细血管水平血流受阻，造成缺氧，细胞死亡。随着这一过程的进展，组织缺血加重，血管形成血栓，从而对机体造成了更大的损害
后期	感染到达深筋膜，组织呈现棕灰色，感染可以通过静脉通道和淋巴管迅速蔓延，造成感染性休克和器官衰竭	组织缺血缺氧、坏死，防御机制消失，感染迅速扩散，造成休克器官衰竭

⑥ 辅助检查

（1）手指实验 此方法是诊断 NF 的最佳选择，即在局部麻醉的情况下，从感染区向下至深筋膜处开一个 2 cm 的切口进行探查，食指触摸筋膜，若发现组织出血少、阻力小，筋膜坏死、液化，大量渗出，有不收缩的肌肉，可轻易将皮下组织与筋膜分离，则手指试验阳性，应高度怀疑 NF。

（2）NF 实验室风险指标（ LRINEC）评分系统 LRINEC 评分系统对疾病的诊断以及与其他软组织感染，包括严重蜂窝织炎或脓肿的鉴别诊断具有重要意义。当评分为 6 分及以上时，该模型的阳性预测值为 92%，阴性预测值为96%，8 分或 8 分以上是 NF 性筋膜炎的强预测指标，LRINEC 评分也可表明：评分＜ 6 的患者的死亡率为 1%，而评分＞ 6 的患者的死亡率为 21%。但是，如果临床怀疑 NF，而 LRINEC 评分＜ 6 分，显示阴性结果，此时不可将 LRINEC 评分结果作为排除诊断的可靠标志，此外，LRINEC 评分的结果对于疾病的诊断有提示作用，但不能预测疾病临床发展过程的严重程度。见表 5-3-3。

表5-3-3　坏死性筋膜炎的实验室风险指标

评估指标	范围	分数
Hb（g/dL）	＞ 13.5 11 ～ 13.5 ＜ 11	0 1 2
白细胞（10^9/L）	＜ 15 15 ～ 25 ＞ 25	0 1 2
钠（mmol/L）	＜ 135	2

续表

评估指标	范围	分数
肌酐（μmol/L）	＞141	2
血糖	＞10	1
C-反应蛋白	＞150	4
评分≤5风险（低）；6～7中间风险；≥8风险（高）		

（3）影像学检查：MRI能够提供高清晰度的软组织图像，脂肪抑制的T2加权成像可更好地显示深筋膜受累情况，其敏感性可达100%，特异性可达86%。CT扫描可以揭示有关感染实际扩散的详细信息，也可显示筋膜平面增厚、软组织积气、积脓，敏感性为88.5%，特异性为93.3%。

表5-3-4　坏死性筋膜炎的影像特点

影像学分类	表现	意义
CT	（1）皮肤皮下组织弥漫水肿增厚；（2）皮下脂肪条索状、网状强化；（3）筋膜增厚和或强化为其特征改变，一般表浅筋膜均受累，深筋膜的浅、中、深层不同程度受累；（4）软组织积气影是坏死性筋膜炎固有部分；（5）局部积液、积脓可同时累及多个不同解剖间隙，也可位于皮下脂肪或肌肉之间或沿肌肉分布；（6）肌肉对称强化，早期肌肉常不受累或轻微不均匀性，随病情发展邻近肌肉可不同程度受累，表现为增厚、强化、破坏等	查有助于早期确立诊断和有助于发现初步手术清创后由于进展性组织坏死所致的并发症。CT可用于感染定位和确定病变深度，这对制定治疗方案很重要。CT随访可以观察病变的进展、转归以及手术后改变
MRI	（1）皮下组织增厚，T1WI呈低信号，T2WI呈高信号，可有强化；（2）浅、深筋膜增厚、积液，T2WI呈高信号，多数呈均质性界清圆顶状高信号区。手术显示为筋膜周围恶臭的液体和受累筋膜的水肿。如深筋膜T2WI有巨块信号增加，即可诊断为坏死性筋膜炎	MRI为非侵袭性检查，具有很好的软组织对比，对发现液体积聚很敏感，可显示软组织包括皮肤、皮下脂肪、深浅筋膜、肌肉微小信号改变，可清楚显示疾病的解剖分布，对疑有坏死性筋膜炎患者有重要作用，有助于确定最佳活检部位和实施治疗方案，并监测治疗反应，但其费时，当患者危重、插管情况时其作用受限

❼ 诊断和鉴别诊断

诊断主要依据症状、体征，在实践中，临床判断是诊断中最重要的因素。必要时结合辅助检查。

坏死性筋膜炎初期表现可能类似于蜂窝织炎。然而，暗示更深层组织受累的特征包括：①严重疼痛，与临床表现不成比例；②未对最初的抗生素治疗作出反应；③皮下组织坚硬的木质感觉，超出了明显的皮肤受累区域；④全身毒性，往往伴有精神状态改变；⑤水肿或压痛超出皮肤红斑。⑥握雪感，表示组织中的气体；⑦大疱性病变；⑧皮肤坏死或瘀斑。

表5-3-5　鉴别诊断

疾病	临床表现
蜂窝织炎	与坏死性筋膜炎比均有发热，皮肤红肿疼痛，但感染部位相对较浅，疼痛程度较轻，对抗生素效果佳
丹毒	**主要侵袭浅表真皮及淋巴管，皮损红肿界限清晰，抗生素效果佳**
坏死性筋膜炎	疼痛剧烈，与临床表现不成比例，快速发病、全身毒性，皮肤大疱、成紫色或蓝色，坏死明显，抗生素效果不佳

❽ NF 的治疗

NF 的治疗应基于 5 个基本原则：早期诊断和清创、充分及足量的抗生素、对症支持治疗、反复重新评估，和积极的营养支持。

（1）手术治疗

早期彻底的外科清创是治疗 NF 的主要手段。积极充分的清创是降低死亡率最重要的决定因素。所有患者都应该在入院后 12～15 h 内进行紧急外科清创，如果在症状出现 24 h 后进行初次手术，死亡率可能会高出 9 倍。一旦怀疑存在 NF，手术清创是必要的，疾病的诊断主要通过临床决定，因较低的清创指征而错过了第一时间的手术治疗，可能会导致感染较轻的患者后期相对过度的治疗。手术治疗时病灶应完全切开，做到切口多而大，清创应彻底，直至新鲜组织出血。

（2）抗生素治疗

广谱足量应用抗生素是治疗 NF 的重要辅助手段。首先根据 NF 的分类，对于Ⅰ型，即多细菌混合感染，抗生素的选择需要覆盖革兰阳性杆菌和厌氧菌。对于Ⅱ型，通常由化脓性链球菌引起，也可与金黄色葡萄球菌联合感染。Ⅲ型病原菌多为弧菌。

表5-3-6　坏死性筋膜炎的抗生素治疗

分类	抗生素（成人剂量）
经验疗法	利奈唑胺 600 mg q12h Ivgtt + 哌拉西林他唑巴坦 4.5 g q8h Ivgtt 或美罗培南 1 g q8h ivgtt
链球菌	哌拉西林他唑巴坦 4.5 g q8h Ivgtt+ 克林霉素 600-900 mg q8h IV
甲氧西林敏感的金黄色葡萄球菌	哌拉西林他唑巴坦 4.5g q8h Ivgtt
耐甲氧西林金黄色葡萄球菌	利奈唑胺 600 mg q12h Ivgtt
嗜水气单胞菌	环丙沙星 400 mg q12 h IV 或头孢曲松 2 g q24 h IV+ 多西环素 100 mg q12h PO
创伤弧菌	头孢曲松 2 g q24 h IV+ 多西环素 100mg q12h PO

（3）对症支持治疗

积极对症支持是治疗的一项重要环节。NF 患者病程长，基础代谢率增高，机体消耗能量大。因此，应注意治疗过程中患者营养的补充，维持机体能量的正常需求，必要时应静脉输注白蛋白及血液制品。及时建立静脉通道，积极扩容，纠正电解质、酸碱平衡紊乱也是重要的举措。另外，应密切关注糖尿病患者的血糖水平，保持血糖在正常范围内，有利于感染的控制与疾病的恢复。

（4）高压氧治疗（HBOT）

HBOT 是软组织感染的一种治疗方法，可以显著地提高血液中氧气的浓度，这对于炎症的愈合、改善微循环缺血具有积极的作用。一方面，HBOT 可通过收缩血管来减轻组织水肿，减少白细胞趋化和黏附，减轻缺血再灌注损伤，抑制炎症介质的形成；另一方面，促进血管的生成和成纤维细胞的增殖，并加快伤口的愈合，对 NF 治疗的各个阶段都可产生积极影响。

（5）负压封闭引流治疗（VSD）

VSD 能够彻底去除腔隙或创面的分泌物和坏死组织，对于骨髓炎等难以治疗的疾病有很好的治疗效果，是外科清创治疗技术的革新，持续性的负压吸引促进肉芽组织生长。通过在伤口表面持续地施加负压进行引流，可持续有效的清除渗液，减少毒素的吸收，减轻伤口周围的水肿，刺激创面局部的血液循环，并促进肉芽组织增生与创面愈合。对于紧急手术的患者，若患者生命体征不平稳，为尽量缩短手术时间，清创后直接应用无菌敷料包扎，在创面敷料类型的选择上，可使用海藻酸银敷料，它在患者伤口愈合率和疼痛评分方面明显优于常规敷料。

（6）静脉注射免疫球蛋白（IGIV）

IGIV 可抑制链球菌和葡萄球菌毒力因子的活性，因此对 NF 患者有一定益处。

中医认识

中药对坏死性筋膜炎的控制、促进愈合有益。早期可选用仙方活命饮、龙胆泻肝汤、五味消毒饮抑制炎症的发展。中期患者出现意识障碍可选用安宫牛黄丸、紫雪丹、至宝丹。

参考文献

[1] STEVENS DL，BISNO AL，CHAMBERS HF，et al. Practice guidelines for the diagnosis and management of skin and soft tissue infections：2014 update by the Infectious Diseases Society of America.[J]. Clin Infect Dis，2014，59（2）.

[2] DEAN E. Management of cellulitis-new guidance includes antimicrobial prescribing strategy[J]. Primary Health Care，2020，30（2）.

[3] SARTELLI M，GUIRAO X，HARDCASTLE TC，et al. 2018 WSES/SIS-E consensus conference：recommendations for the management of skin and soft-tissue infections[J]. World Journal of Emergency Surgery，2018，13（suppl 1）.

[4] BENNETT JE，DOLIN R，BLASER MJ. Mandell，douglas，and bennett's principles and practice of infectious diseases[M]. 9th ed. Elsevier Science Health Science div，2019：1619-1647.

[5] LI A，WANG N，GE L，et al. Risk factors of recurrent erysipelas in adult Chinese patients：a prospective cohort study [J]. BMC infectious diseases，2021，21（1）.

[6] BRISHKOSKU-BOSHKOVSKI V，DIMITROVSKA I，KONDOVA-TOPUZOVSKA I. Clinical presentation and laboratory characteristics in acute and recurrent erysipelas[J]. Open Access Maced JMed Sci，2019，7（5）：771-774.

[7] BRISHKOSKA-BOSHKOVSKI V，KONDOVA-TOPUZOVSKA I，

KATERINA D，et al. Comorbidities as Risk Factors for Acute and Recurrent Erysipelas.[J]. Open Access Maced J Med Sci，2019，7（6）.

[8] HICHAM T，CHRISTELLE E，ELARBI B，et al. Risk factors associated with local complications of erysipelas：a retrospective study of 152 cases.[J]. The Pan African medical journal，2017，26.

[9] RAFF AB，KROSHINSKY D. Cellulitis：a review [J]. JAMA. 2016，316（3）：325-337.

[10] BLÄCKBERG A，TRELL K，RASMUSSEN M. Erysipelas，a large retrospective study of aetiology and clinical presentation[J]. BMC Infectious Diseases，2015，15（1）.

[11] PITCHE PV，SAKA B，DIATTA AB，et al. Risk factors associated with abscess formation among patient with leg erysipelas（cellulitis）insub-saharan africa：a multicenter study[J]. Inventi Impact - Dermatology，2016.

[12] CRANENDONK DR，LAVRIJSEN APM，PRINS JM，et al. Cellulitis：current insights into pathophysiology and clinical management.[J]. The Netherlands journal of medicine，2017，75（9）.

[13] SULLIVAN T，DE BARRA E. Diagnosis and management of cellulitis. [J]. Clin Med（Lond）. 2018 Mar；18（2）：160-163.

[14] TIANYI FL，MBANGA CM，DANWANG C，et al. Risk factors and complications of lower limb cellulitis in Africa：a systematic review[J]. BMJ Open，2018，8（7）.

[15] BRUUN T，Oppegaard O，Kittang BR，et al. Etiology of cellulitis and clinical prediction of streptococcal disease：a prospective study[J]. Open forum infectious diseases，2016，3（1）：ofv181.

[16] JAMES WD，BERGER TG，ELSTON DM. Andrews'diseases of the skin[M].（twelfth edition）.1600 John F. Kennedy Blvd.Ste：2016 by Elsevier，Inc，2016：253-255.

[17] BECHAR J，SEPEHRIPOUR S，HARDWICKE J，et al. Laboratory risk indicator for necrotising fasciitis（LRINEC）score for the assessment of early necrotising fasciitis：a systematic review of the literature. Ann R Coll Surg Engl. 2017，99（5）：341-346.

[18]SMEETS L，BOUS A，LECOQ J，et al. Fasciitesnécrosantes：

stratégiediagnostique et thérapeutique [Necrotizing fasciitis：diagnosis and treatments]. Rev Med Liege. 2006，61（4）：240-4.

[19] SHIMIZU T，TOKUDA Y. NECROTIZING FASCIITis. Intern Med. 2010，49（12）：1051-7.

[20] PUVANENDRAN R，HUEY JC，PASUPATHY S. Necrotizing fasciitis. Can Fam Physician. 2009，55（10）：981-987.

[21] HEDETOFT MORTEN DEPARTMENT OF ANAESTHESIA，Copenhagen University Hospital，Rigshospitalet. Incidence，comorbidity and mortality in patients with necrotising soft-tissue infections，2005-2018：a Danish nationwide register-based cohort study[J]. BMJ open，2020，10（10）.

[22] SMEETS L，BOUS A，LECOQ J，et al. Fasciitesnécrosantes：stratégiediagnostique et thérapeutique [Necrotizing fasciitis：diagnosis and treatments]. Rev Med Liege. 2006，61（4）：240-244.

[23]Hietbrink F，Bode LG，Riddez L，et al. Triple diagnostics for early detection of ambivalent necrotizing fasciitis. World J Emerg Surg. 2016 Oct 11；11：51.

[24] HASHAM S，MATTEUCCI P，STANLEY PR，et al. Necrotising fasciitis. BMJ. 2005 Apr 9；330（7495）：830-833.

[25] DAPUNT U，KLINGMANN A，SCHMIDMAIER G，et al. Necrotising fasciitis. BMJ Case Rep. 2013 Dec 10；2013：bcr2013201906.

[26] 欧阳恒，杨志波 . 新编中医皮肤病学 [M]. 人民军医出版社 .2000：105-122.

[27] 何睦，吴佳豪，马丽俐 . 丹毒源流考 [J]. 新中医，2021，53（01）：31-34.

[28] 肖贤忠 . 肖泽梁诊治丹毒经验 [J]. 湖南中医杂志，2019，35（11）：35-36.

[29] 杨彦洁，付中学，黄尧洲 . 黄尧洲教授论治丹毒经验 [J]. 世界中西医结合杂志，2018，13（9）：1230-1232，1274.

[30] 沈惠军 . 清热解毒药的抗感染药理作用 [J]. 中国药学杂志，1988（5）：263-265.

[31] 章德林，汤丹丰，郑琴，等 . 具有抗感染作用的中药分类研究 [J]. 中草药，2015，46（24）：3771-3778.

第六章

出疹性
疾病

本章所述出疹性疾病指一组常见病毒引起的以发热、皮疹为主的轻－中度综合征，多数自限，极少数出现并发症或死亡。该综合征好发于儿童，基于发病率、微生物种类和临床特征，本章所述出疹性疾病包括 5 种疾病：①麻疹（麻疹病毒）；②风疹（风疹病毒）；③传染性红斑（细小病毒 B19）；④幼儿急疹（人类疱疹病毒 6 型）；⑤水痘（水痘－带状疱疹病毒）。导致上述五种出疹性疾病的病毒包括：麻疹病毒、风疹病毒、细小病毒 B19、人类疱疹病毒 6 型、水痘－带状疱疹病毒，其流行月份、好发年龄、病原体特性见表 6-1 和表 6-2。柯萨奇病毒可引起出疹性疾病手足口病，见"肠病毒"，不在本章讨论。

表6-1　常见出疹性疾病病原体流行月份

常见出疹性疾病病原体	月 份											
	7	8	9	10	11	12	1	2	3	4	5	6
麻疹病毒							■	■	■	■		
风疹病毒					■	■	■	■	■	■		
细小病毒 B19					■	■	■	■	■	■		
人类疱疹病毒 6 型			■	■	■		■	■	■		■	
水痘－带状疱疹病毒					■	■	■	■	■	■		

注：流行强度，红色为发病高峰，黄色为发病率相对升高。

表6-2　常见出疹性疾病病原体

病原体	科	生物学特性	临床潜伏期	出疹性疾病	好发年龄
麻疹病毒	副黏病毒	有包膜，环境抵抗力较差，干燥、日光、高温、一般消毒剂均可使其灭活	约 10 天	麻疹	15 岁前
风疹病毒	披膜病毒	有脂质包膜；对高温、紫外线和极端的 pH 值敏感，但在低温下相对稳定	2～3 周	风疹	1～5 岁

续表

病原体	科	生物学特性	临床潜伏期	出疹性疾病	好发年龄
细小病毒 B19	细小病毒	无包膜。具有很强的耐热性，可以经受通常热处理（蒸汽、干热等）。此外只灭活脂质包膜病毒的溶剂洗涤无效	14～18 天	传染性红斑	5-15 岁
人类疱疹病毒 6 型	疱疹病毒	有包膜，对酸和热耐受差	5～15 天	幼儿急疹	2 岁前
水痘－带状疱疹病毒	疱疹病毒	有包膜，对环境抵抗较差，不耐受酸和热	10～21 天	水痘	10 岁前

第一节

麻 疹

知识要点		
西医认识 麻疹 1. 病原体为麻疹病毒；临床主症为发热、上呼吸道症状、结膜炎、出现红色斑丘疹、克氏斑 2. 自限性疾病 3. 对症治疗	**中医认识** 麻疹 1. 辨证要点 前驱期多见邪犯肺卫证，出疹期多见邪入肺胃证，恢复期多见阴津耗伤证。 2. 治疗 邪犯肺卫：宣毒发表汤；邪入肺胃：清解透表汤；阴津耗伤：沙参麦冬汤	**中西互参** 中医证型与疾病阶段存在对应关系

西医认识

❶ 定义

麻疹是麻疹病毒感染引起的以发热、上呼吸道症状、结膜炎、出现红色斑丘疹、克氏斑为主要特征的轻中度综合征，该综合征好发于儿童，通常呈自限性，但少数患者可能发生呼吸道和中枢神经系统的严重并发症。

❷ 流行病学

麻疹作为疾病已有近 2000 年的历史了，但是它的传染性直到大约 150 年前才被认识到。1846 年，Panum 研究了法罗群岛的一次麻疹流行，并注意到这种疾病具有传染性，潜伏期约为 2 周，感染后似乎会带来终身免疫。麻疹好发于儿童，疫苗前时代 90% 的儿童在 15 岁前感染，传播途径是飞沫和气溶胶传播，发病季节高峰在冬春季。

❸ 风险因素 ———————————————————————————

　　麻疹发病多数是通过呼吸道传播而感染，发病的风险因素应从传染源、传播途径和易感人群三方面分析，表现形式和可能的发生机制见表6-1-1。

表6-1-1　麻疹发病的风险因素

		风险因素（表现形式）	可能机制
传染源	患者	从皮疹发作前3天到发作后4～6天具有传染性	麻疹病毒可存在于空气中的微小液滴，从呼吸道或结膜入侵
传播途径	呼吸道传播	飞机、运动场所、医生办公室等场所出现过麻疹传播病例	飞沫传播、气溶胶传播
易感人群	儿童	15岁以下儿童发病率最高	缺乏特异性免疫
	未接种疫苗者	未接种疫苗	缺乏特异性免疫

❹ 发病机制 ———————————————————————————

　　麻疹病毒侵入人上呼吸道和眼结合膜上皮细胞内复制繁殖，通过局部淋巴组织进入血流（初次病毒血症），病毒被单核－巨噬细胞系统吞噬，在该处广泛繁殖，大量病毒再次进入血流，造成第二次病毒血症，从而出现高热和出疹。目前认为麻疹可能的发病机制有两种：①麻疹病毒侵入细胞直接引起细胞病变；②全身性迟发型超敏性细胞免疫反应在麻疹的发病机制中起了非常重要的作用。

❺ 临床表现 ———————————————————————————

　　麻疹的特征是高热、克氏斑、咳嗽、鼻炎、结膜炎和特征性皮疹。8～12天的潜伏期后，前驱期症状始于轻度发热，随后出现畏光、鼻炎、咳嗽、热势升高和结膜炎。克氏斑出现在皮疹发作前1～4天。克氏斑首先表现为红色病变，随后在第二磨牙水平的脸颊内侧中央出现蓝白色斑点。症状加重2～4天后皮疹开始出现，而其他症状开始消退，皮疹始于前额发际线周围、耳后和上颈部，表现为红色斑丘疹。然后向下扩散到躯干和四肢，甚至到达手掌和脚底。面部和躯干部皮疹可见互相融合（图6-1）。皮疹在大约7天内消退，通常会留下细微的皮肤脱屑和色素沉重。

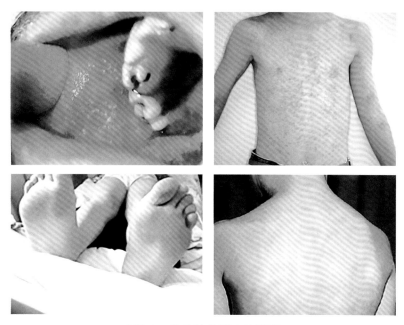

图6-1 麻疹的典型皮疹表现

⑥ 诊断与鉴别诊断

6.1 诊断

（1）临床诊断：根据患者年龄小于15岁，发热、咳嗽，畏光，结膜红肿，出现红色斑丘疹，顺序为耳后、颈部，而后躯干，最后四肢，疹退后皮肤脱屑并有色素沉着，结合流行病学史可做出临床诊断。

（2）实验室诊断：实验室诊断最常用的是血清学方法，IgM抗体在皮疹发作后1～2天出现，并在大约1个月内可检测。如果在皮疹出现后＜72小时采集血清样本，且麻疹抗体阴性，则应采集第2份样本。也可以通过证实恢复期样本中的IgG抗体相对2～4周前的急性期增加了4倍来确诊。病毒分离和PCR等方法一般临床试验室很少使用。

6.2 鉴别诊断

麻疹需与其他病毒性出疹疾病如风疹，和某些免疫介导的疾病如川崎病相鉴别，见表6-1-2。

表6-1-2　麻疹的临床鉴别诊断

疾病	麻疹	风疹	川崎病
病原体	麻疹病毒	风疹病毒	/
好发人群	15 岁以下儿童	5～9 岁儿童	6 个月到 5 岁
典型临床特征	前驱期发热、结膜充血、畏光、上呼吸道卡他症状，咳嗽明显，可能伴淋巴结肿大。出疹前 1～4 天第二磨牙颊黏膜出现 Koplik 斑。皮疹为红色斑丘疹，始于前额、耳后和颈部，向下扩散到躯干和四肢，疹退后有脱屑	前驱期低热、咽痛、全身不适、食欲不振和淋巴结肿大等。枕下、耳后和颈前淋巴结最为明显。儿童皮疹可能先出现，皮疹始于面部或颈部，呈红色斑丘疹，互相融合，离心扩散到躯干和四肢后，呈离散分布。部分患儿软腭上出现玫瑰色 Forchheimer 斑或点状出血	高热、颈部淋巴结肿大、结膜充血、颊部红斑、草莓舌、躯干部大小形态各异的皮疹、手掌和脚底红斑，以及发病数天至数周后从指尖开始的皮肤脱屑
疾病转归	自限性，皮疹约持续 7 天	自限性，皮疹一般持续 3 天	可出现心脏并发症，如冠状动脉瘤和血栓形成，甚至死亡（1%～2%）

❼ 并发症

7.1 肺炎

是麻疹最常见的并发症，发生率约 10%，多见于出疹期，也是引起死亡的主要原因。常见于 5 岁以下、原有佝偻病和营养不良的小儿。由麻疹病毒引起的肺炎多不严重，但有免疫功能缺陷患者（如白血病、先天性无球蛋白血症等）发生严重和致死性的巨细胞性肺炎，其临床特征为缺乏皮疹和血清中不能形成麻疹病毒特异性抗体，其病理变化为间质性肺炎。其他病原所致的继发性肺炎多较为严重，常见的病原为腺病毒、肺炎球菌、葡萄球菌、流行性感冒嗜血杆菌等。

7.2 喉炎

发生率为 1%～4%，可以是麻疹病毒本身感染所致，多见于 2 岁～3 岁以下婴幼儿，程度轻者预后较好，若继发细菌感染则病情加重，常呈声音嘶哑，犬吠样咳嗽，容易气道梗阻，吸气性呼吸困难，胸部三凹征明显，若不及时处理可窒息。

7.3 中耳炎

多见于婴幼儿，是继发细菌感染所致，与麻疹病毒无关。

7.4 脑炎

在免疫功能正常的患者，麻疹脑炎的发病率约为麻疹患者的 1‰。多见于 2

岁以上儿童，病死率约为 15%，病程 1 周～ 2 周，脑脊液和血中可查到麻疹 IgM 抗体。30% 的存活者有轻重不等的后遗症。在细胞免疫功能缺陷的患者，可发生麻疹病毒包涵体脑炎，疾病呈急性或亚急性的过程。

❽ 治疗与预防

对于麻疹没有特效的抗病毒药物，治疗主要是对症支持治疗，如退热、补液、吸氧等。缺乏维生素 A 与麻疹死亡率增加有关，建议每日 1 次口服维生素 A 200000IU，持续 2 天。在麻疹患者有传染性期间（皮疹发作前 3 天到发作后 4 ～ 6 天）应进行隔离。目前最有效的预防方法是接种麻疹活疫苗，已与风疹、腮腺炎疫苗制成三联疫苗广泛使用。

中医认识

❶ 病名和沿革

麻疹，中医称"麻毒"，亦称"痧疹"，属中医"温病"范畴，是一种最常见的急性传染病，我国的典籍中，宋代钱乙的《小儿药证直诀》、宋代刘昉《幼幼新书》、陈言《三因极一病证方论》等书中均有记载，但多混同在天花里面，用"痘疹"的名词把这两种病包括了。在陈文中的《痘疹方论》中已记载了它的传染性如"凡小儿斑疹之病俗言疹子，是肺胃蕴热，因时气熏发于外……"并在此时似于天花相区别。至明朝万全的《家传痘疹心法》乃有详细记载，与天花截然区分，他在原因、症状、并发症、预后和治疗方面均有详细的记述，如"疹为胎毒发于心，肺与相连热毒侵，咳嗽鼻中清涕出，且观双目盈盈"。至于"麻疹"二字的连用，是出自万氏片玉痘疹和鬈信的《古今医鉴》等书。 至明朝的王肯堂《证治准绳》，集合前人学说，在诊治方面的记载更加完备。

❷ 病因病机

2.1 病因

麻毒时邪从口鼻入侵，犯于肺脾二经而发病。

2.2 病机

麻毒为阳毒、热毒，属疫疠之邪。麻毒经口鼻而入，先伤肺卫，继而蕴于肺胃，发于肌肤，而见麻疹。本病初起，为邪郁肺卫，类似风热肺卫表证，如发热、咳嗽、喷嚏、流涕等，化火内炽上炎则目赤流泪、畏光羞明。邪入气分，热兴于脾，麻毒由内向外，由里达表，外泄肌肤而出疹，此为出疹期。疹透之后，邪随疹泄，热退津伤，即为疹子收没的疹回期。以上属顺证，预后良好。若麻毒炽盛，正虚不能托邪外泄，或失治误治，护理不当，均可使麻毒内陷，疹透不顺而出现逆证。脏腑之伤，肺则为甚，麻毒内归于肺，或复感外邪，极易导致肺气郁闭，而并发肺炎喘嗽。麻毒上攻，咽喉不利而成喉痹。毒热袭肠，肠失传导即为泄泻。邪陷厥阴，则神识昏迷，惊厥谵妄。麻毒犯心，损伤心阳，可出现内闭外脱的险证。

❸ 辨证论治

中医治疗麻疹主张"麻不厌透""麻喜清凉"，认为麻为阳毒，以透为顺，以清为要，故其治疗原则首重透发。透发、凉解、养阴是治疗麻疹的三大治法，一般在前驱期主用透发，出疹期主以凉解，恢复期主以养阴。若已成逆证，则宜祛邪安正，各以其法治之。

3.1 疹前期（前驱期）

【辨证要点】发热恶寒，咳嗽流涕，目赤羞明，泪水汪汪，咽红，口腔两颊黏膜红赤，可见麻疹黏膜斑，舌苔薄白或微黄，脉浮数。

【辨证分析】麻毒时邪，从口鼻而入，首犯肺卫，肺失宣肃，故见发热恶寒，咳嗽流涕等表证。麻毒为阳邪，其性上炎，则见目赤羞明，泪水汪汪，咽红，两颊黏膜红赤。麻疹黏膜斑乃是麻毒在表的特有征象。舌苔薄白或微黄，脉浮数均为麻毒袭表之象。

【治法】辛凉透表。

【代表方剂】宣毒发表汤加减。

【核心用药】升麻、葛根、荆芥、防风、牛蒡、薄荷、枳壳、桔梗、前胡、杏仁、连翘、木通、竹叶、甘草。

【加减用药】壮热、烦躁、口渴者，加山栀、生石膏；咳嗽甚者，加桔梗、桑白皮；咽痛者，加射干、玄参、桔梗。

3.2 见形期（出疹期）

【辨证要点】发热持续，出现红色斑丘疹，始于前额，耳后和颈部，向下扩散到躯干和四肢，舌红，苔黄，脉数。

【辨证分析】麻毒为阳邪，入于气分，正邪交争，故发热持续，出疹。舌红，苔黄，脉数，均是热证之象。

【治法】清热解毒，佐以透发。

【代表方剂】清解透表汤加减。

【核心用药】菊花、金银花、桑叶、连翘、葛根、西河柳、紫草、蝉衣、升麻。

【加减用药】疹点隐约不透者，加浮萍、蝉衣；疹点紫暗者，加牡丹皮、紫草清热凉血。

3.3 疹回期（恢复期）

【辨证要点】皮疹按出现的次序消退，皮肤脱屑，遗留棕褐色色素沉着。身热渐退，咳嗽减轻，舌红少津，苔少，脉细弱或细数。

【辨证分析】麻毒已透，故皮疹依次消退。身热渐退，精神好转，咳嗽减轻，均为邪退正复的表现。舌红少津，苔少，脉细数，均为邪热伤阴之象。

【治法】养阴益气，清解余邪。

【代表方药】沙参麦冬汤加减。

【核心用药】沙参、麦冬、天花粉、玉竹、白扁豆、甘草、桑叶。

【加减用药】余热不清者，加地骨皮、银柴胡；胃纳不香者，加谷麦芽、神曲；大便干结者，加全瓜蒌、火麻仁。

▌中西互参

根据临床表现及出现的并发症，西医中麻疹的不同发展阶段可与中医证型相对应，具体理论对应关系见表6-1-3。

表6-1-3　麻疹中西医理论对应关系

中医证型	邪犯肺卫	邪入肺胃	阴津耗伤	邪毒闭肺	邪毒攻喉	邪陷心肝
对应西医	前驱期	出疹期	恢复期	麻疹肺炎	麻疹喉炎	麻疹脑炎
临床特征	发热恶寒，咳嗽流涕，目赤羞明，泪水汪汪，咽红，口腔两颊黏膜红赤，可见麻疹黏膜斑	发热持续，出现红色斑丘疹，始于前额，耳后和颈部，向下扩散到躯干和四肢	皮疹按出现的次序消退，皮肤脱屑，遗留棕褐色色素沉着。身热渐退，咳嗽减轻	咳嗽气促，喉间痰鸣，疹点紫暗或隐没	咽喉肿痛，声音嘶哑，声如犬吠，甚至吸气困难，面唇发绀	高热不退，烦躁，甚则神昏、抽搐

第二节

风　疹

知识要点		
西医认识 风疹 1. 病原体为风疹病毒；临床主症为轻度发热，耳后及枕部淋巴结肿大，出现淡红色斑丘疹 2. 自限性疾病，先天性风疹可导致各种胎儿缺陷 3. 对症治疗	**中医认识** 风痧 1. 辨证要点 邪犯肺卫：发热恶风，或伴有喷嚏、咳嗽，耳后及枕部淋巴结肿大，疹色浅红，先起于头面、颈部，随即扩散到躯干四肢 气营两燔：发热，烦躁，疹色鲜红，疹点较密，甚则融合成片，起于头面、颈部，扩散到躯干四肢 2. 治疗 邪犯肺卫：银翘散；气营两燔：透疹凉解汤	**中西互参** 1. 中医证型与疾病严重程度存在对应关系，可能受宿主免疫强度影响

西医认识

❶ 定义

　　风疹是风疹病毒感染引起的以轻度发热，耳后及枕部淋巴结肿大，皮肤出现淡红色斑丘疹为主要特征的轻 – 中度综合征。该综合征主要发生于儿童，呈自限性，预后良好，出生后风疹的并发症少见，通常不会威胁生命，但母亲经胎盘感染胎儿的风疹可能造成流产、新生儿死亡或各种先天缺陷和发育异常。

❷ 流行病学

　　直到 19 世纪末，风疹才与其他出疹性疾病相区分，曾被称为"第三病"。1941 年，澳大利亚眼科医生 Gregg 认识到了母亲风疹与某些胎儿先天性缺陷之间的联系，对风疹有了进一步的认识。疫苗前时代，风疹每风疹主要通过飞沫传播，也可母婴垂直传播，传染性相对麻疹较低。风疹在5～9岁儿童中最为常见，温带气候中每年春季出现发病高峰。绝大多数患者感染后获得的免疫是终身的，只有极小部分患者出现再感染。

③ 风险因素

出生后风疹通过飞沫传播获得，而先天性风疹则是由于母婴垂直传播，风疹发病的风险因素见表6-2-1。

表6-2-1　风疹发病的风险因素

	风险因素	表现形式	可能机制
出生后风疹	年龄	5～9岁儿童发病率最高	母源性抗体缺失，缺乏特异性免疫
	拥挤、密切接触	学校、军营等场所可出现小规模暴发	飞沫传播
	未接种疫苗		缺乏特异性免疫
先天性风疹综合征	母亲未接种疫苗		缺乏特异性免疫
	母亲妊娠时间	妊娠前8周感染导致最严重和最广泛的先天性缺陷，而妊娠16周后出现缺陷并不常见	妊娠早期胎儿器官处于发育阶段

④ 发病机制

感染后，病毒在呼吸道上皮复制，然后扩散到区域淋巴结。病毒血症随之而来，并在感染后10～17天最为严重。与麻疹一样，风疹皮疹随着免疫的发展而出现，此时病毒从血液中消失，表明皮疹是由免疫介导的。

先天性感染发生在母体病毒血症期间。感染胎盘后，病毒通过发育中胎儿的血管系统传播，并可能感染任何胎儿器官。受感染胎儿细胞和组织损伤的原因可能包括由于血管功能不全导致的组织坏死、细胞增殖时间缩短、染色体断裂以及某些蛋白抑制剂导致有丝分裂停滞。先天性感染通常是慢性的，一旦胎儿在妊娠早期被感染，病毒就会在胎儿组织中持续存在，直到分娩后。

⑤ 临床表现

经过14～21天的潜伏期后，开始出现前驱症状，包括低热、咽痛、结膜充血、头痛、全身不适、厌食和淋巴结肿大，枕下、耳后和颈前淋巴结最突出。在儿童中，皮疹通常是风疹的首发表现。皮疹开始于面部和颈部，为小的、不规则的粉红色斑丘疹，互相融合，离心扩散到躯干和四肢后离散分布。皮疹存在时，检查口咽部可能会发现软腭上有微小的玫瑰色斑点（Forchheimer 斑）或瘀点状出血。皮疹持续时间一般为 3 天，通常消退后不脱屑。血常规显示白细胞减少、中性粒细胞减少和轻度血小板减少。

⑥ 诊断和鉴别诊断

6.1 诊断

（1）风疹的临床诊断：根据患儿年龄 5 ～ 9 岁，低热，枕下、耳后或颈前淋巴结肿大，粉红色斑丘疹从头颈出现扩散到躯干四肢，结合流行病学史可做出临床诊断。

（2）微生物诊断：最常用的实验室诊断是血清学方法检测风疹 IgM 和 IgG 抗体，诊断先天性风疹时，可能需多次检测母亲和胎儿的抗体。此外 PCR 也是可用的实验室诊断方法。

6.2 鉴别诊断

风疹应和其他病毒性出疹疾病如麻疹、传染性红斑和自身免疫，如红斑狼疮相鉴别。

表6-2-2 风疹的临床鉴别诊断

疾病	风疹	麻疹	传染性红斑	红斑狼疮
病原体	风疹病毒	麻疹病毒	细小病毒 B12	
好发人群	5 ～ 9 岁儿童	15 岁以下儿童	5 ～ 15 岁儿童	女性高于男性，年龄 15 ～ 44 岁最常见
典型临床特征	前驱期低热、咽痛、全身不适、食欲不振和淋巴结肿大等。枕下、耳后和颈前淋巴结最为明显。儿童皮疹可能先出现，皮疹始于面部或颈部，呈红色斑丘疹，互相融合，离心扩散到躯干和四肢后，呈离散分布。部分患儿软腭上出现玫瑰色 Forchheimer 斑或点状出血	前驱期发热、结膜充血、畏光、上呼吸道卡他症状，咳嗽明显，可能伴淋巴结肿大。出疹前 1 ～ 4 天第二磨牙颊黏膜出现 Koplik 斑。皮疹为红色斑丘疹，始于前额，耳后和颈部，向下扩散到躯干和四肢，疹退后有脱屑	前驱期低热、头痛、上呼吸道卡他症状。2 ～ 5 天后出疹，皮疹初为"掌掴脸样"红斑，接着花边状、网眼状红斑出现于躯干并向四肢扩散，常伴瘙痒	发热、疲倦、头痛、肌痛、淋巴结肿大和体重减轻常见。皮疹呈蝴蝶形分布于颧骨，但累及过鼻唇沟。皮疹通常是由阳光照射引起的。25% 患者表现为盘状狼疮：红色斑块，中央有疤痕，可覆盖鳞屑。累及头皮或面部和耳部，可能与脱发有关

疾病	风疹	麻疹	传染性红斑	红斑狼疮
疾病转归	自限性，皮疹一般持续3天	自限性，皮疹约持续7天	自限性，皮疹持续数天	存活率高，但也可能致命，第一年内死亡归因于活动性狼疮和感染，晚期死亡归因于动脉粥样硬化性心血管疾病

❼ 并发症

出生后风疹的并发症并不常见，通常不危及生命，严重并发症包括血小板减少、脑炎等。

先天性风疹可导致流产和新生儿死亡，其他出生后异常包括神经性耳聋、视力异常、动脉导管未闭、心脏瓣膜病等。

❽ 治疗与预防

目前对于风疹无特殊的治疗，仅在需要时给予退热和止痛的对症治疗。目前使用最广的风疹疫苗是 RA 27/3，已与麻疹、腮腺炎疫苗制成三联疫苗广泛使用，一剂 RA 27/3 血清转换率约为95%。

中医认识

❶ 病名和沿革

本病中医，认识局限于出生后风疹，称之为风痧，一般认为由感受风热时邪引起，恢复较快，少见并发症，故也有医家称之为"皮肤小疾"。

❷ 病因病机

2.1 病因
感受风热时邪。

2.2 病机
主要病机为邪毒与气血相搏，外泄肌肤所致。风热时邪从口鼻而入，郁于肺卫，蕴于肌腠，与气血相搏，邪毒外泄，发于肌肤。邪轻病浅，一般只伤及肺卫，故见恶风、发热、咳嗽等症，皮肤发出皮疹色泽浅红，分布均匀，邪泄之后迅速康复。若邪毒重者则可见高热烦渴，疹点红艳紫赤、密集等热毒内传营血、气营两燔证候。邪毒与气血相搏，阻滞于少阳经络则发为耳后及枕部淋巴结肿大。本病多数邪毒外泄，疹点透发之后，随之热退病解。发病重者，其病机重点在肺胃气分，涉及营血。一般不会出现麻疹、丹痧等其他出疹性疾病可见的邪陷心肝、内闭外脱等严重变证。

辨证要点主要是分别证候轻重。轻微发热，精神安宁，疹色淡红，分布均匀，病程在 3～4 天之内者为轻证，病在肺卫。壮热烦渴，疹色鲜红或紫暗，分布密集，出疹持续 5～7 天才见消退，病程较长者为重证，病在气营。

治疗以疏风清热解毒为原则。邪在肺卫者，治以疏风清热透疹；邪在气营者，治以清热凉营解毒。

❸ 辨证论治

（1）邪犯肺卫

【辨证要点】发热恶风，或伴有喷嚏、咳嗽，耳后及枕部淋巴结肿大，疹色浅红，先起于头面、颈部，随即扩散到躯干四肢，舌质偏红，苔薄白或薄黄，脉浮数。

【辨证分析】风热时邪，郁于肺卫。疾病初起，外感风热时邪，犯于肺卫，宣发失职，则见肺卫表证，而见发热恶风，喷嚏流涕，咳嗽；卫气失和，气机不舒，脾失健运，胃失受纳故精神倦怠，胃纳不佳；邪热与气血相搏，外泄肌肤，故皮肤红疹；邪随疹透，病情较轻，则见疹点稀疏细小，分布均匀，2～3 日消退；风犯肌腠，故皮疹瘙痒；邪热与气血搏结，郁于足少阳胆经，故耳后、枕部等处淋巴结肿大；舌质偏红、苔薄白，为风热之证。

【治法】疏风解表，清热透疹。

【代表方药】银翘散加减。

【核心用药】金银花、连翘、竹叶、牛蒡子、桔梗、甘草、荆芥、薄荷、豆豉。

【加减用药】耳后与枕部淋巴结肿大疼痛者，加蒲公英、夏枯草、玄参以清热解毒散结；咽喉肿痛者，加僵蚕、木蝴蝶、板蓝根清热解毒利咽；皮肤瘙痒者，加蝉蜕、僵蚕祛风止痒。

（2）气营两燔

【辨证要点】发热，烦躁，疹色鲜红，疹点较密，甚则融合成片，起于头面、颈部，扩散到躯干四肢，舌质红、苔黄，脉洪数。

【辨证分析】邪热炽盛，气营两燔。感受邪热之毒较重，邪热入里，燔灼肺胃，扰及营血，透于肌肤，发为重症风痧。气分燔灼，内扰营血，心神不宁，故烦躁哭闹；气营两燔，血热较盛，透发肌肤，故疹色鲜红；舌红苔黄糙，脉洪数，为气分热盛之征。

【治法】清热解毒，凉营透疹。

【代表方药】透疹凉解汤加减。

【核心用药】桑叶、薄荷、牛蒡子、蝉蜕、连翘、黄芩、紫花地丁、赤芍、红花。

【加减用药】口渴甚者，加天花粉、鲜芦根以清热生津；疹色紫暗而密者，加生地黄、牡丹皮、紫草以清热凉血，养阴止血。

▌中西互参

根据风疹疾病的严重程度不同可与中医证型相对应，且推测疾病严重程度可能受宿主免疫因素影像，具体理论对应关系见表6-2-3。

表6-2-3　风疹中西医理论对应关系

中医证型	邪犯肺卫	气营两燔
对应阶段	风疹轻症	风疹重症
宿主免疫	弱	强
临床特征	发热恶风，或伴有喷嚏、咳嗽，疹色浅红，先起于头面、颈部，随即扩散到躯干四肢，耳后及枕部淋巴结肿大	发热，烦躁，疹色鲜红，疹点较密，甚则融合成片，起于头面、颈部，扩散到躯干四肢

第三节

传染性红斑

知识要点		
西医认识 传染性红斑 1. 病原体为细小病毒 B19；临床主症为掌掴脸样红斑演变为花边样皮疹 2. 自限性疾病 3. 对症治疗	**中医认识** 无对应病名，可归为风温、春温 1. 辨证要点 风热犯卫：低热，头痛，咳嗽，咽喉红痛 气营两燔：面颊先出红色斑疹，似被掌掴，随后红斑出现于躯干并向四肢扩散，中空形似花边，常伴瘙痒 2. 治疗 风热犯卫：银翘散； 气营两燔：化斑汤	**中西互参** 1. 中医证型与疾病阶段存在对应关系

西医认识

❶ 定义

传染性红斑是由细小病毒 B19 感染引起的发热出疹性疾病，病初以被掌掴的脸样红斑为主要特征，后进展为弥漫性花边样皮疹。该病为自限性的轻 - 中度综合征，但少数患者可出现并发症，免疫缺陷患者可能继发再生障碍性贫血，孕妇感染细小病毒 B19 可经胎盘传播给胎儿并导致流产。

❷ 流行病学

Robert Willan 在 1799 年首次描述了这种儿童出疹性疾病，并在他 1808 年所作的教科书中进行了阐述。1899 年，这种疾病在德国被重新发现，并被命名为传染性红斑，6 年后，Cheinisse 将其归类为六种儿童经典出疹性疾病中的"第五病"。起初人们认为该病的病原体是风疹病毒或艾柯病毒，直到 1983 年伦敦暴发传染性红斑后，31 名受感染的儿童或青少年全部检出抗 B19 特异性 IgM，细小病毒 B19 才被确定为传染性红斑的病原体。该病在学龄儿童中最为常见，70% 的病例发生在 5～15 岁的患者中。该病发病具有季节性，高峰期出现在冬末和春季。传播方式主要是呼吸道传播，但也可通过血液传播。

❸ 风险因素

传染性红斑主要经呼吸道传播，少数经血液传播，发病的风险因素应从传染源、传播途径和易感人群三方面分析，见表 6-3-1。

表6-3-1 传染性红斑发病的风险因素

		风险因素（表现形式）	可能机制
传 染 源	患者或病毒携带者及其血液	成人中女性发病高于男性；接受输血或血液制品后发病	女性与患儿接触多于男性；细小病毒耐高温、耐溶剂洗涤，在血液制品中难以被灭活
传播途径	呼吸道传播；血液传播	拥挤和通风不良；接受输血或血液制品	飞沫传播；细小病毒可存在于血液及血液制品中
易感人群	儿童	儿童发病率最高	缺乏特异性免疫

❹ 发病机制

细小病毒 B19 感染的主要宿主细胞是红系祖细胞和 CD36 阳性的红系细胞。B19V 表达的非结构蛋白（NS）可以导致宿主细胞的凋亡。传染性红斑的皮疹出现时间是在病毒血症清除后 6～7 天，此时间与 B19 特异性 IgM 出现的时间相一致，提示皮疹是由免疫复合物介导的。

❺ 临床表现

感染性红的斑潜伏期为 4～28 天（平均 16～17 天），前驱期较轻，15%～30% 的病例出现低烧、头痛和轻度上呼吸道感染症状。2～5 天后皮疹开始出现，皮疹典型的表现是初起时为脸部的"掌掴脸样"红斑，随后弥漫性扩散到躯干和四肢近端，中心红斑迅速消失，使皮疹呈现"花边样"或"网眼样"外观，皮疹处通常伴瘙痒，皮疹数天后消失。少数患者出现非典型性皮疹（紫癜、多形性红斑、"手套－袜子综合征"）或淋巴结肿大。

❻ 诊断和鉴别诊断

6.1 诊断

（1）传染性红斑的临床诊断：**根据患者年龄 5 ～ 15 岁，结合典型皮疹表现**（初为"掌掴脸样"红斑，接着花边状、网眼状红斑出现于躯干并向四肢扩散，持续数天）**和流行病学史即可做出临床诊断。**

（2）微生物诊断：**传染性红斑通常只需要临床诊断，血清学方法可用于诊断细小病毒 B19 感染，单份血清标本检测抗 B19 IgM 是近期 / 急性感染的最佳标志物，抗 B19 IgG 可作为既往感染或免疫的标志。PCR 可用于免疫功能低下的患者和细小病毒 B19 所致胎儿水肿的产前诊断，但临床很少使用。**

6.2 鉴别诊断

传染性红斑临床应与麻疹、风疹、幼儿急疹相鉴别，见表 6-3-2。

表6-3-2　传染性红斑的临床鉴别诊断

疾病	传染性红斑	麻疹	风疹	幼儿急疹
病原体	细小病毒 B19	麻疹病毒	风疹病毒	人类疱疹病毒 6 型和 7 型
好发人群	5～15 岁儿童	15 岁以下儿童	5～9 岁儿童	3 岁以下幼儿
临床特征	前驱期低热、头痛、上呼吸道症状。2～5 天后出疹，皮疹初为"掌掴脸样"红斑，接着花边状、网眼状红斑出现于躯干并向四肢扩散，常伴瘙痒	前驱期发热、结膜充血、畏光、上呼吸道卡他症状，咳嗽明显，可能伴淋巴结肿大。出疹前 1～4 天第二磨牙颊黏膜出现 Koplik 斑。皮疹为红色斑丘疹，始于前额、耳后和颈部，向下扩散到躯干和四肢，疹退后有脱屑	前驱期低热、咽痛、全身不适、食欲不振和淋巴结肿大等。枕下、耳后和颈前淋巴结最为明显。儿童皮疹可能先出现，皮疹始于面部或颈部，呈红色斑丘疹，互相融合，离心扩散到躯干和四肢后，呈离散分布。部分患儿软腭上出现玫瑰色 Forchheimer 斑或点状出血	突然发热，可能伴烦躁不安，1～3 天后热退，躯干上出现淡淡的粉红色或玫瑰色、无瘙痒、2～3 毫米的斑丘疹，扩散到面部和四肢。可能伴咽部、结膜或轻度充血或枕下淋巴结肿大
疾病转归	自限性，皮疹持续数天	自限性，皮疹约持续 7 天	自限性，皮疹一般持续 3 天	自限性，皮疹一般持续 1～3 天，可能只持续几小时

❼ 并发症

感染后关节炎在年龄较大的人群中更常见，女性发病率高于男性，60% 的成年人和 80% 的成年妇女出现关节炎，关节炎为自限性，大多数患者在 2 ～ 4 周内消失，少数持续几个月。B19V 引起的红细胞再生障碍性或一过性再生障碍性危象发生于各种慢性溶血患者中，如镰状细胞病、地中海贫血、遗传性球形红细胞增多症和丙酮酸激酶缺乏症，症状是发热、嗜睡、脸色苍白、心动过速和呼吸急促。母亲感染与胎儿水肿和宫内死亡有关，感染后胎儿死亡的风险估计为 2% ～ 5%。细小病毒 B19 感染还与心肌炎、肝炎、脑炎、脑膜炎等疾病有关。

⑧ 治疗

传染性红斑为自限性疾病，通常只需要对症治疗，目前还没有针对细小病毒 B19 感染的特效抗病毒疗法。静脉注射免疫球蛋白（IVIG）已经被用于治疗免疫低下儿童的细小病毒 B19 相关贫血和骨髓衰竭。

▌中医认识

传染性红斑中医无对应病名，但根据其冬春发病及临床症状可推测其应属温病中风温、春温范畴。初起邪在卫分，可见发热、头痛、咳嗽等症状，治宜解表透邪。出疹时热入血分，血热生风，治宜凉血消风。治法方药如下。

❶ 风热犯卫（前驱期）

【辨证要点】低热，头痛，咳嗽，咽喉红痛，舌边尖红，苔薄白，脉浮数。

【辨证分析】风热之邪从口鼻而入，首先侵犯肺卫，卫阳郁闭，肺气失宣故发热、咳嗽，舌边尖红、苔薄白、脉浮数为风热在表之征。

【治法】辛凉解表。

【代表方剂】桑菊饮。

【核心用药】杏仁、连翘、薄荷、桑叶、菊花、桔梗、苇根、生甘草。

【加减用药】口渴较甚者，加天花粉、沙参以生津清热；咽喉肿痛者，加马勃、玄参以解毒消肿。

❷ 气营两燔（出疹期）

【辨证要点】面颊先出红色斑疹，似被掌掴，随后红斑出现于躯干并向四肢扩散，中空形似花边，出疹处常伴瘙痒，舌红或红绛、苔黄燥，脉滑数。

【辨证分析】热邪燔炽于气营，迫血妄行，故发斑。

【治法】气营两清。

【代表方剂】化斑汤。

【核心用药】生石膏、知母、玄参、犀角、粳米、生甘草。

【加减用药】可加牡丹皮、大青叶、赤芍以凉血散血，化斑解毒。

▌中西互参

根据临床表现不同，传染性红斑西医疾病发展阶段可与中医的证型相对应，具体理论对应关系见表 6-3-3。

表6-3-3　传染性红斑中西医理论对应关系

中医证型	风热犯卫	气营两燔
对应阶段	前驱期	出疹期
临床特征	低热，头痛，上呼吸道症状	皮疹初为"掌掴脸样"红斑，接着花边状、网眼状红斑出现于躯干并向四肢扩散，常伴瘙痒

幼儿急疹

知识要点		
西医认识 幼儿急疹 1. 病原体为 HHV-6 或 HHV-7；临床主症为突然高热、玫瑰色皮疹 2. 自限性疾病 3. 对症治疗	**中医认识** 奶麻 1. 辨证要点 邪犯肺卫：起病急骤，高热不退，可伴咳嗽、流涕、咽红、烦躁等 2. 治疗 邪犯肺卫：银翘散；出疹后已趋于痊愈，不需特殊治疗	**中西互参** 1. 中医证型与疾病阶段存在对应关系

▌ 西医认识

❶ 定义

幼儿急疹人类疱疹病毒 6 型（HHV-6）或人类疱疹病毒 7 型（HHV-7）感染引起的以突然高热、玫瑰色皮疹为主的轻 – 中度临床综合征。该综合征发生于婴幼儿和年龄较小的儿童，呈自限性，但疾病早期高热可并发癫痫，一小部分患者出现脑炎等其他并发症。

❷ 流行病学

婴儿出生后几个月母源性 HHV-6 抗体降低，HHV-6 感染开始出现，HHV-6B 感染的年龄高峰出现在 9 ～ 21 个月，成年人中有 95% 经历过 HHV-6 感染。HHV-7 感染的年龄高峰明显晚于 HHV-6，平均在 26 个月。大多数 HHV-6 感染是从成人或年龄较大的儿童处通过飞沫传播或密切接触传播获得的，也有 1% 垂直传播的先天性感染，垂直传播的机制包括胎盘感染和染色体整合。幼儿急疹病例数在每年的春季和秋季相对升高。

❸ 风险因素

HHV-6 和 HHV-7 主要通过呼吸道途径传播，少数可垂直传播。在免疫功能低下和危重症患者中 HHV-6 和 HHV-7 容易重新激活，但出疹不是主要表现。幼儿急疹的发病主要与年龄有关，绝大部分发生于 6 个月到 3 岁。关于幼儿急疹发病的风险因素研究较少，有研究显示家庭低收入和家庭中有其他兄弟姐妹与 HHV-6 感染有关，而母乳喂养是 HHV-7 感染的保护因素。

❹ 发病机制

与其他疱疹病毒一样，HHV-6A 和 6B 在最初的病毒血症之后终生潜伏于宿主细胞和组织中。HHV-6A 和 6B 与细胞受体 CD_46 结合，并持续存在于外周血单核细胞、唾液腺和中枢神经系统（CNS）。HHV-7 通过 CD4 受体感染 T 淋巴细胞并在其中长期潜伏，主动复制发生在唾液腺。

❺ 临床表现

该病始于高烧（平均 39.7℃），通常持续 3～4 天。热退时，患者会出现粉红或玫瑰色的斑疹或斑丘疹，从颈部或躯干开始，扩散到四肢，持续数小时至 2 天（见图 6-2）。可能伴有咳嗽、颈部和枕部淋巴结肿大、鼓膜红斑、结膜炎、眼睑水肿、囟门膨出、腹泻或 Nagayama 斑（软腭或悬雍垂底部的红色丘疹）。症状持续时间中位数为 9 天。患者通常在第一天出现白细胞增多，随后出现白细胞减少并伴有相对淋巴细胞增多。

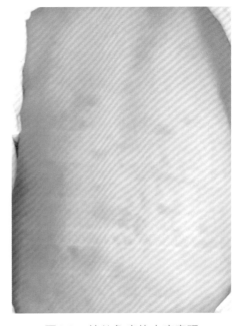

图6-2 幼儿急疹的皮疹表现

❻ 诊断和鉴别诊断

6.1 诊断

（1）临床诊断：6 个月到 3 岁的婴幼儿突然高热，热退后出现淡粉或玫瑰色皮疹，可做出临床诊断。

（2）实验室诊断：通常情况下幼儿急疹只需做出临床诊断，只有免疫功能低下或出现严重并发症的患者的实验室诊断才有临床价值。现有的证明首次感染的有力证据是 PCR 证实存在正在复制的病毒且特异性 IgM 阴性。IgM 在病毒感染的早期产生，但用于证明首次感染和再激活并不可靠。

6.2 鉴别诊断

幼儿急疹应与麻疹、风疹以及肠病毒引起的疾病，如手足口病相鉴别。

表6-4-1　幼儿急疹的临床鉴别诊断

疾病	幼儿急疹	麻疹	风疹	手足口病
病原体	人类疱疹病毒6型和7型	麻疹病毒	风疹病毒	主要是柯萨奇病毒 A16，可能包括其他肠病毒
好发人群	3岁以下幼儿	15岁以下儿童	5～9岁儿童	5岁以下儿童
典型临床特征	突然发热，可能伴烦躁不安，1～3天后热退，躯干上出现淡淡的粉红色或玫瑰色、无瘙痒、2～3毫米的斑丘疹，扩散到面部和四肢。可能伴咽部、结膜或轻度充血或枕下淋巴结肿大	前驱期发热、结膜充血、畏光、上呼吸道卡他症状，咳嗽明显，可能伴淋巴结肿大。出疹前1～4天第二磨牙颊黏膜出现 Koplik 斑。皮疹为红色斑丘疹，始于前额，耳后和颈部，向下扩散到躯干和四肢，疹退后有脱屑	前驱期低热、咽痛、全身不适、食欲不振和淋巴结肿大等。枕下、耳后和颈前淋巴结最为明显。儿童皮疹可能先出现，皮疹始于面部或颈部，呈红色斑丘疹，互相融合，离心扩散到躯干和四肢后，呈离散分布。部分患儿软腭上出现玫瑰色 Forchheimer 斑或点状出血	可伴有低热、口咽部发炎，舌头、颊黏膜、后咽、上颚、牙龈和/或嘴唇上出现散在的疱疹，伴疼痛，可能会溃烂，留下周围发红的浅表皮损。斑丘疹、水疱和/或脓疱病变可发生在手和手指、脚、臀部和腹股沟。手部皮损比脚部更常见，背面比掌面更常见，通常有触痛，大约1周内消退。臀部病变通常不发展成水疱
疾病转归	自限性，皮疹一般持续1～3天，可能只持续几小时	自限性，皮疹约持续7天	自限性，皮疹一般持续3天	大部分预后良好，少数出现心肌炎或神经系统并发症

❼ 治疗

由于幼儿急疹通常为自限性疾病，预后良好，故一般病例不需要使用抗病毒药物，补充水分和使用退烧药对症支持治疗即可。对于出现严重全身症状或免疫功能低下的患者，抗病毒治疗可能有益，如单独或联合使用更昔洛韦、膦甲酸钠和西多福韦。

中医认识

❶ 病名和沿革

本病中医称为奶麻，是婴幼儿时期一种急性出疹性疾病。因此时正值哺乳期，故称"奶麻"。多见于冬春两季，发病年龄多为 2 岁以下，尤以 1 岁以内婴儿发病率最高。

❷ 病因病机

2.1 病因
感受风热时邪。

2.2 病机
病机为邪郁肌表，与气血相搏，外泄于肌肤。

❸ 中医治疗

治疗原则出疹前为疏散风热，方选银翘散加减。热退后，皮疹发出，病已趋于痊愈，一般只需加强护理，不必因皮疹多施药物，可煎服菊花、竹叶、鲜石斛、生地黄等轻清之剂，以清热生津。发热期间应多饮开水，饮食以清淡易消化流质为宜，高热时给退热处理。

中西互参

根据临床表现不同，幼儿急疹西医疾病发展阶段可与中医证型相对应，具体理论对应关系见表 6-4-2。

表6-4-2　幼儿急疹中西医理论对应关系

中医证型	邪犯肺卫	恢复期
对应阶段	前驱期	出疹期
临床特征	起病急骤，高热不退，可伴咳嗽、流涕、咽红、烦躁等	热退后躯干开始出现粉红色或玫瑰色斑丘疹，扩散到面部和四肢，无瘙痒

第五节

水 痘

知识要点		
西医认识 水痘 1.病原体为水痘病毒；临床主症为发热、皮疹向心分布，分批出现，各阶段皮疹可同时存在 2.自限性疾病 3.抗病毒治疗可减少并发症 4.对症治疗	**中医认识** 水痘 1.辨证要点 邪伤肺卫：皮疹稀疏，疹色红润，疱浆清亮；邪炽气营：壮热烦躁，皮疹分布密集、疹色紫暗，疱浆混浊，疹点密布；邪陷心肝：高热，神志模糊，甚至昏迷、抽搐等；邪毒闭肺：高热，咳嗽气喘，鼻扇，皮疹紫暗等 2.治疗 邪伤肺卫：银翘散；邪炽气营：清胃解毒汤；邪陷心肝：清瘟败毒饮；邪毒闭肺：麻杏石甘汤	**中西互参** 1.中医证型与疾病严重程度和并发症存在对应关系，可能受宿主免疫因素影响

西医认识

❶ 定义

　　水痘是由水痘－带状疱疹病毒（varicella-zoster virus，VZV）感染引起的发热出疹性疾病，是小儿常见的呼吸道传染病。患儿皮疹呈向心分布、分批出现、斑丘疱（疹）痂"四代"同堂等表现。皮疹发出后约10天自愈，较少并发水痘脑炎和水痘肺炎。免疫抑制或缺陷的患者易发展为进行性播散性水痘，预后较差。水痘痊愈后，VZV病毒可潜伏在感觉神经节内，中老年激活后引起带状疱疹。

❷ 流行病学

水痘自古经常被混淆为天花。1875 年 Steiner 使用水痘患者的水泡液，成功地将 VZV 传播给了人类"志愿者"。von Bokay 通过在与带状疱疹患者密切接触的人群中观察到水痘，进一步明确了 VZV 的传染性，并正确地描述了水痘的平均潜伏期约为 2 周。1925 年 Kundratitz 指出，将带状疱疹患者的水泡液接种到易感人群中会导致水痘。1943 年 Garland 认为带状疱疹是潜伏的 VZV 重新激活的结果。

水痘多呈散发性，冬春季节可有小流行，13 岁以下的儿童占发病总数的 90%。病毒通常会传染给易受感染的学龄儿童或学龄前儿童。

传染源：患者是唯一传染源。病毒存在于患者疱疹液、血液及鼻咽分泌物中，出疹前 48 小时至疱疹完全结痂均有传染性。水痘传染性极强，带状疱疹患者传染性相对较小。

传播途径：主要通过空气飞沫传播，直接接触水痘疱疹液或其污染的用具也可传播。

易感人群：人群对 VZV 普遍易感，水痘主要在儿童，20 岁以后发病率＜2%。病后免疫力持久，一般不再发生水痘。

❸ 风险因素

水痘发病的风险因素应从传染源、传播途径和易感人群三方面分析，见表 6-5-1。

表6-5-1 水痘发病的风险因素

		风险因素（表现形式）	可能机制
传染源	水痘或带状疱疹患者	接触水痘或带状疱疹出疹期的患者	VZV 可在疱疹液中长期存活
传播途径	呼吸道传播、直接接触	拥挤和通风不良；直接接触水痘或带状疱疹液或其污染的用具	皮损中的 VZV 通过气溶胶传播
易感人群	儿童	儿童发病率最高	儿童缺乏特异性免疫

❹ 发病机制

病毒经上呼吸道、口腔、结膜侵入人体，在 10 ～ 21 天潜伏期的早期，病毒在扁桃体和局部淋巴组织中复制并扩散到 T 淋巴细胞，导致病毒血症，将病毒传播到皮肤，水痘的皮肤病变为棘细胞层细胞水肿变性，细胞液化后形成单房性水疱，内含大量病毒，随后由于疱疹内炎症细胞和组织残片增多，疱内液体变浊，病毒数量减少，最后结痂，下层表皮细胞再生。发病后 2～5 天特异性抗体出现，病毒血症消失，症状随之好转。在免疫受损的儿童中，特别是细胞免疫反应的失败，会导致持续的病毒复制，可能导致长期和／或播散性感染，从而导致肺、肝、脑和其他器官感染的并发症。

⑤ 临床表现

　　疾病通常在接触后 14～16 天开始（潜伏期 10～21 天）。在年龄较大的儿童和成人中可能出现前驱症状，如发烧、身体不适、食欲不振、头痛等，偶尔还会有轻微的腹痛。体温升高通常为 37.8～38.9℃，也可高达 41.1℃。发烧和其他全身症状通常在皮疹出现后 2～4 天内消失。发热 1～2 天后迅速出疹，其特点为：向心分布、分批出现、斑丘疱（疹）痂"四代"同堂。皮损一般为直径 5mm 左右的底部有红斑的圆形或椭圆形损伤。疱液初透明，数小时后浑浊，若继发化脓性感染则成脓疱，皮疹常有瘙痒感而使患者烦躁不安。1～2 天后疱疹开始由中央凹陷。不同进化阶段的斑丘疹、水泡和结痂组成的皮肤表现是水痘的特征（图 6-3）。皮疹的分布以向心型为主，以躯干和四肢近端最集中，较少累及口咽和阴道黏膜。皮疹分批出现，每批历时 1～6 天，数目为数个到数百个不等，皮疹数目越多则全身症状越重。连续的皮损一般在 2 至 4 天内出现，1 到 2 周内结痂完全脱落后留下轻微凹陷的皮肤区域。

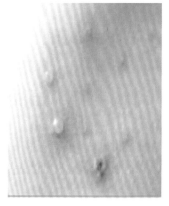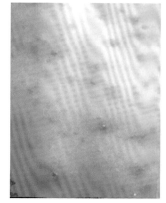

图6-3　不同阶段水痘的皮损特点

❻ 诊断和鉴别诊断 ────────────

6.1 诊断

6.1.1 临床诊断：水痘依其临床表现，尤以皮疹的形态、分布，典型病例不难诊断，非典型病例需靠实验室检测做出病原学诊断。

6.1.2 微生物诊断：通过分离易感组织培养细胞系中的 VZV，或通过急性和恢复期血清样本的标准抗体检测显示血清转换或血清学升高，可以确认诊断。PCR 应用于脑脊液可检测 VZV DNA，从而检测中枢神经系统的感染。

6.2 鉴别诊断

水痘应与丘疹性荨麻疹相鉴别，见表 6-5-2。

表6-5-2　水痘的临床鉴别诊断

	丘疹性荨麻疹	水痘
疾病类型	过敏性疾病	感染性疾病
病因	蚊虫叮咬	水痘带状疱疹病毒感染
皮疹部位	四肢及皮肤外露部位为主	向心性分布，躯干、头面部为主，四肢少见
皮疹形态	成簇分布的丘疹或风团，部分顶端可见疱疹	分批出现，同一批可看到斑疹、丘疹、疱疹、结痂同时存在（四代同堂），疱疹中央多见凹陷
其他症状	除瘙痒感明显外多无其他症状	可伴有发热、咳嗽等，皮疹大多与发热同时出现，或在发热 1～2 天后发生，皮疹有瘙痒感

❼ 并发症 ────────────

脑炎（未接种疫苗儿童中每 50000 例水痘病例中 1 例）和急性小脑性共济失调（未接种疫苗儿童中每 4000 例水痘病例中 1 例）都是水痘的神经系统并发症，在 5 岁以下和 20 岁以上的患者中发病率最高。颈项僵硬、意识改变和癫痫发作是脑膜脑炎的特征。小脑性共济失调患者逐渐出现步态障碍、眼球震颤和说话含糊。症状通常在皮疹发作后 2～6 天开始，但也可能在潜伏期或皮疹消退后出现。急性小脑共济失调通常是儿童的良性并发症，在 2 到 4 周内消失。脑炎患者的病程至少为 2 周，其死亡率在 5% 到 20% 之间，15% 的幸存者可能会出现神经后遗症。

水痘肺炎是一种严重的并发症，是成人和其他高危人群水痘死亡率增加的主要原因，但肺炎也可能使幼儿水痘复杂化。呼吸道症状可能包括咳嗽、呼吸困难、发紫、胸膜胸痛和咯血，通常在皮疹发作后 1～6 天内开始出现。产妇患水痘肺炎的频率可能更高。

进行性播散性水痘又称重型水痘。见于免疫抑制或缺陷者。表现为高热、全身皮疹多而密集，出疹期长，疱疹可融合成大疱或呈出血性疹，常为离心分布，四肢多，出疹 1 周后仍可持续高热，约三分之一病例出现多脏器损害，如水痘性肺炎、肝炎、脑炎等。病死率为 7%。

❽ 治疗及预防

对正常宿主水痘的医学治疗是为了减少并发症。保持卫生对水痘是很重要的，包括洗澡、剪指甲等，避免继发性细菌感染。瘙痒可以通过外用敷料或止痒药物来减少。阿昔洛韦在美国被批准用于治疗正常宿主中的水痘和带状疱疹，在健康的儿童、青少年和成人中口服阿昔洛韦可将皮损形成时间缩短约 1 天，新皮损总数减少约 25%，三分之一的患者体质症状减轻。在正常患者中可以通过接种疫苗来预防水痘。

表6-5-3 水痘的抗病毒治疗

感染	药物	途径	剂量
水痘（免疫正常）	阿昔洛韦	口服	20 mg/kg（maximum 800 mg）4–5times daily × 5 days
水痘（免疫缺陷）	阿昔洛韦	静脉滴注	10 mg/kg q8h × 7 days

中医认识

❶ 病名和沿革

在古代医籍中，有关水痘病的论述始于宋代，《小儿药证直诀》中最早提出"水疱"之名。《小儿卫生总微论方》则正式立名"水痘"，"其疮皮薄，如水疱，破即易，于者，渭之水痘"。"水痘"在古代医书中含义有两方面：第一，就疾病名称而言，指外感时邪引起之传染性疾病；第二，就症状而言，指皮肤出疹如水珠的症状。自明代以来，对水痘病名、病因病机的认识日臻全面，治疗方法丰富多样。随着温病学说的形成和发展，清代医家运用卫气营血辨证论治本病，完善了本病的辨治思路。

❷ 病因病机 ———————————————————————

　　本病为感受水痘时邪，主要病机为时邪蕴郁肺脾，湿热蕴蒸，透于肌表。病位在肺脾。

❸ 辨证论治 ———————————————————————

　　本病辨证主要辨轻重。轻证多邪在卫分、气分，全身证候轻微；重证多邪在气营、营血分，全身证候重；若出现神昏，抽搐，或咳嗽气喘，鼻翼扇动，口唇发绀等，则为变证。

（1）邪伤肺卫

　　【辨证要点】发热恶寒，或无发热，可伴鼻塞流涕，喷嚏，咳嗽，1～2天后分批出现皮疹，皮疹稀疏，疹色红润，疱浆清亮，呈向心性分布，伴有痒感，舌苔薄白，脉浮数，或指纹紫。

　　【辨证分析】水痘时邪从口鼻而入，蕴郁于肺脾，肺卫失宣，故有发热恶寒、鼻塞咳嗽等肺卫表证。脾失健运，内湿与时邪相搏，透于肌表，故皮肤分批出现斑丘疹、疱疹。本证正盛邪轻，时邪只犯肺脾两经。

　　【治法】疏风清热，利湿解毒。

　　【代表方剂】银翘散加减。

　　【核心用药】金银花、连翘、竹叶、薄荷、荆芥、牛蒡子、桔梗、黄芩。

　　【加减用药】发热、咽痛者，加桑叶、射干、玄参；咳嗽有痰者，加杏仁、浙贝母；皮肤瘙痒者，加防风、蝉蜕、地肤子；疱疹密集色红者，加蒲公英、车前子、六一散。

（2）邪炽气营

　　【辨证要点】壮热烦躁，皮疹分布密集、疹色紫暗，疱浆混浊，疹点密布。舌红或绛、苔黄糙而干，脉数。

　　【辨证分析】感受水痘时邪较重，正胜邪实，邪毒炽盛，内传气营。毒传营分，与内湿相搏外透肌表，则致水痘密集，疹色暗紫，疱浆混浊。本证为水痘重证。若邪盛正虚，正不胜邪，则易出现变证。

　　【治法】清气凉营，解毒化湿。

　　【代表方剂】清胃解毒汤加减。

　　【核心用药】升麻、黄连、牡丹皮、生地黄、黄芩、生石膏、赤芍、紫草。

【加减用药】皮肤瘙痒，疱疹密集者，加蝉蜕、地肤子、白鲜皮；疱疹密集色红者，加蒲公英；口舌生疮、大便干结者，加大黄、全瓜蒌；津液耗伤，口唇干燥者，加麦冬、芦根。

（3）邪陷心肝

【辨证要点】高热，神志模糊，甚至昏迷、抽搐，疱稠液浊，疹色紫暗，舌质红绛，舌苔黄厚，脉数有力。

【辨证分析】毒热化火，内陷心肝，出现神昏、抽搐。

【治　法】清热解毒，镇惊息风。

【代表方剂】清瘟败毒饮加减。

【核心用药】生地黄、黄连、黄芩、牡丹皮、石膏、栀子、甘草、竹叶、玄参、犀角、连翘、芍药、知母、桔梗等。

（4）邪毒闭肺

【辨证要点】高热，咳嗽气喘，鼻扇，喉间痰鸣，皮疹稠密，疹色紫暗。舌红，苔黄腻，脉滑数，指纹紫滞。

【辨证分析】邪毒内犯，闭阻于肺，宣肃失司，可见咳嗽、气喘、鼻扇等重症表现。

【治法】清热解毒，开肺化痰。

【代表方剂】麻杏石甘汤加减。

【核心用药】麻黄、杏仁、石膏、甘草等。

中西互参

根据临床表现及出现的并发症，水痘西医的疾病发展阶段可与中医证型相对应，具体理论对应关系见表6-5-4。

表6-5-4　水痘中西医理论对应关系

中医证型	邪伤肺卫	邪炽气营	邪陷心肝	邪毒闭肺
对应阶段	出疹期	重型水痘	水痘脑炎	水痘肺炎
临床特点	皮疹稀疏，疹色红润，疱浆清亮	壮热烦躁，皮疹分布密集、疹色紫暗，疱浆混浊，疹点密布	高热，神志模糊，甚至昏迷、抽搐等	高热，咳嗽气喘，鼻扇，皮疹紫暗等

参考文献

[1] BENNETT JE，MD，DOLIN R，MD，BLASER MJ，MD. Mandell，douglas，and bennett's Principles and Practice of Infectious Diseases [M]. 9th ed. Elsevier，2020.

[2] GOLDMAN L，MD，ANDREW I. Schafer，MD. Goldman-cecil medicine[M]. 26th ed. Elsevier, 2019.

[3] 王本祥 . 现代中医药理学 [M]. 天津：天津科学技术出版社 , 1997.

[4] 马融 . 中医儿科学（新世纪第四版）[M]. 北京：中国中医药出版社 , 2016.

[5] 马健 . 温病学（新世纪第四版）[M]. 北京：中国中医药出版社 , 2016.

[6] KLIEGMAN RM，ST GEME JW. Nelson textbook of pediatrics[M]. 21th ed. Elsevier.

[7] SHETTY N，TANG JM，ANDREWS J. 感染性疾病—病因、预防及案例研究 [M]. 郑明华，等译 . 北京：人民卫生出版社 , 2011.

[8] SIEGENTHALER W. siegenthaler, differential diagnosis in internal medicine[M]. 19th ed. Stuttgart：Thieme, 2007.

[9] DE JONG JG. Thesurvival of measles virus in air，in relation to the epidemiology of measles[J]. Arch GesamteVirusforsch. 1965，16：97-102.

[10] ARVIN AM. Varicella-zoster virus[J]. Clin Microbiol Rev. 1996，9（3）：361-81.

[11] STONE RC，MICALI GA，SCHWARTZ RA. Roseola infantum and its causal human herpesviruses[J]. Int J Dermatol. 2014，4，53（4）：397-403.

[12] ANDERSON MJ，HIGGINS PG，DAVIS LR，et al. Experimental parvoviral infection in humans[J]. J Infect Dis. 1985，8，152（2）：257-265.

[13] RAMDASS P，MULLICK S，FARBER HF. Viral skin diseases[J]. Prim Care. 2015，12，42（4）：517-567.

第七章

全球关注的传染病

流行性感冒

知识要点		
西医认识 流行性感冒 1. 一种由流感病毒引起的、经飞沫传播的急性呼吸道传染病；临床主症为发热、畏寒、头痛、肌肉酸痛、乏力、咽痛和咳嗽等。 2. 传染性强，通常为自限性疾病，可能并发肺炎。 3. 对症治疗和抗病毒治疗	**中医认识** 1. 辨证要点 风寒束表：恶寒，发热或未发热，无汗，身痛头痛，鼻流清涕。 表寒里热：恶寒，高热，头痛，身体酸痛，咽痛，鼻塞，流涕，口渴。 毒热壅盛：高热不退，烦躁不安，咳嗽，喘促短气，少痰或无痰。 毒热内陷：神识昏蒙，唇甲紫暗，呼吸浅促，或咯吐血痰，或咯吐粉红色血水，胸腹灼热，四肢厥冷，汗出，尿少。 2. 治疗 风寒束表：麻黄汤；表寒里热：大青龙汤；毒热壅盛：宣白承气汤；毒热内陷：参附汤	**中西互参** 1. 中医证型受宿主免疫强度影响

▌ 西医认识

❶ 定义

　　流行性感冒（简称"流感"）是一种由流感病毒引起的、经飞沫传播的急性呼吸道传染病，主要影响上呼吸道和／或下呼吸道。本病几乎每年都会有不同播散范围和严重程度的暴发，流行期间其发病率在普通人群中明显上升，临床可见发热、畏寒、头痛、肌肉酸痛、乏力、咽痛和咳嗽等症，传染性强，病程短，常呈自限性，老年人和伴有慢性心肺疾病患者易并发肺炎，且有导致死亡的可能。

❷ 流行病学

流感的第一次流行可能发生在公元前 6000 年左右的中国，第一个令人信服的大流行记录是在 1510 年。受历史条件所限，引起流感的微生物在 1892 年曾被错误地鉴定为流感嗜血杆菌，在 1918 年西班牙流感大流行期间认识到其并非细菌，在 1933 年被确定为流感病毒。

依据病毒核衣壳蛋白和基质蛋白不同，流感病毒可分为甲、乙、丙三型，甲型流感病毒具有广泛的自然宿主，包括人类、禽类和畜类，极易发生变异；乙型流感病毒主要感染人类，变异很慢；丙型流感病毒的自然宿主包括人类和猪，一般不发生变异。流感病毒基因有严格的宿主性，即人类的流感病毒不能直接感染禽类，反之亦然，但自 1997 年中国香港首次发生人类感染高致病性禽流感病毒 H5N1 后，其他亚型的禽流感病毒如 H5N6、H7N3、H7N9 等感染人类的病例屡有报道。

人群对流感病毒普遍易感，与年龄、性别、职业等都无关，流感患者是主要的传染源，主要通过空气飞沫传播，也可通过污染食具或玩具等引起接触传播。流感病毒自潜伏期末即可传染，在病初 2～3 日传染性最强。

流感好发于冬春季节，表现为突然发生和迅速传播，其中甲型流感可引起世界大流行，乙型流感常为局部暴发或小流行，丙型仅以散发形式出现。据统计，在典型的一年中，流感病毒可感染全球人口的 5%～15%（有 5%～10% 的成年人和 20%～30% 的儿童感染），造成 300 万～500 万例重症病例，造成 25 万～65 万人死亡。

❸ 风险因素

人类对流感病毒普遍易感，当个体处于流感季节、有接触流感病毒机会、接触病毒后自身免疫不能及时清除时，容易发病，见表 7-1-1。

表7-1-1　流感的风险因素

风险因素	表现形式
流行季节	冬春季节（1～3 月）
感染病毒机会大	近距离（＜1m）接触流感患者
	未行呼吸防护，如未佩戴口罩
	手卫生差
	环境拥挤、通风不良

续表

风险因素	表现形式
免疫不足以清除病毒	儿童、＞65岁
	妊娠
	合并基础病，如慢性呼衰、心血管疾病、糖尿病、血液病、恶性肿瘤、HIV
	接受免疫抑制剂治疗
	未接种流感疫苗

❹ **发病机制**

带有人流感病毒颗粒的飞沫（直径一般＜10 μm）吸入呼吸道后，病毒的血凝素蛋白与宿主细胞表面唾液酸 α-2, 6 半乳糖受体结合，脱膜，病毒进入细胞，在细胞核内进行病毒 RNA 复制，在胞浆内进行病毒蛋白质的合成、病毒的装配。最后通过芽生的方式，成为新合成的有感染性的病毒体。病毒通过神经氨酸酶催化裂解细胞表面的末端唾液酸和半乳糖之间的连接键，促使完整病毒颗粒从细胞释放。排出的病毒扩散感染到附近细胞，并使大量呼吸道纤毛上皮细胞受染、变性、坏死和脱落。

流感病毒感染呼吸道上皮细胞后，机体的天然免疫系统通过 Toll 样受体快速应答，并产生细胞因子如 TNF-α、IL-6、IFN-α 等，引起发热、肌肉痛和白细胞减低等全身毒血症样反应，但不发生病毒血症。

流感病毒主要感染上呼吸道及支气管的上皮细胞，感染通常局限在气道和支气管，但严重时可蔓延至肺泡，致使肺泡中出现大量的中性粒细胞、淋巴细胞及浆细胞浸润，可引起严重的病理损伤，发生流感病毒性肺炎。

❺ **临床表现**

流感的潜伏期一般为 1～7 天，多为 2～4 天，主要以发热、头痛、肌痛和全身不适起病，体温可达 39～40℃，可有畏寒、寒战，多伴全身肌肉关节酸痛、乏力、食欲减退等全身症状，常有咽喉痛、干咳，可有鼻塞流涕、胸骨后不适、颜面潮红、眼结膜充血等。部分患者症状轻微或无症状。

儿童的发热程度通常高于成人，患乙型流感时恶心、呕吐、腹泻等消化道症状也较成人多见。新生儿可仅表现为嗜睡、拒奶、呼吸暂停等。

无并发症者病程呈自限性，多于发病 3 ～ 5 天后发热逐渐消退，全身症状好转，但咳嗽、体力恢复常需较长时间。

❻ 诊断和鉴别诊断

6.1 诊断

本病主要结合流行病学史、临床表现和病原学检查进行诊断。在流感流行季节，即使临床表现不典型，特别是有重症流感高危因素或住院患者，仍需考虑流感可能，应行病原学检测。在流感散发季节，对疑似病毒性肺炎的住院患者，除检测常见呼吸道病原体外，还需行流感病毒检测。

表7-1-2　流感的诊断标准

	诊断标准	说明
临床诊断病例	流行病学史＋临床表现，排除其他引起流感样症状的疾病	流行病学史： 发病前 7 天内在无有效个人防护的情况下与疑似或确诊流感患者有密切接触，或属于流感样病例聚集发病者之一，或有明确传染他人的证据
确诊病例	临床表现＋病原学检测结果阳性	病原学检测阳性： ①流感病毒核酸检测阳性； ②流感抗原检测阳性； ③流感病毒培养分离阳性； ④急性期和恢复期双份血清的流感病毒特异性 IgG 抗体水平呈 4 倍或以上升高
重症病例	①持续高热＞ 3 天，伴有剧烈咳嗽，咳脓痰、血痰，或胸痛； ②呼吸频率快，呼吸困难，口唇发绀； ③反应迟钝、嗜睡、躁动等神志改变或惊厥； ④严重呕吐、腹泻，出现脱水表现； ⑤合并肺炎； ⑥原有基础疾病明显加重； ⑦需住院治疗的其他临床情况	出现情况之一者即考虑
危重病例	①呼吸衰竭；②急性坏死性脑病；③休克； ④多器官功能不全；⑤其他需进行监护治疗的严重临床情况	出现情况之一者即考虑

6.2 鉴别诊断

流感需与普通感冒、其他上呼吸道感染、新冠肺炎等疾病相鉴别，见表 7-1-3。

表7-1-3 流感的鉴别诊断

疾病	流感	普通感冒	其他上呼吸道感染	新冠肺炎
病因	流感病毒	鼻病毒、冠状病毒、呼吸道合胞病毒等	细菌/病毒	新型冠状病毒
发病季节	主要流行于冬春季	全年皆可发病	全年皆可发病	全年皆可发病
临床症状	全身症状严重，如发热、头痛、肌痛、寒战	鼻塞、流涕、喷嚏、喉咙痛，少有全身症状	鼻塞、喉咙痛、吞咽痛、咳嗽；可见全身症状，如发烧、疲劳/不适	典型：发热、干咳和乏力 非典型：充血、鼻漏、喉咙痛、肌痛、腹泻
发热特点	热程3～5天，多发高热	热程1～2天，多为低热	可能高热	起病时常有发热
并发症	可出现中耳炎、肺炎、心肌炎、脑膜炎或脑炎等	罕见	少见，多表现为急性鼻窦炎、急性中耳炎、急性咽炎、急性支气管炎、肺炎	可出现脓毒性休克、急性呼吸窘迫综合征、急性肾损伤、弥散性血管内凝血、横纹肌溶解等
诊断	呼吸道病毒核酸检测	临床症状	临床症状	流行病学、临床症状、病毒核酸检测、血清学检查（IgM/IgG）

❼ 治疗

流感的治疗包括一般治疗、对症治疗和抗病毒治疗。当临床诊断或确诊流感时，应尽早启动隔离，并注意充分休息，多饮水，饮食应易于消化和富有营养；高热者可行物理降温、应用解热药物；咳嗽咳痰严重者给予止咳祛痰药物；根据缺氧程度采用适当的方式进行氧疗。重症或有重症流感高危因素的患者，应尽早经验性抗病毒治疗；非重症且无重症流感高危因素的患者，在充分评价风险和收益后，再行考虑是否抗病毒，常见抗病毒药物见表7-1-4。

表7-1-4 抗流感病毒治疗方案

抗病毒药	适用人群	推荐方案
神经氨酸酶抑制剂		
奥司他韦	成人或儿童	（1）成人：75 mg/次，2次/日 （2）儿童： ①＜1岁：0～8月龄，3 mg/kg/次，2次/日 　　　　　9～11月龄，3.5 mg/kg/次，2次/日 ②＞1岁：体重＜15 kg，30 mg/次，2次/日 　　　　体重15～23 kg，45 mg/次，2次/日 　　　　体重23～40 kg，60 mg/次，2次/日 　　　　体重＞40 kg，75 mg/次，2次/日 （3）肾功能不全者要根据肾功能调整剂量 （4）疗程5天，重症患者疗程可适当延长

续表

抗病毒药	适用人群	推荐方案
扎那米韦	成人及 7 岁以上青少年	(1) 10 mg/ 次，2 次 / 日（间隔 12 小时），疗程 5 天 (2) 不推荐原有哮喘或其他慢性呼吸道疾病患者使用吸入性扎那米韦 (3) 不推荐扎那米韦吸入粉剂用雾化器或机械通气装置给药
帕拉米韦	成人或儿童	(1) 成人：300～600 mg，1 次 / 日，1～5 天 (2) ＜30 天新生儿：6 mg/kg，1 次 / 日，1～5 天 (3) 31～90 天婴儿：8 mg/kg，1 次 / 日，1～5 天 (4) 91 天～17 岁儿童：10 mg/kg，1 次 / 日，1～5 天
血凝素抑制剂		
阿比多尔	成人（儿童缺乏临床数据）	200 mg/ 次，3 次 / 日，疗程 5 天
M2 离子通道阻滞剂		
金刚烷胺、金刚乙胺	对目前流行的流感病毒株耐药，不建议使用	

❽ 并发症

流感的并发症最常见于 65 岁以上的患者和某些慢性疾病患者，包括心脏或肺部疾病、糖尿病、血红蛋白病、肾功能不全和免疫抑制人群等；妊娠中期或晚期和 5 岁以下的儿童（尤其是婴儿）也易发生并发症。肺炎是最常见的并发症，其他并发症有神经系统损伤、心脏损伤、肌炎和横纹肌溶解、休克等。儿童流感并发喉炎、中耳炎、支气管炎较成人多见。常见并发症见表 7-1-5。

表7-1-5　流感的并发症

并发症	要点
肺炎	可引起原发性病毒性肺炎，可合并细菌、真菌等其他病原体感染，严重者可出现 ARDS
神经系统损伤	包括脑膜炎、脑炎、脊髓炎、脑病、吉兰～巴雷综合征等
心脏损伤	主要有心肌炎、心包炎。可见心肌标志物、心电图、心脏超声等异常，严重者可出现心力衰竭
肌炎、横纹肌溶解	表现为肌痛、肌无力、血清肌酸激酶、肌红蛋白升高，严重者可导致急性肾损伤等

中医认识

❶ 病名

中医认为流感为感受疫疠之邪所致，根据其发病季节及临床特点将其归属于"风温""冬温""春温""暑病""秋燥"范畴。当其在一定范围引起流行时又称"时行感冒"或"温疫"。

❷ 病因病机

流感的病因主要是外感疫疠之邪兼夹时令之气，发病则与肺卫调节功能失常、气候影响、体质因素有密切关系。当季节转换、气候突变、寒暖失常之时，疫疠之邪随着不同季节之时气入侵而发病，如冬季多为风寒之邪；春季多为风热之邪，夏季多为暑湿，秋季每兼燥气为病。除外季节对发病的影响，由于体质之不同，可引起对外邪感受的差异。如素体阳盛者，易感风寒；阴盛者，易感风热、燥热；痰湿偏盛者，则易兼感外湿，凡此皆当加以识别。疫疠之邪兼夹时令之气经皮毛、口鼻而入，肺卫首当其冲，卫阳被遏，营卫失和，正邪相争，可见恶寒，发热等卫表证，外邪犯肺，肺气失宣，则见咳嗽、鼻塞等肺经见证，体质较强者，疫疠之邪仅袭于肺卫，而多以表证为主，可出现风寒、风热、暑湿、燥热等各种不同证候类型，若失治、误治或感邪较重或年老体弱，抗病能力差，外邪可由表入里，传入气分，以邪热壅肺证候表现最为常见。肺与大肠相表里，气分阶段，也可见到痰热阻肺，腑有热结或肺热移肠的证候表现：深入营分，可见逆传心包或内闭外脱之证。

❸ 辨证论治

（1）风寒束表

【辨证要点】发病初期，恶寒，发热或未发热，无汗，身痛头痛，鼻流清涕，舌质淡红、苔薄而润，脉浮紧。

【辨证分析】风寒邪气外束肌表，卫阳被郁，则见恶寒、发热无汗；清阳不展，络脉失和则见头身疼痛；风寒束表，在内则肺气不宣而见鼻塞流涕；舌苔薄而润，脉浮紧，均是表寒的征象。

【治法】辛温解表。

【代表方剂】麻黄汤。

【核心用药】炙麻黄、炒杏仁、桂枝、葛根、羌活、苏叶、炙甘草。

【加减用药】咳嗽咳痰者，加前胡、紫菀、浙贝母。

（2）表寒里热

【辨证要点】恶寒，高热，头痛，身体酸痛，咽痛，鼻塞，流涕，口渴、舌质红，苔薄或黄，脉数。

【辨证分析】此证为寒邪束表，而肺有郁热，或表寒未解，入里化热，热郁于肺所致。寒邪在表则见恶寒，热为寒郁则见高热；清阳不展，不能濡养经脉则见身痛头痛；肺气不宣，邪热在里则见鼻塞流涕，咽痛；苔薄或黄，舌质红，脉数为表寒肺热之象。

【治法】解表清里。

【代表方剂】大青龙汤。

【核心用药】炙麻黄、桂枝、羌活、生石膏、黄芩、知母、金银花、炙甘草。

【加减用药】舌苔腻者，加广藿香、苍术；咽喉红肿者，加连翘、牛蒡子。

（3）毒热壅盛

【辨证要点】高热不退，烦躁不安，咳嗽，喘促短气，少痰或无痰，便秘腹胀，舌质红绛、苔黄或腻，脉弦滑数。

【辨证分析】外邪入里化热，肺热炽盛则高热不退，热扰神明则烦躁不安；肺气壅滞，气机升降失常见咳嗽喘促，热伤津液故少痰或无痰；肺与大肠相表里，肺失宣肃则大肠传导失常，导致大肠热结，腑气不通，见便秘腹胀；舌质红绛，苔黄或腻，脉弦滑数，均为里热炽盛的征象。

【治法】解毒清热，通腑泻肺。

【代表方剂】宣白承气汤。

【核心用药】炙麻黄、生石膏、杏仁、瓜蒌、知母、鱼腥、葶苈子、黄芩、浙贝母、生大黄、赤芍、牡丹皮。

【加减用药】高热神昏者，加安宫牛黄丸；喘促重伴有汗出乏力者，加西洋参、五味子。

（4）毒热内陷，内闭外脱

【辨证要点】神识昏蒙，唇甲紫暗，呼吸浅促，或咯吐血痰，或咯吐粉红色血水，胸腹灼热，四肢厥冷，汗出，尿少，舌红绛或暗淡，脉微细。

【辨证分析】邪气盛则扰神，故见神识昏蒙；毒热内闭肺气，故见呼吸浅促；肺气不利使心血运行不畅，故可见咯吐血痰或粉红色血水；心失所养，心阳不能温煦全身，则见唇甲紫暗，四肢厥冷，冷汗尿少。舌红绛或暗淡，脉微细皆为内闭外脱之象。

【治法】益气固脱，泻热开窍。

【代表方剂】参附汤。

【核心用药】生晒参、黑顺片、山萸肉、生大黄、生地黄、牡丹皮、炒山栀。

中西互参

流感的中医证型与机体所处免疫反应阶段和免疫强度有关，其中西医理论对应关系见表 7-1-6。

表7-1-6 流感中西医理论对应关系

中医证型	风寒束表	表寒里热	毒热壅盛	毒热内陷，内闭外脱
宿主免疫（内因）	免疫反应早期正常	免疫反应期及后期强	免疫反应期强	免疫反应期及后期强
临床特征	恶寒，鼻流清涕	恶寒，身痛，咽痛，口渴	高热，烦躁，咳喘	神识昏蒙，胸腹灼热，四肢厥冷

参考文献

[1] KRAMMER F，SMITH G，FOUCHIER R，et al. Influenza[J]. Nature Reviews Disease Primers，2018.

[2] SALOMON R，WEBSTER RG. The influenza virus enigma[J]. Cell，2009，136（3）：402-410.

[3] 中华人民共和国国家卫生健康委员会，国家中医药管理局. 流行性感冒诊疗方案（2020 年版）[J]. 中华临床感染病杂志，2020，13（6）：401-405，411.

[4] 中国医师协会急诊医师分会，中华医学会急诊医学分会，中国人民解放军急救医学专业委员会，等. 中国成人流行性感冒诊疗规范急诊专家共识 [J]. 中华急诊医学杂志，2019，28（10）：1204-1217.

第二节

病毒性肝炎

导致病毒性肝炎的 5 种肝炎病毒分别是甲型肝炎病毒（hepatitis A virus，HAV）、乙型肝炎病毒（hepatitis B virus，HBV）、丙型肝炎病毒（hepatitis C virus，HCV）、丁型肝炎病毒（hepatitis D virus，HDV）和戊型肝炎病毒（hepatitis E virus，HEV）。根据病程，病毒性肝炎分为急性（≤6 个月）和慢性（＞6 个月），HAV 通常仅引起急性肝炎（慢性肝炎罕见），其他肝炎病毒均可引起急性和慢性肝炎。5 种肝炎病毒的流行病学特征见表 7-2-1，病毒性肝炎发病的共同风险因素见表 7-2-2，常见临床症状见表 7-2-3，与其他原因所致肝损伤的鉴别见表 7-2-4。

此外，尚有一些病原未明的肝炎病例（15%～17%）与上述病毒所致的肝炎临床特征相似，可能与 GB 病毒 –C（GBV-C）、输血传播病毒（transfusion transmitted virus，TTV）、Sen 病毒（SENV）等相关；多种其他部位感染的病毒也具有嗜肝性，如单纯疱疹病毒、EB 病毒（epstein-barr virus，EBV）、水痘 – 带状疱疹病毒、肠道病毒、腺病毒、黄热病病毒、腮腺炎病毒、风疹病毒、麻疹病毒等，常导致肝功能异常，均不属本节讨论范畴。

表7-2-1　种肝炎病毒的流行病学特征

病毒	HAV	HBV	HCV	HDV	HEV
核酸类型	RNA	DNA	RNA	RNA	RNA
科属	微小 RNA 病毒科	嗜肝 DNA 病毒科	黄病毒科	卫星病毒科	嵌杯状病毒科
潜伏期（天）	15～48（30）	30～180（60～90）	15～160(50)	30～180（60～90）	14～60（40）
粪 – 口传播	是	否	否	否	是
性传播	可能	是	少见	是	否
血液传播	少见	是	是	是	否
导致肝硬化 /肝细胞癌	否	是	是	是（合并乙肝）	否

表7-2-2 病毒性肝炎发病的共同风险因素

	风险因素（表现形式）		可能机制
传染源	肝炎病毒携带者	接触患者或无症状携带者	
传播途径	血液及各种体液如精液（乙肝、丙肝、丁肝）	分娩、输血、性行为、日常密接	母婴传播、性传播、接触传播、血液传播
	消化道（甲肝、戊肝）	饮用污染的水和食物	粪－口传播
易感人群	遗传因素	各地区发病率不同	地区间有病毒基因型分布差异，种族间有易感性差异
	卫生条件因素	发展中国家发病率高	水和食品污染，不洁注射，不洁输血
	免疫因素	HIV、长期使用免疫抑制剂人群发病率高	病毒更容易发生免疫逃逸和复制，病程更易慢性化
	年龄、性别因素	乙肝儿童发病率高，甲肝、戊肝成人男性发病率高	乙肝母婴传播效率极高，成年男性更容易在外活动中接触不洁水及食物

表7-2-3 病毒性肝炎常见临床症状

临床症状	发生机制
黄疸、皮肤瘙痒	免疫炎症反应，肝细胞损伤吸收胆色素胞质，毛细胆管内淤胆
流感样症状（发热、寒战、乏力）	全身性免疫炎症反应
消化道症状（食欲不振、呕吐）	免疫炎症反应所致胃肠黏膜淤血，水肿，肠蠕动减弱，胆汁分泌减少
肝区疼痛伴肝脾肿大	病毒引起肝细胞炎性损伤、坏死，肝细胞增生肥大，纤维化
失代偿—水肿、腹腔积液	肝硬化所致门脉高压，血浆胶体渗透压降低，淋巴回流不足，钠、钾电解质紊乱
失代偿—昏迷（脑水肿、肝性脑病）	肝硬化所致鸟氨酸循环障碍，血氨水平增高，经血脑屏障产生脑毒性
失代偿—胃肠出血	门脉高压，食管、胃底静脉曲张

表7-2-4　病毒性肝炎与其他原因所致肝损伤的鉴别

	病毒性肝炎	药物性肝损伤	其他嗜肝病原体相关肝损伤	自身免疫性肝炎	胆道梗阻	Wilson 病
病因	HAV、HBV、HCV、HDV、HEV	用药史（解热镇痛药、抗结核药、磺胺类药、抗肿瘤药、部分中草药）和化学毒物接触史	EBV、CMV、钩端螺旋体等	尚不明确	结石、息肉、肿瘤等	遗传性铜代谢障碍
临床特征	急性肝炎症状多为轻-中度，血清学和病原学证据是关键，呈自限性，预后好	多为排除性诊断，临床表现不特异，药物/化学毒物暴露史是关键	EBV/CMV 感染常伴肝外症状，如长期发热、淋巴结肿大等；钩端螺旋体病伴见结膜充血，有疫水接触史	多为排除性诊断，常伴多关节疼（非关节炎），血清抗体阳性，肝活检病理证实	以梗阻性黄疸、皮肤瘙痒、大便颜色变浅为核心症状，严重可伴高热寒战、胆绞痛等	眼部检查K-F 环，24 小时尿铜含量测定、血铜蓝蛋白、铜水平可资鉴别

一、甲型肝炎

知识要点		
西医认识 甲型肝炎 1. 病原体为 HAV 2. 分潜伏期、前驱期、黄疸期、恢复期；分急性黄疸型、急性淤胆型、急性重型、急性无黄疸型、亚临床型和隐性感染 3. 自限性，对症治疗，多数预后良好	**中医认识** 阳黄/急黄 1. 辨证要点：阳黄分初期和黄疸期，急黄多伴神昏谵语或血证 2. 治疗： 阳黄 初期：麻黄连翘赤小豆汤 黄疸期：茵陈蒿汤 急黄：犀角散	**中西互参** 1. 中医证型与临床分期和分型有对应关系

■ 西医认识

❶ 定义

　　甲型肝炎病毒通常仅引起急性肝炎，依临床表现分为急性黄疸型、急性淤胆型、急性重型、急性无黄疸型、亚临床型和隐性感染。急性黄疸型是典型表现，前驱症状多轻微（食欲不振、恶心呕吐、疲劳、体重减轻），或出现类流感症状

（发热伴寒战、头痛），黄疸期以尿黄／深色尿、皮肤／黏膜黄染和陶土便为特征，常见肝大并触诊压痛，5%～15%伴脾肿大，15%有肝外表现（如皮疹、关节痛）。该病呈自限性，多数预后良好，可能的并发症包括胆汁淤积、非结石性胆囊炎、急性重型肝炎、自身免疫性肝炎和肝外疾病（如溶血性贫血、病毒性脑炎、格兰-巴利综合征、急性胰腺炎、再生障碍性贫血、粒细胞缺乏症等）。3%～20%患者可发生迁延性肝炎，多在典型病程后出现，病情比初次感染时轻，大便中仍可检测到病毒，发病机制尚未阐明，但通常无后遗症。

❷ 流行病学

（1）病原学：HAV 是无包膜正链 RNA 病毒，属微小核糖核酸病毒科，电镜下呈直径 27～28 nm 的球形颗粒，人类 HAV 按基因型分 3 型（Ⅰ、Ⅱ、Ⅲ型），每型又分 A、B 亚型，灵长类动物（如黑猩猩）对人类 HAV 也普遍易感，Ⅰ型在全球最普遍，Ⅰ A 型比 Ⅰ B 型更常见，HAV 基因型具有一定地域特异性，疫情调查期间常被用来追踪传播来源，基因型的差异是否与疾病严重程度有关尚未明确；HAV 只有一种血清型。HAV 与肠病毒有许多共性，但区别也很明显：HAV 在活细胞中生长缓慢，已被证明是相对非细胞溶解，对宿主蛋白质合成速度影响很小；HAV 具有耐热（60℃下暴露 10～12 小时无法完全灭活，完全灭活食物中 HAV 需要加热至 85℃以上≥1 分钟）、耐酸（PH 酸碱度低至 3.41 无法完全灭活）和耐溶剂洗涤（因部分洗涤过的血制品中无法有效灭活而传播）特性。

（2）传染源：主要为急性期患者及无症状感染者；在卫生条件差地区，可为环境中受污染的食物和水；偶见黑猩猩传染饲养员的情况。

（3）传播途径：以粪-口传播最为常见，HAV 经胆汁排泄，在粪便中浓度最高，粪-口传播的高危窗口期为黄疸前 21 天至黄疸后 8 天（婴儿／儿童可延至 6 个月）。这可能与进入黄疸期前 2 周患者粪便中 HAV 浓度最高相关。通常认为甲型肝炎患者在黄疸 1 周后不具传染性，因为粪便中 HAV 可导致感染的浓度阈值尚未明确，黄疸 1 周后在患者血清、粪便或唾液中通过酶免疫分析和 PCR 检测到 HAV 并不意味其具有传染性。少见情况下，HAV 在适宜环境中可长期保持传染性，时有水源／食源性散发或暴发病例（如 1998 年毛蚶导致的甲型肝炎暴发）。另外，在男-男同性恋人群和共用注射器的吸毒人群中也有 HAV 通过血液传播的情形。

（4）易感人群：人群普遍易感，在甲型肝炎高流行区，儿童是主要易感人群，成年人不易再次感染（既往已感染过 HAV，普遍获得持久免疫）；在甲型肝炎低流行区，无年龄差异，卫生条件越好的人群易感性越高。

（5）流行特征：全球甲型肝炎病例≥140万/年，其中约11,000人死于该病。甲型肝炎流行程度与地区卫生条件、经济发展水平直接相关，卫生条件较好、经济发展水平较高的国家流行程度更低。在甲型肝炎高流行区，人群多在幼年经历过无症状感染，获得免疫后成年不易再次感染；在甲型肝炎低流行区，由于疫苗普遍接种和优良的卫生条件，感染亦很罕见；在甲型肝炎中度流行区，人群相对易感，大龄儿童、青少年和成人有症状感染者更多，故报告的总发病率和平均年龄反而高于高流行地区。据1992—1995全国血清流行病学调查，我国甲型肝炎感染率为80.9%，由此推算，我国约9.7亿人感染过 HAV 并具有长期免疫。随着 HAV 疫苗使用，目前我国甲型肝炎发病率处于较低水平，未来需关注的是与受污染的进口食品和国际旅行相关的疫情，以及在边缘人群（如无家可归者、使用非法药物者）中新发的病例。

❸ 风险因素

甲型肝炎发病的风险因素见表 7-2-5。

表7-2-5　甲型肝炎发病的风险因素

	风险因素（表现形式）	可能机制
传染源	HAV 感染患者；HAV 污染的食物和水	
传播途径	流行地区人群间密切接触；男 - 男性行为；输血、共用注射器	粪 - 口传播；血液传播
易感人群	未感染过 HAV 且未接种疫苗的国际旅行者，共用注射器人群，男 - 男性行为人群，接受血液、血制品人群	

❹ 发病机制

耐酸的 HAV 穿过胃酸屏障，经肠道侵入被运输到肝脏，大量复制后从受感染的肝细胞排入肝窦和肝小管，重新排入肠道，最终从粪便排出。HAV 具有高度器官特异性，主要病理改变仅限于肝脏，病变主要通过细胞免疫介导，而不是病毒直接损伤，体液免疫产生特异性抗体中和病毒，限制其传播。尽管肝损伤发生在抗体可被检出时期，但尚无证据表明损伤是由抗原 - 抗体循环免疫复合物所致。

⑤ 临床表现

甲型肝炎临床表现多样，分为急性黄疸型、急性淤胆型、急性重型、急性无黄疸型、亚临床型和隐性感染，鉴别要点见表 7-2-6。甲型肝炎潜伏期间即可发生病毒血症、粪便排出 HAV（感染后 2 周）；感染后 3 周逐渐出现前驱和典型症状，伴肝酶增高；反应性抗体（IgM- 抗 HAV）随之产生，3 个月达峰，5 个月后基本消退，保护性抗体（IgG- 抗 HAV）2 ～ 3 个月即可起效，6 个月达峰，维持 > 12 个月，所以多数患者 2 ～ 3 个月康复，最迟 6 个月。年龄因素影响临床表现，< 5 岁儿童的感染多无症状，有症状感染比例随年龄增长而增加。

（1）潜伏期：最常被患者首先觉知的症状是深色尿而不是黄疸，因此潜伏期难以明确界定，多 15 ～ 50 天，平均 28 天，潜伏期长短与感染途径无关，取决于 HAV 病毒载量。

（2）前驱期：前驱症状多轻微且缺乏特异性，常见食欲不振、恶心呕吐、疲劳、体重减轻等，或出现类流感症状（发热伴寒战、头痛等），儿童偶见腹泻、咳嗽、鼻炎、关节痛，10% ～ 20% 患者还可出现"血清病样综合征"（皮疹、荨麻疹、关节痛）。

（3）黄疸期：以尿黄、皮肤 / 黏膜黄染和陶土便为特征，常见肝大并触诊压痛，5% ～ 15% 伴脾肿大，15% 有肝外表现（如皮疹、关节痛），< 50% 皮肤瘙痒（胆汁淤积所致）。黄疸发生率，< 5 岁儿童不足 10%，青少年 / 成人 > 70%。

（4）恢复期：黄疸消退后进入恢复期。

⑥ 诊断和鉴别诊断

6.1 诊断

甲型肝炎的诊断依据于血清病毒标志物，急性期特异性抗体 HAV-IgM 阳性，结合临床表现和流行病学史即可确诊；发病初期可能出现假阴性，对高度疑诊者应重复检测，通常 ALT 达高峰 2 天后检出率近 100%。

6.2 鉴别诊断

基于肝损伤，甲型肝炎与其他病因疾病的鉴别见表 7-2-4；基于临床表现，甲型肝炎各型的鉴别见表 7-2-6。

表7-2-6　甲型肝炎临床分型鉴别要点

分型	急性黄疸型	急性淤胆型	急性重型	急性无黄疸型	亚临床型和隐性感染
鉴别要点	典型病程，历经前驱期（5～7天）、黄疸期（2～6周）和恢复期（2～4周）改变	肝内胆汁淤积持续较久（12～18周），消化道症状轻，肝实质损伤不明显，黄疸深，多伴皮肤瘙痒	少见，未肝移植患者病死率高，多＞40岁；报警症候包括凝血酶原时间延长，人格及神志改变等	无黄疸，其他临床表现同黄疸型，症状较轻，病程较短	两者均无临床症状，亚临床型仅轻度肝功能异常，隐性感染者多见儿童

❼ 治疗

甲型肝炎以支持治疗为主，卧床休息，清淡易消化饮食，适当补充维生素 B 和 C，直至症状明显减退，大多预后良好；食欲下降及呕吐者可静脉补液；60% 急性重型肝炎（尤其是儿童）经对症支持治疗可痊愈。多数无须住院，住院者（如大便失禁、腹泻、幼儿）应设置独立病室和卫生间，实施接触预防措施。目前尚无证据表明限制活动和饮食会影响疾病结局，但通常推荐戒酒，其与黄疸复发相关。

▌中医认识

❶ 病名和沿革

甲型肝炎对应于中医黄疸中的阳黄或急黄，阳黄是指黄疸病中起病急，病程短，黄色鲜明如橘色者，急黄是黄疸病中病势急剧、病情险恶者。宋代医家韩祗和在《伤寒微旨论》中立"阴黄证篇"，首次提出阴黄和阳黄病名，元代罗天益著《卫生宝鉴》总结了前人的经验，把阳黄和阴黄的辨证论治系统化，明代张景岳系统地论述了阴阳黄分类、症状描述、病因病机、理法方药。

隋代巢元方《诸病源候论》立有"急黄候"一篇，指出"脾胃有热，谷气郁蒸，因为热毒所加，故卒然发黄，心满气喘，命在顷刻，故云急黄也"。《外台秘要》《圣济总录》《普济方》《沈氏尊生书》等根据"杀人最急"的特点，均详细论述了急黄的治疗方法。另明清时期温病学派的兴起，从而产生了"瘟黄"一名。明代王纶《明医杂著》卷二中提出："若时气发热，变为黄病，所谓瘟黄也，治宜内泻湿热。"所谓"时气"，属于季节性感染，这也与急黄相同。

❷ 病因病机 ────────────────────

阳黄 / 急黄是因外感湿热疫毒或饮食不洁，导致脾胃功能受损，湿邪壅阻中焦，脾胃升降失常，而致肝胆的疏泄功能失常，胆汁入血，溢于皮肤，因而发黄。

2.1 病因

（1）感受外邪：外感湿热疫毒之邪。

（2）饮食不洁：误食不洁之物。

2.2 病机

外感湿热疫毒或饮食不洁，导致脾胃功能受损，湿热壅阻中焦，脾胃升降失常，而致肝胆的疏泄功能失常，胆汁入血，溢于皮肤，因而发黄。

❸ 辨证论治 ────────────────────

（1）阳黄初期

【辨证要点】恶寒发热，头痛，疲劳，常伴食欲不振、恶心呕吐，舌红苔薄或腻，脉浮数。

【辨证分析】外邪侵于肌表，卫阳被郁，故见恶寒，发热，头痛。湿热之邪可致脾胃功能受损，脾失健运，故食欲不振。胃气不降，胃浊上逆，故见恶心呕吐。外感湿热之邪，壅阻中焦，故舌红，苔黄腻，脉浮数。

【治法】解表清热利湿。

【代表方药】麻黄连翘赤小豆汤（麻黄、杏仁、桑白皮、连翘、赤小豆、生姜、大枣、甘草）。

【核心用药】麻黄、杏仁、桑白皮、连翘、赤小豆、生姜、甘草。

【加减用药】热不退者，加栀子、黄柏；便不通者，加大黄、芒硝；恶心呕吐者，加竹茹、半夏。

（2）阳黄黄疸期

【辨证要点】身 / 目黄，尿黄，腹胀满，恶心欲吐，或伴发热、皮肤瘙痒，舌红、苔黄腻，脉弦或滑。

【辨证分析】湿热蕴蒸，胆汁外溢肌肤，故身 / 目黄，皮肤瘙痒；热耗津液，膀胱为邪热所扰，气化不利，故尿黄；阳明热盛则大便秘结，腑气不通，故腹部胀满；胃浊和胆汁上逆，故恶心呕吐；湿热蕴结，肝胆热盛，故苔黄腻，脉象弦数。

【治法】清热利湿退黄。

【代表方药】茵陈蒿汤（茵陈、栀子、大黄）。

【核心用药】茵陈、栀子、大黄、黄柏、连翘、蒲公英、茯苓、滑石、车前草。

【加减用药】胁胀痛者，加柴胡、延胡索；热盛心烦者，加黄连、龙胆；恶心呕吐者，加橘皮、竹茹、半夏；皮肤瘙痒者，加白鲜皮、赤芍、防风。

（3）急黄

【辨证要点】发病急，黄疸其色如金，高热烦渴，胁痛腹满，神昏谵语，或见血证（肌肤瘀斑、便血），舌红绛，苔黄燥，脉弦滑数或细数。

【辨证分析】湿热夹毒，郁而化火，热毒炽盛，故发病急，高热烦渴。热毒迫使胆汁外溢肌肤，故黄疸其色如金。热毒内盛，气机失调，故胁痛腹满。热毒内陷心营，故神昏谵语。如热毒迫血妄行，或见血证。肝胆热盛灼伤津液，故舌红绛，苔黄燥，脉弦滑数或细数。

【治法】清热解毒，凉营开窍。

【代表方药】犀角散（犀角、黄连、茵陈、栀子、升麻）。

【核心用药】犀角、黄连、茵陈、栀子、升麻、生地黄、牡丹皮、玄参、石斛。

【加减用药】神昏谵语者，配安宫牛黄丸或至宝丹；血证者，加地榆炭、柏叶炭。

中西互参

根据临床表现不同，甲型肝炎的不同发展阶段可与中医证型相对应，中西医理论对应关系见表 7-2-7。

表7-2-7　甲型肝炎中西医理论对应关系

中医证型	阳黄		急黄
	初期	黄疸期	
肝炎分型	前驱期	急性黄疸型、急性淤胆型	急性重型
临床特征	恶寒发热，头痛，疲劳，常伴食欲不振、恶心呕吐	身/目黄，尿黄，腹胀满，恶心欲吐，或伴发热、皮肤瘙痒	发病急，黄疸其色如金，高热烦渴，胁痛腹满，神昏谵语，或见血证

二、乙型肝炎

知识要点		
西医认识 乙型肝炎 1. 病原体为 HBV 2. 分急性乙型肝炎和慢性乙型肝炎 3. 急性乙型肝炎与急性甲型肝炎表现相近，以支持治疗为主。感染 HBV 后 HBsAg 阳性超过 6 个月为慢性乙型肝炎，以抗病毒治疗为主	**中医认识** 本病可见于"黄疸""胁痛""郁证""虚劳""癥瘕""痞块"病名下 1. 辨证要点：急性乙型肝炎阳黄分初期和黄疸期，急黄多伴神昏谵语或血证；慢性乙型肝炎有肝郁脾虚、肝胆湿热、肝肾阴虚、脾肾阳虚证 2. 治疗： 肝郁脾虚：逍遥散加减 肝胆湿热：茵陈蒿汤或甘露消毒丹加减 肝肾阴虚：一贯煎加减 脾肾阳虚：附子理中汤合金匮肾气丸加减	**中西互参** 急性乙型肝炎可参考甲肝认识，慢性乙型肝炎可按其常见临床表现分为肝郁脾虚、肝胆湿热、肝肾阴虚、脾肾阳虚四证论治

西医认识

❶ 定义

乙型肝炎病毒在全球范围内感染 2 亿多人，是慢性肝炎、肝硬化和肝细胞癌的主要原因。乙型肝炎的临床症状多样，急性乙肝可表现为无症状肝炎、黄疸型肝炎以及急性重型肝炎。慢性乙肝可表现为无症状的静止期肝炎或导致终末期肝病（包括肝硬化和肝癌）的进行性肝病。目前还没有治愈乙肝的方法，可以使用特定的抗病毒药物来控制患者的病毒复制，乙肝疫苗用来防止病毒的慢性携带和随后的肝癌发展。

❷ 流行病学

1965 年 Blumberg 等首次报道发现澳大利亚抗原（即 HBsAg）。1967 年 Krugman 等发现澳大利亚抗原与肝炎有关，故称其为肝炎相关抗原（hepatitis associated antigen，HAA），1972 年世界卫生组织（WHO）将其命名为乙型肝炎表面抗原（Hepatitis B surface antigen，HBsAg）。1970 年 Dane 等在电镜下发现 HBV 完整颗粒，称为 Dane 颗粒。1979 年 Galibert 测定了 HBV 全基因组序列。HBV 为嗜肝 DNA 病毒科（Hepadna virus）正嗜肝 DNA 病毒属（Orthohepadna virus）的一员，该属其他成员包括土拨鼠肝炎病毒（Woodchuck hepatitis virus，WHV）及地松鼠肝炎病毒（Ground squirrel hepatitis virus，GSHV）等。

（1）传染源：急性肝炎患者及隐性感染者（后者是前者的 10 ～ 30 倍）。

（2）传播途径：主要为血液 - 体液传播，表现形式有母婴传播、性传播等，较为少见的日常接触传播（感染的可能性只有 0.1%）本质也是通过含病毒的血液污染破损的皮肤、黏膜入血而产生，体液中 HBV 载量相对较低。①围生期母婴传播是亚洲 HBV 病毒传播的主要原因，母婴传播方式和母体较高的 HBV 载量是后代产生 HBV 慢性感染的重要相关因素，母亲血清 HBV 载量高（HBeAg 阳性，HBV DNA ≥ 10^6 IU/mL）的婴儿有 90% 的机会成为慢性乙肝，而母亲血清 HBV 载量低的婴儿转变为慢性乙肝的可能性不到 10%。②性传播是发达国家 HBV 传播的主要途径；③通过血液和血液制品、不洁的医疗器具（如反复使用的注射器、手术器械），使用被高病毒载量患者的血液污染的针头的患者感染机会超过 30%。

（3）易感人群：在发达国家，HBV 感染的高危人群特征包括：有 HBV 流行地区旅居史；婴儿期未接种乙肝疫苗且父母有 HBV 流行地区旅居史；HBsAg 阳性患者的家属和性伴侣；有吸毒史；有多个性伴侣或有性传播疾病病史；男同性恋人群；丙肝或艾滋患者；需要反复血液透析的肾衰患者；医护人员。在我国，实施新生儿乙型肝炎疫苗免疫规划前，乙型肝炎以母婴传播为主，占 30% ～ 50%。成人获得性感染主要经血液和性接触传播，这一途径 90% ～ 95% 为急性乙型肝炎并可获得持久保护性免疫。

（4）流行特征：乙肝病毒感染呈世界流行，据 WHO 统计，全球约有 2.57 亿慢性 HBV 感染者，非洲地区和西太平洋地区占 68%，多数亚洲地区为中至高流行区，2014 年中国 CDC 对全国 1 ～ 29 岁人群乙型肝炎血清流行病学调查结果显示，1 ～ 4 岁、5 ～ 14 岁和 15 ～ 29 岁人群 HBsAg 流行率分别为 0.32%、0.94% 和 4.38%，与 1992 年比较，分别下降了 96.7%、91.2% 和 55.1%。据估计，目前我国一般人群 HBsAg 流行率为 5% ～ 6%，慢性 HBV 感染者约 7000 万例，其中慢性乙肝（CHB）患者约 2000 万～ 3000 万例。我国肝硬化及肝癌患者中由 HBV 所致者分别为 77% 和 84%。

❸ 风险因素 ————————————————————————

表7-2-8 乙型肝炎发病的风险因素

	风险因素（表现形式）	可能机制
传染源	HBV 肝炎病毒患者及携带者、接触患者或无症状携带者	
传播途径	血液、宫颈分泌物、唾液、泪液、精液 分娩、输血、使用不洁注射器器械（风险最高）；儿童之间长期日常密切接触（风险中等）；多性伴侣的高危性行为（风险中等）	通过皮肤间细小的伤口感染病毒
易感人群	有 HBV 流行地区旅居史；婴儿期未接种乙肝疫苗且父母有 HBV 流行地区旅居史；HBsAg 阳性患者的家属和性伴侣；有吸毒史；有多个性伴侣或有性传播疾病病史；男同性恋人群；丙肝或艾滋患者；需要反复血液透析的肾衰患者；医护人员	血液中无抗 -HBS；接触含高 HBV 载量的血液可能性较高

❹ 发病机制 ————————————————————————

　　急性 HBV 感染多为成年后感染，大约 95% 的人会成功地进行免疫反应，从而恢复并产生保护性抗体（抗 -HBs）。相比之下，只有 5% 到 10% 的围生期获得性感染可表现为急性 HBV 感染。患者在 HBV 暴露后经历 1 ～ 4 个月潜伏期发病，典型的免疫学的特征是随着病程的进展发生 HBV DNA、HBeAg、HBsAg 以及抗 -HBc-IgM 的转阴或含量降低，而后产生抗 -HBe、抗 -HBs。

　　乙型肝炎表面抗原（HBsAg）是乙型肝炎病毒的外壳蛋白，急性感染后出现的第一个标志物。HBsAg 通常在急性乙肝感染后 4 到 6 个月后转阴。其临床意义：HBsAg 阳性为已经感染乙型肝炎病毒的标志，并不反映病毒复制和传染性的强弱。

　　乙型肝炎表面抗体（抗 -HBs）最早在乙肝病毒感染 8 个月后产生。抗 -HBs 是 HBV 感染恢复的标志，大多数临床治愈患者中，抗 -HBs 终生存在，从而产生长期免疫力。其临床意义：为中和性抗体标志，为是否康复或是否有抵抗力的主要标志

　　乙型肝炎 e 抗原（HBeAg）源于乙型肝炎病毒的核心，是乙型肝炎核心抗原（HBcAg）的亚成分，或是乙型肝炎核心抗原裂解后的产物。其临床意义：为乙型肝炎病毒复制标志，持续阳性 3 个月以上则有慢性化倾向。

　　乙型肝炎 e 抗体（抗 -HBe）是由乙型肝炎 e 抗原刺激人体免疫系统产生的

特异性抗体，这种特异性抗体能够和乙型肝炎 e 抗原结合。抗 -HBe 不是保护性抗体，不代表患者有了免疫力。需注意部分 HBeAg 阴性的小三阳患者，因病毒发生了前 C 区基因变异，在复制时不产生乙型肝炎 e 抗原，因此常表现为乙型肝炎 e 抗原阴性，而乙型肝炎 e 抗体阳性，此种情况下的意义等同于乙型肝炎 e 抗原阳性。其临床意义：在病毒前 C 区未发生基因变异的患者，抗 -HBe 阳性为病毒复制停止标志，提示病毒复制减少，传染性减弱。

乙型肝炎核心抗体（抗 -HBc），检测抗 -HBc 可以了解人体是否有过乙型肝炎核心抗原的刺激。在所谓的窗口期（HBsAg 消失和抗 -HBs 出现之间的时期）内，它可能是 HBV 感染的唯一标志。其临床意义：曾感染或感染期出现的标志。核心抗体 IgM 是新近感染或病毒复制标志，核心抗体 IgG 是感染后就会产生的，对于辅助两对半检查有一定意义。

HBV DNA 定量检测：多采用 PCR 法，主要目的是确定感染的阶段和评估疗效。HBV 复制水平是与预测疾病进展和评估慢性 HBV 感染预后相关性最强的单一生物标志物。

HBV 慢性感染有几个需要重要考虑的区分因素，包括流行病学，病毒变异株，及病毒载量。流行病学方面，HBV 高流行区感染人群多在围产期母婴传播获得，宿主耐受更高，急性感染时期临床表现多为隐匿性，肝炎慢性化率 >90%，肝硬化和肝癌的风险 >40%；HBV 低流行区感染人群多因性传播及其他血播方式获得，宿主耐受性差，急性感染期肝炎症状明显。肝炎慢性化率多 <1%、肝硬化和肝癌的风险极低。

病毒变异性主要需关注 HBV 前 C 区基因突变，在慢性感染的自然病史晚期阶段，部分患者 HBV 前 C 区基因突变可发展为 HBeAg 阴性慢性肝炎，HBeAg 阴性慢性肝炎患者仍能进行血液传播，但其 HBV DNA 水平往往较低，多伴间歇性暴发的肝脏坏死性炎症活动。与 HBV 基因未突变的 HBeAg 阴性 HBV 感染患者相比，肝炎进展速度及肝硬化、肝癌风险大大增加。

病毒载量方面，慢性乙肝治疗后 HBV DNA 定量持续不达标，多提示疾病进展，预后不佳，肝硬化、肝癌风险增加。若 DNA 阈值低于 $10^3 \sim 10^4$ IU / mL 时，肝损伤可以忽略不计。细胞核内持续稳定存在的 cccDNA 池是长期维持 HBV 慢性感染的关键，亦是抗病毒治疗难以彻底清除病毒的主要原因。

慢性 HBV 感染是 HBV 和宿主免疫系统相互作用的动态过程，并不是所有的慢性 HBV 感染患者都有慢性肝炎（CHB）。HBV 病毒多经 1 ～ 4 个月潜伏期进入人体，考虑到 HBeAg、HBV DNA 水平、丙氨酸氨基转移酶（ALT）值，以及最终是否有肝脏炎症，慢性 HBV 感染的自然病史可分为四个阶段（表 2-1）。阶段的命名是基于对慢性病的两个主要特征的描述：感染和肝炎。需注意的是慢性 HBV 感染的发展阶段不一定是连续的，可能存在跨阶段的发展；在大多数情况下，明确阶段需要对血清 HBeAg、HBV DNA 和 ALT 水平进行连续监测，而不是单一的实验室检测指标；但即使如此，仍有一些患者分类可能陷入不确定的灰色地带。

第一阶段（HBeAg 阳性的慢性 HBV 感染）：以前称为"免疫耐受"阶段；以血清 HBeAg 阳性、极高的 HBV DNA 水平和正常范围的 ALT 水平为特征，同时不伴（或伴有极少）肝脏坏死性炎症或纤维化，在围产期感染中此阶段更为常见，并且持续时间更长，这与未成年时期发育不完善的特异性 T 细胞免疫有关。由于 HBV DNA 水平较高，处于此阶段的患者具有很高的传染性。

第二阶段（HBeAg 阳性的 CHB）：特征是血清 HBeAg 阳性、高 HBV DNA 水平和 ALT 的升高，同时伴有中重度的肝脏坏死性炎症和纤维化进展。它可能发生在第一阶段的几年之后，成年人感染更容易加速过渡到此阶段。多数患者可实现 HBeAg 血清转换和 HBV DNA 抑制，进入第三阶段。其他无法控制 HBV 患者将在多年内进展到 HBeAg 阴性的 CHB 阶段。

第三阶段（HBeAg 阴性的慢性 HBV 感染）：旧称"非活动携带者"阶段，其特征是血清抗 -HBe 阳性、HBV DNA 水平 < 2000 IU/mL 和正常范围 ALT 水平。然而，一些处于这一阶段的患者 HBV DNA 水平处于 2000 IU/mL ～ 20000 IU/mL 之间，并伴有持续正常的 ALT 和轻度肝脏坏死性炎症和低纤维化表现。处于这一阶段的患者发展为肝硬化或肝癌的风险较低，但可能进展到第四阶段。此阶段每年 1% ～ 3% 的患者可自发发生 HBsAg 转阴和（或）HBsAg/ 抗 -HBs 血清转换，通常这些患者的血清 HBsAg 水平较低（< 1000 IU/mL）。

第四阶段（HBeAg 阴性的慢性乙型肝炎）：特征是血清 HBeAg 阴性、抗 HBe 阳性和血清 HBV DNA 持续中高水平波动（通常低于 HBeAg 阳性患者），并伴有肝坏死性炎症和纤维化表现。大多数此期患者在 HBV 病毒前 C 区和（或）基本核心启动子区存在基因变异，从而削弱或取消 HBeAg 的表达。这一阶段自发缓解率低。

另需注意 HBsAg 阴性的慢性 HBV 感染：以血清 HBsAg 阴性、HBcAg 抗体阳性（抗 -HBc）、有或无可检测到的 HBsAg 抗体（抗 -HBs）为特征。这也被称为"隐匿性乙肝病毒感染"。在极少数情况下，HBsAg 的缺乏可能与检测的灵敏度有关。这一阶段的患者 ALT 值正常，血清 HBV DNA 多检测不到。HBV DNA 可在肝脏中频繁检测到。此阶段患者预后多良好且无须服药治疗，但合并肝硬化后 HBsAg 转阴患者仍有患肝癌的风险，因此应继续进行肝癌监测。免疫抑制可能导致这些患者的乙肝病毒重新激活。

表7-2-9　慢性乙型肝炎分类

	HBeAg 阳性		HBeAg 阴性	
	慢性感染	CHB	慢性感染	CHB
HBsAg	高	高 / 中等	低	中等
HBeAg	+	+	−	−
HBV DNA	>10^{+7} IU/mL	$10^{+4} \sim 10^{+7}$ IU/mL	< 2000 IU/mL	⩾ 2000 IU/mL
ALT	正常	升高	正常	升高
肝病理炎性改变	极少或无	中等 / 重度	无	中等 / 重度
旧分期术语	免疫耐受期	免疫清除期	免疫控制期	再活动期

　　时至今日，乙肝病毒与免疫介导的肝损伤的机制之间的关系尚未明确。目前认为病毒不直接导致细胞病变，其引起的免疫应答才是导致肝细胞损伤及炎症坏死的主要机制。在急性感染时，免疫系统对 HBV 的反应是有效和及时的，病毒清除可以通过 T 细胞免疫应答诱导细胞溶解，或以表达抗病毒细胞因子的方式产生非细胞溶解的抗病毒效应，还可以通过 B 细胞产生中和抗体以防止病毒的传播。当急性感染变为慢性感染时，HBV 特异性 T 细胞功能会逐渐受损。既往将乙肝自然史分为"免疫耐受"阶段、"免疫活动"阶段和"非活动"阶段的分类方式有其局限性，例如急性乙型肝炎成人，他们没有免疫耐受期；而处在免疫耐受期的新生儿感染 HBV 患者，虽然检测肝损伤进程貌似"静止"，仍存在间歇性暴发的肝脏坏死炎症活动痕迹。即使在以后几十年出现临床上明显的肝损伤和进行性肝纤维化（即所谓的再活动期），这些患者对乙肝病毒的免疫耐受水平仍然很高。在新生儿获得性乙肝病毒感染的患者中，耐受和不耐受之间存在着动态平衡，这一结果决定了慢性感染的临床表现。

❺ 临床表现 ————————————————————————————

急性乙型肝炎：急性乙肝肝炎与急性甲型肝炎表现相近，也可出现流感样综合征和血清病样综合征（可参阅急性甲肝的相关临床表现）。同甲肝类似，患者年龄越大，症状性肝炎及黄疸发作的可能性越高。急性乙型肝炎的特点是产生抗HBc-IgM 抗体，症状出现后 HBsAg 清除时间的中位数为 6 周，90% 的患者在 19周内实现 HBsAg 血清转换。急性乙型肝炎康复的患者通常无法治愈感染，康复患者在多年后仍可在血液中检测到 HBV DNA。在免疫抑制状态下 HBV DNA 可能再复制。

慢性乙型肝炎：感染 HBV 后 HBsAg 阳性超过 6 个月为慢性乙型肝炎。症状可能轻微且没有特异性，血清转氨酶的偶然升高或由于属于特定的风险人群为常见的首诊原因。此外最常见的症状是疲劳，但经常观察到睡眠障碍、注意力难以集中、右上腹疼痛、恶心、食欲不振等，症状通常与疾病严重程度、血清转氨酶水平或肝活检中的肝损伤无关,20% 的患者可出现肝外表现如感觉运动性神经病、肌痛、关节痛、干燥综合征、肾小球肾炎、葡萄膜炎和雷诺综合征。

❻ 诊断和鉴别诊断 ————————————————————————

6.1 诊断

乙肝的诊断需先进行诊断筛查，初步评估应包括完整的病史和体格检查、肝病活动性和严重程度的评估以及 HBV 感染的标志物筛查。

6.1.1 诊断筛查

（1）HBV 感染的标志物

主要包括血清病毒标志物检测及病毒 DNA 定量检测。

表7-2-10　乙肝病毒血清病毒标志物及其临床意义

临床意义	HBsAg	抗 -HBs	HBeAg	抗 -HBe	抗 -HBc	HBV DNA
急性 HBV 感染早期，HBV 复制活跃	+	－	+	－	－	+
急慢性 HBV 感染（窗口期）	+/-	－	－	－	+	+
急慢性 HBV 感染，HBV 复制活跃	+	－	+	－	+	+
急慢性 HBV 感染（病毒低复制期）	－/+	－	－	+	+	+

续表

临床意义	HBsAg	抗-HBs	HBeAg	抗-HBe	抗-HBc	HBV DNA
HBV 感染恢复阶段，已获免疫力	−	+	−	+	+	−
HBeAg 阴性 CHB	+	−	−	+	+	+
不同亚型 HBV 感染或 HBsAg 变异	+	+	+	−	+	+
既往 HBV 感染（病毒低复制）	−	−	−	−	+	−
接种疫苗者及极少数乙肝痊愈者	−	+	−	−	−	−

（2）肝病活动性和严重程度的评估

肝生化指标：包括天冬氨酸氨基转移酶（AST）、丙氨酸氨基转移酶（ALT）、γ-谷氨酰转肽酶（GGT）、碱性磷酸酶（ALP）、胆红素、血清白蛋白和球蛋白以及凝血酶原时间（PT）等。急性黄疸肝炎在黄疸出现前3周丙氨酸氨基转移酶（ALT）开始升高，ALT多高于天冬氨酸氨基转移酶（AST），黄疸消失后2～4周才ALT恢复正常；慢性肝炎的ALT持续升高或反复不正常，有时成为肝损害的唯一表现；重型肝炎可出现胆酶分离—黄疸进行性加深伴随ALT下降，提示肝细胞大量坏死。慢性肝炎时AST持续升高应考虑病情加重，血清转氨酶通常在1～4个月内恢复正常，血清ALT持续升高超过6个月提示进展为慢性肝炎。胆汁淤积时可见胆红素、GGT、ALP升高，在重症肝炎，PT是重要的预后指标。

肝活检：肝活检主要是评价两个病理学特征，即肝脏炎症坏死的分级和纤维化的分期。从而明确有无肝硬化判断疗效及预后，并排除其他肝脏疾病。毛玻璃样肝细胞是乙肝特殊形态学特征。

其他检查：有超声、CT、MRI等。

6.1.2 临床诊断及分型

急性乙型肝炎：急性乙型肝炎的诊断基于血清HBsAg和抗-HBc IgM的检测，二者同时存在结合流行病学病史特点即可诊断。临床分型可参照甲肝。

慢性乙型肝炎：满足"HBsAg阳性持续6个月以上"和"血清可检测到任意水平的HBV DNA"，结合临床病史，即可诊断慢性乙型肝炎。根据乙肝的自然病史的发展阶段，诊断可细分为HBeAg阳性慢性感染、HBeAg阳性CHB、HBeAg阴性慢性感染、HBeAg阴性CHB以及特殊类别如隐匿性HBV感染、乙型肝炎肝硬化等。

6.2 鉴别诊断

乙型肝炎同其他四种病毒性肝炎主要通过血清病毒标志物进行鉴别。基于肝损伤，乙型肝炎与其他病因疾病的鉴别见表7-2-4。除此以外，还需鉴别其他的临床疾病如其他病原体（EB 病毒、CMV 病毒、钩端螺旋体等）相关肝损伤、药物引起的肝损伤、自身免疫性肝炎、胆道梗阻以及与其他遗传疾病如 Wilson 病等。这些疾病都可出现肝酶升高、黄疸、肝脾肿大等一般症状。各种疾病的鉴别诊断如下。

表7-2-11　急性肝炎与慢性肝炎临床表现鉴别

	急性肝炎	慢性肝炎
患者年龄	多为成年人感染	多为儿童及围生期感染
常见首诊原因	黄疸、亚临床症状	转氨酶升高，高风险人群筛查
症状	"流感样综合征"：神疲乏力、食欲减退、恶心、呕吐和右上腹不适	症状多轻微，偶见恶心、右上腹压痛、食欲不振、肌痛和关节痛
体征	黄疸、肝大及压痛	黄疸、肝大及压痛
肝外表现	发热、皮疹、关节痛和多关节炎多在黄疸前出现	感觉运动性神经病、肌痛、关节痛、干燥综合征、肾小球肾炎、葡萄膜炎和雷诺综合征
血清学特征	HBsAg 持续 <6 个月，抗 HBc IgM 阳性	HBsAg 持续 >6 个月 抗 HBc IgG 阳性
生化指标	ALT/AST 多显著升高，ALT>AST 多在 4 个月内恢复正常 急性重型肝炎 PT 延长	ALT/AST 多正常或轻中度升高，少数情况显著升高（活动暴期或抗 HBe 出现前）ALT 升高持续时间较长
肝病理	可见炎性改变，罕见纤维化	可见坏死性炎性和不同程度纤维化
抗病毒治疗	多不需要	需要
未经 NA 治疗的预后	良好	存在肝硬化及肝癌风险

❼ 治疗

7.1 一般治疗

急性乙肝的主要治疗目标同甲肝类似，主要是预防急性或亚急性肝功能衰竭的风险。治疗方法也是以支持治疗为主，很少需要抗病毒治疗。治疗可参见甲肝治疗部分。只有以凝血障碍（INR > 1.5）和病程延长（即持续症状或明显黄疸

＞4周）为特征的急性重型乙型肝炎应该接受 NA 治疗，并考虑进行肝移植。

7.2 抗病毒治疗

慢性乙肝的治疗主要是抗病毒治疗，乙肝抗病毒治疗的目标是最大限度地长期抑制 HBV 复制，减轻细胞炎症坏死及纤维增生，进而延缓和减少并发症（肝癌、肝硬化）的发生。对于部分适合条件的患者，应追求临床治愈，即停止治疗后仍保持 HBsAg 阴性（伴或不伴抗 -HBs 出现）、HBV DNA 检测不到、肝脏生物化学指标正常、肝脏组织病变改善。抗病毒治疗适应证选择流程图如图 7-1。

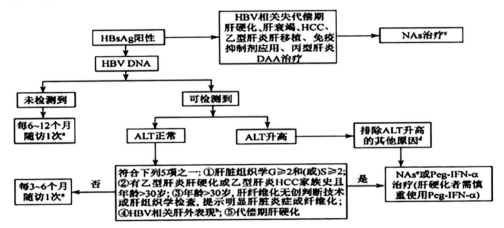

注：这里可检测到是指满足 HBV DNA>2000 IU/ml，HBsAg 为乙型肝炎表面抗原；HBV 为乙型肝炎病毒；ALT 为谷丙转氨酶；HCC 为肝细胞癌；DAA 为直接抗病毒药物；NAs 为核苷（酸）类似物；Peg-IFN-α 为聚乙二醇干扰素 -α。a 随访项目：病毒学检测、肝脏生物化学指标检测、甲胎蛋白、维生素 K 缺乏或拮抗剂诱导蛋白检测，腹部超声检查、肝脏硬度值检测。b HBV 相关的肝外表现：肾小球肾炎、血管炎等。c HBV 相关失代偿期肝硬化患者 NAs 治疗期间的随访标准：每 3 个月 1 次，复查血常规、肝脏生物化学指标和肾功能、血氨、病毒学、甲胎蛋白、维生素 K 缺乏或拮抗剂诱导蛋白，行腹部超声检查；必要时行增强电子计算机断层显像或磁共振成像检查。dALT 升高的其他原因：其他病原体感染、药物或毒物服用史、酒精服用史、脂肪代谢紊乱、自身免疫紊乱、肝脏淤血或血管性疾病、遗传代谢性肝损伤、全身性系统性疾病等。eNAs：恩替卡韦、富马酸替诺福韦酯、富马酸丙酚替诺福韦。

图7-1 抗乙肝病毒治疗适应证选择

NAs 治疗：一线药物包括恩替卡韦（ETV）、富马酸替诺福韦酯（TDF）、富马酸丙酚替诺福韦（TAF）；二线药物如阿德福韦酯（ADV）、拉米夫定

（LAM）、替比夫定（LdT）由于可诱发耐药已减少使用。初治患者应首选强效低耐药药物（ETV、TDF、TAF）治疗。正在应用非首选药物治疗的患者，建议换用强效低耐药药物，以进一步降低耐药风险。治疗中应定期检测 HBV DNA 定量，以便及时发现病毒学突破（HBV DNA 定量较治疗中最低值升高 > 2l gIU/ml），并尽早给予挽救治疗。耐药 NAs 的挽救治疗推荐如表 7-2-12。

表7-2-12　乙型肝炎耐药NAs的挽救治疗

耐药种类	推荐药物
LAM 或 LdT 耐药	换用 TDF 或 TAF
ADV 耐药，之前未使用 LAM 或 LdT	换用 ETV、TDF 或 TAF
ADV 耐药，且对 LAM/LdT 耐药	换用 TDF 或 TAF
ETV 耐药	换用 TDF 或 TAF
ETV 和 ADV 耐药	ETV 联合 TDF，或 ETV 联合 TAF

聚乙二醇干扰素（PEG-INF-α）治疗：PEG-INF-α 由于其可能出现的不良反应，治疗中需要时时监测。其不良反应包括流感样综合征、骨髓抑制、精神异常、自身免疫病，及其他少见的如视网膜病变、间质性肺炎等。与口服、耐受性更佳的 NA 治疗相比，PEG-INF-α 治疗在治疗一年后停止，而 NA 治疗则可持续到治疗终点；延长 NA 治疗可产生相当或超过 PEG-INF-α 治疗的最终血清学应答率，NA 治疗体现了相对优势，失代偿期肝硬化禁用干扰素治疗。

中医认识

❶ 病名和沿革

在中医典籍中，由于乙型肝炎症状的非特异性及隐匿性，本病可见于"黄疸""胁痛""郁证""虚劳"等条目下，在病程较长、合并肝脾肿大或出现肝硬化、肝癌的患者，可能也见于"癥瘕""痞块"病名下，部分医家认识到本病传染性的特点，如唐孙思邈《千金要方》中提出"凡遇时行热病，多必内瘀发黄"，以及清沈金鳌在《沈氏尊生书》中认为"又有天行疫疠，以至发黄者，俗谓之瘟黄，杀人最速"，但总而言之，病毒性肝炎不能用中医单独的病证概括，多在对应主证条目下辨证论治。本节讨论的乙型肝炎仅包括不合并肝硬化及肝癌的急性乙型肝炎和慢性乙型肝炎，且不包括重型肝炎，本病辨证标准参照 2017 年中华中医学会肝胆病分会发布的《病毒性肝炎中医辨证标准》中的部分内容。

❷ 病因病机

急慢性乙型肝炎的起病为外因、内因互相作用所致，其中外因占主要。外因为外感湿热疫毒之邪，内因为人体正气不足，常因饮食情志所伤或个体禀赋不足。急性乙型肝炎患者外感湿热疫毒之邪多在成年，个体禀赋较强，发病后湿热疫毒从表入里，湿邪阻滞中焦，脾胃运化失常，湿热交蒸于肝胆，以致胆液不循常道，溢于肌肤，下流膀胱使身目小便俱黄，多表现为湿热内蕴证，病程较短，少数个体禀赋较差者可表现为寒湿中阻证。慢性乙型肝炎外感湿热疫毒之邪多在青少年，素体禀赋不足，疫毒易于隐伏，迁延为患。本病的病位主要在肝，常多涉及脾、肾两脏及胆、胃、三焦等腑。病性属本虚标实，虚实夹杂。

2.1 病因

（1）外因同为外感湿热疫毒之邪。

（2）内因为人体正气不足，常因饮食情志所伤或个体禀赋不足。

2.2 病机

急性乙型肝炎发病后湿热疫毒从表入里，湿邪阻滞中焦，脾胃运化失常，湿热交蒸于肝胆，以致胆液不循常道，溢于肌肤。慢性乙型肝炎外感湿热疫毒之邪，若湿热疫毒隐伏血分，引发"肝胆湿热证"；湿阻气机则肝失疏泄、肝郁伤脾或湿热伤脾，可导致"肝郁脾虚证"；湿热疫毒郁久伤阴可导致"肝肾阴虚证"；久病"阴损及阳"或素体脾肾亏虚感受湿热疫毒导致"脾肾阳虚证"。

❸ 辨证论治

急性乙肝多呈自限性病程，中医治疗的首要目标是防止疾病进展为"急黄"，减轻肝脏炎症，缓解症状，缩短病程（可参考甲型肝炎）。中医治疗慢性乙肝的目标是：恢复或改善肝与肾、脾、胆、胃、三焦等脏腑的生理功能和气血平衡，这点本质上同西医治疗的目标相同；结合西医抗病毒治疗，以巩固抑制病毒复制的效果，提高 HBV DNA、HBsAg 及 HBeAg 阴转率，减轻肝脏炎症，增加逆转肝纤维化的可能性，阻断疾病的进一步演变。慢性乙肝肝组织炎症活动度分级及纤维化分歧严重程度具有一定演变规律，按肝郁脾虚、肝胆湿热、肝肾阴虚、脾肾阳虚证逐渐加重。慢性乙型肝炎辨证论治如下。

3.1 肝郁脾虚

【辨证要点】胁肋胀痛，纳呆食少，身倦乏力，腹胀便溏，舌质淡有齿痕。

【辨证分析】湿阻气机则肝失疏泄、肝郁伤脾或湿热伤脾。

【治法】疏肝健脾。

【代表方药】逍遥散加减。

【核心用药】北柴胡、当归、白芍、白术、茯苓、薄荷、甘草等。

【加减用药】胀痛明显者，可加川楝子、郁金；情绪低落者，可加佛手；纳呆者，可加白豆蔻、砂仁。

3.2 肝胆湿热

【辨证要点】尿黄，身目发黄，纳呆呕恶，厌油腻，胁肋胀痛，舌苔黄腻。

【辨证分析】湿邪阻滞中焦，脾胃运化失常，湿热交蒸于肝胆，以致胆液不循常道，溢于肌肤。

【治法】清热利湿。

【代表方药】茵陈蒿汤或甘露消毒丹加减。

【核心用药】茵陈、栀子、大黄、滑石、黄芩、虎杖、连翘等。

【加减用药】便秘不下者，可加芒硝；胀痛明显者，可加郁金、川楝子。

3.3 肝肾阴虚

【辨证要点】胁肋隐痛，腰膝酸软，五心烦热，失眠多梦，舌红少苔，脉细数。

【辨证分析】久病体虚，经血亏虚，不能濡养肝络，故肝肋隐痛。肾精不足，故腰膝酸软，五心烦热。

【治法】滋补肝肾。

【代表方药】一贯煎加减。

【核心用药】当归、北沙参、麦冬、生地黄、枸杞子、玄参、石斛、女贞子等。

【加减用药】两目干涩明显者，可加决明子；心烦失眠重者，可加栀子、知母、远志、龟甲胶；伴头晕耳鸣者，可加天麻、牛膝、石决明。

3.4 脾肾阳虚

【辨证要点】畏寒肢冷，下肢浮肿，腰膝酸软，腹胀便溏，舌质暗淡，有齿痕，脉沉细无力。

【辨证分析】脾肾阳气不运，畏寒肢冷、腰膝酸软、腹胀便溏；水寒之气不行，故下肢浮肿。

【治法】温补脾肾。

【代表方药】附子理中汤合金匮肾气丸加减。

【核心用药】党参、白术、制附子、桂枝、干姜、菟丝子、肉苁蓉等。

【加减用药】下肢浮肿者，可酌加五苓散，利水渗湿；便溏食少明显者，可加山药、薏苡仁；腰腹冷痛明显者，加淫羊藿、续断。

中西互参

急性乙型肝炎中医认识可参考甲肝，慢性乙型肝炎按其常见临床表现可分为肝郁脾虚、肝胆湿热、肝肾阴虚、脾肾阳虚四证论治。

三、丙型肝炎

知识要点	
西医认识 丙型肝炎 1. 病原体为 HCV 2. 急性丙肝肝炎仅 5%～30% 的患者可出现临床症状，大部分的患者症状不明显；慢性丙型肝炎起病隐匿，几乎都症状轻微，多数仅表现为乏力不适等不典型症状 3. 丙肝抗病毒治疗的目标是清除 HCV，获得治愈	**中医认识** 急性丙肝肝炎其中医认识可参考甲肝；慢性丙型肝炎中医认识可参考乙肝

西医认识

❶ 定义

丙型病毒性肝炎可引起急性肝炎，但症状通常较轻，易发展为慢性肝炎，部分患者可发展为肝硬化和肝癌；在少部分患者还与糖尿病、扩张性心肌病及心肌炎的发生相关。丙肝的治疗主要是抗病毒治疗，由于直接抗病毒治疗（DAAs）的出现，丙肝抗病毒治疗的目标是清除 HCV，获得治愈。

❷ 流行病学

当 20 世纪 70 年代发展起来的血清学检测可以分辨 HAV 和 HBV 时，人们发现许多输血相关性肝炎病例难以按上述病因分类，故将其命名为"非甲非乙型肝炎"（non-A，non-B hepatitis，NANB）。在 20 世纪 80 年代末，美国 Chiron 公司旗下的 Michael Houghton 实验室和美国 CDC 属下的 Daniel Bradley 实验室合作，发现了一种与 NANB 肝炎相关的病毒编码抗原，称为丙型肝炎病毒（hepatitis C virus，HCV）。自此丙型肝炎的现代认识才取得一系列突破并逐渐趋于完善，包括这种病毒建立持续感染的倾向，及其与慢性肝炎、肝硬化和肝细胞癌（HCC）的密切关联等。

（1）病原学：HCV 是一种有包膜的近似球形颗粒，直径约 65 nm（40～100 nm）。为黄病毒科（flaviviridae）丙型肝炎病毒属（hepacivirus genus）的单股正链 RNA 病毒。HCV 基因组含有一个开放阅读框（ORF），编码 10 余种结构蛋白和非结构蛋白（nonstructual，NS），非结构蛋白包括 NS2、NS3、NS4A、NS4B、NS5A 和 NS5B 等，其中 NS3、NS4A、NS5A 和 NS5B 是目前的 DAAs 的主要靶点，HCV 基因易变异，目前根据 Simmends 法分为 6 个基因型，每个基因型又可分为不同的亚型（a，b，c）。以 1 型最为常见，占 40%～80%，在我国 HCV 基因 1b 型和 2a 型在我国较为常见，其中以 1b 型为主，约占 56.8%；其次为 2 型和 3 型，基因 4 型和 5 型非常少见，6 型相对较少。3 型更容易导致肝脂肪变性，增加肝硬化风险。感染宿主后，经一定时期，HCV 感染者体内的 HCV 变异株类型会发生变化，在 NS3/4A、NS5A 和 NS5B 的 DAAs 靶点都可能出现替代突变，可能影响 DAAs 治疗的敏感性，与治疗失败有关，称之为耐药相关替代突变（Resistance-associated substitutions，RASs）。

（2）传染源：HCV 感染者。

（3）传播途径：主要是血液传播，自 2015 年开始对抗 -HCV 阴性献血员筛查 HCV RNA 后，经输血和血制品传播（感染率 90%）已很少发生，而经注射器传播是目前新发感染的主流趋势，其通过母婴传播（感染率 2%）及性传播的效率较乙肝低，另外，不规范的针灸和文身有传播 HCV 的可能性。HCV RNA 高载量可能增加传播的危险性。拥抱、打喷嚏、咳嗽、食物、饮水、共用餐具和水杯、无皮肤破损及其他无血液暴露的接触一般不传播 HCV。

（4）易感人群：人群普遍易感，丙型肝炎由于传播途径的特点，成人及男性患者多见，在当代经济发达国家中，大多数新的 HCV 感染与静脉吸毒有关。自发清除或药物治愈的丙型肝炎患者，再次暴露于不同基因型（或同一基因型的不同亚型）的 HCV 时可再感染。

（5）流行特征：2015 年 WHO 统计出全球有 7100 万人有慢性丙肝感染，我国在 2006 年丙肝全国血清流行病学调查中显示，1 ～ 59 岁人群抗 -HCV 阳性率为 0.43%，2018 年我国的一项荟萃分析显示相似的结果，全国一般人群抗 -HCV 阳性率为 0.6%，在吸毒人群及血液透析人群中有较高的流行率（48.67% 和 6.59%）。

❸ 风险因素

表7-2-13　丙型肝炎发病的风险因素

	风险因素（表现形式）	可能机制
传染源	HCV 感染者（接触 HCV 感染者）	-
传播途径	精液、唾液；输血、使用不洁注射器及医疗器械（风险最高）；多性伴侣的高危性行为（风险中等）；分娩（风险较低）	-
高危人群	接受血液、血制品及器官捐献人群、共用注射器及医疗器械人群（如吸毒及血透）、HIV 人群、高危性行为人群	

❹ 发病机制

患者暴露于 HCV 后 1 ～ 3 周，在外周血可检测到 HCV RNA，在暴露后第 2 周 HCV RNA 水平开始显著提升，并在暴露后 2 ～ 3 个月到达稳定水平，急性 HCV 感染者出现临床症状时，仅 50% ～ 70% 抗 - HCV 阳性，3 个月后约 90% 患者抗 - HCV 阳性。大约 25%（最高 45%）的急性 HCV 感染者可自发清除病毒，多数发生于出现症状后的 12 周内。55% ～ 85% 患者出现持续性病毒血症，病毒血症持续 6 个月仍未清除者为慢性 HCV 感染，与慢性化相关的风险因素包括：性别、HIV 合并感染、IFN-λ（IL28B）CC 基因型和 HCV 基因 2 型。典型的自然病程如图 7-2。慢性 HCV 感染进展多缓慢，在慢性 HCV 感染者中，20 年后肝硬化发生率不一，一般人群为 5% ～ 15%，儿童和年轻女性患者为 2% ～ 4%，中年、因输血感染患者为 18% ～ 30%。HCV 患者合并如下风险因素时可加速疾病进展为肝硬化：年龄 >40 岁、男性、合并糖尿病、嗜酒、HCV 基因 3 型、合并感染 HBV 及合并感染 HIV。HCV 相关肝癌（HCC）发生率在感染 30 年后为 1% ～ 3%，主要见于进展期肝纤维化或肝硬化患者，一旦发展成为肝硬化，HCC 的年发生率为 2% ～ 4%。上述加速丙型肝炎进展的因素均可促进 HCC 的发生。输血所致丙型肝炎患者的 HCC 发生率相对较高。肝硬化和 HCC 是慢性丙型肝炎患者的主要死因。肝硬化失代偿年发生率为 3% ～ 4%。一旦发生肝硬化，10 年生存率约为 80%；如出现失代偿，10 年生存率仅为 25%。HCC 在诊断后的第 1 年，死亡的可能性为 33%。

丙肝的发病机制与乙肝相似，主要仍为病毒引起的免疫应答导致肝细胞损伤及炎症坏死，但不可否认 HCV 对肝细胞具有直接损害作用，不同于 HBV，任何水平的病毒复制都可能与肝损伤相关。

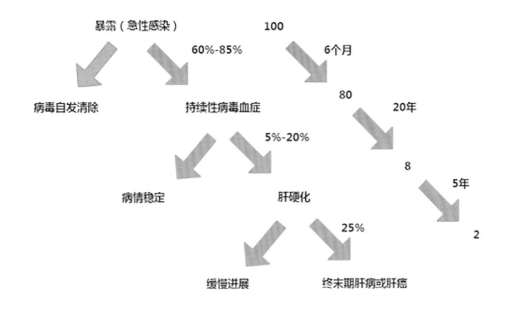

图7-2　HCV感染自然进程

注：此图对 HCV 感染最常见的结果进行了估计，并推断为假设的 100 人急性感染（数字为 100、80、8 和 2）。终末期肝病是指丙肝后期合并食管静脉曲张、腹水或肝性脑病的情况。

病理特征包括：肝窦内可见单个核细胞串珠样浸润；汇管区可见淋巴细胞聚集性浸润，甚至淋巴滤泡样结构形成；可见小胆管损伤，甚至小胆管结构破坏，细胞角蛋白（Cytokeratin，CK）19 或 CK7 免疫组织化学染色有助于鉴别；可见肝细胞大小泡混合或大泡性脂肪变性，区带分布不明显。

❺ 临床表现 ————————————————————

急性丙肝肝炎：急性丙肝肝炎指最初 6 个月的 HCV 感染，潜伏期差异很大，从 6 天到 112 天不等（中位数为 46 天）。HCV 暴露后 5 至 12 周，仅 5%-30% 的患者可出现临床症状，大部分的患者症状不明显。与其他急性病毒性肝炎的表现类似，可有乏力、恶心、黄疸和肝区疼痛等，可伴血清中谷丙转氨酶（ALT）、谷草转氨酶（AST）水平升高和胆红素水平升高。潜伏期愈短往往伴随更明显升高的血清谷丙转氨酶水平。

慢性丙型肝炎：慢性 HCV 感染起病隐匿，几乎都症状轻微，多数仅表现为乏力不适等不典型症状。

❻ 诊断和鉴别诊断 ————————————————————

丙肝诊断主要依赖 HCV 病原学检查，通常检测分两步进行，第一步对患者血清或唾液进行初步筛查抗 -HCV，对于抗 -HCV 阳性者，进一步检测 HCV RNA，以确定是否为现症感染。需注意的是，一些自身免疫性疾病患者可出现抗 -HCV 假阳性；急性丙型肝炎窗口期、血液透析、免疫功能缺陷、合并 HIV 感染者可出现抗 -HCV 假阴性。因此，HCV RNA 检测有助于确诊这些患者是否存在 HCV 感染。HCV 基因型检测及 HCV 耐药基因检测（RASs）多同时进行，如 Sanger 测序法。不过泛基因型 DAAs 药物的出现削弱了 HCV 基因检测的必要性。采用泛基因型 DAAs 方案者，若当地基因 3b 型流行率低于 5%，可以不用检测病毒基因型；经治 DAAs 方案失败者，可行 HCV RASs 检测。

其他检查包括有肝功能、肝纤维化的无创诊断（如 APRI 评分、FIB-4 评分、瞬时弹性成像）、超声、CT、MRI 及肝活检等。同乙肝类似，在治疗前评估肝病理的损伤程度是必要的，肝纤维化的阶段影响着治疗方案的选择、预后及对 HCC 的监测频率。

6.1 诊断

急性丙型肝炎诊断：①流行病学史阳性；②临床表现；③有明确 6 个月内抗 -HCV 和（或）HCV RNA 检测阳性的结果，伴 / 不伴 ALT 轻度或中度升高。

慢性丙型肝炎诊断：① HCV 感染超过 6 个月，或有 6 个月以前的流行病学史，或感染日期不明；②抗 -HCV 及 HCV RNA 阳性；③肝脏组织病理学检查符合慢性肝炎，或根据症状、体征、实验室及影像学检查结果综合分析，亦可诊断。

6.2 鉴别诊断

主要同其他病毒性肝炎相鉴别，通过血清学检测可以鉴别。

⑦ 治疗

丙肝的治疗主要是抗病毒治疗，由于直接抗病毒治疗（DAAs）的出现，丙肝抗病毒治疗的目标是清除 HCV，获得治愈。不论是急性还是慢性丙肝患者，都应尽早开始抗病毒治疗，但应避免在妊娠期间治疗。

治疗禁忌证：治疗前应评估患者既往用药史，使用某些 CYP/P-gp 诱导剂（如卡马西平、苯妥英钠和苯巴比妥）在找到替代药物前不宜使用 DAAs 方案，因为 DAA 浓度显著降低，抗病毒失败的风险很高；有失代偿期肝硬化病史者，不推荐使用含 NS3 / 4A 蛋白酶抑制剂的方案；肾功不全的患者尽量避免含索磷布韦的治疗组合。

常用 DAAs 方案：目前常用一线泛基因型方案包括索磷布韦 / 达拉他韦 12 周方案、索磷布韦 / 维帕他韦 12 周方案，格卡瑞韦 / 哌仑他韦 8 周方案均有较好的疗效，SVR 率均接近 100%。对较为麻烦的基因 3 型或既往 DAAs 方案失败患者，可用索磷布韦 / 维帕他韦 / 伏西瑞韦 12 周方案。基因特异性方案如来迪派韦 / 索磷布韦（基因 1、4、5、6 型）、艾尔巴韦 / 格拉瑞韦（基因 1b、4 型）由于泛基因型 DAAs 的出现应用减少。含聚乙二醇干扰素 α（PEG-INF α）方案出于药物费用及干扰素不良反应考虑，不建议使用。

治疗终点：HCV 治疗的终点指标是持续病毒学应答率（sustained virological response，SVR），定义为即治疗结束后 12 周（SVR12）或 24 周（SVR24）血清或血浆中检测 HCV RNA ≤ 15 IU/mL。鉴于 SVR12 和 SVR24 的一致性 > 99%，欧洲和美国的监管机构已将其作为终点。在 HCV RNA 检测灵敏度不高的地区，HCV RNA ≤ 1000 IU/mL（3.0 Log10 IU/mL）可用于评估 SVR12 或 SVR24。长期随访研究表明，在绝大多数情况下，SVR 相当于 HCV 感染的最终治愈。

▌ 中医认识

急性丙肝肝炎其中医认识可参考甲肝，慢性丙型肝炎中医认识可参考乙肝。

四、丁型肝炎

知识要点	
西医认识 丁型肝炎 1. 病原体为 HDV 2. 丁肝临床表现同乙肝类似但更重（可参乙肝临床表现），预后较乙肝更差 3. 前 IFN-α 是唯一可供选择的治疗慢性丁型肝炎的药物，但疗效有限	**中医认识** 因丁肝临床表现同乙肝类似，故其中医认识可参考乙肝

西医认识

❶ 定义

丁型病毒性肝炎系由丁型肝炎病毒（HDV）与 HBV 共同感染所致的、以肝细胞损害为主的感染病，呈全球分布，易使肝炎发生慢性化及重型化。

❷ 流行病学

HDV 原称 δ 因子（delta agent），是 Mario Rizzetto 于 1977 年在意大利一些 HBsAg 携带者的肝细胞中鉴定出的。HDV 是一种带包膜的环状单负链 RNA 病毒，颗粒呈球形，直径约 36mm，其外壳与 HBV 外壳相同（上有 HBsAg），内部含有丁型肝炎抗原（HDAg）及 HDV 基因组。

传染源：主要是急、慢性丁型肝炎患者及 HDV 携带者。

传播途径：HDV 感染需合并 HBV 感染，根据 HDV 感染与 HBV 感染的时间顺序可分为 HDV/HBV 同时感染（coinfection）和 HDV/HBV 重叠感染（superinfection），后者是指在 HBsAg 携带者或慢性 HBV 感染者中发生的 HDV 感染。其传播途径与 HBV 大体相似，不同的是在围生期传播风险较低。

易感人群：易感人群同乙肝。

流行特征：世界范围内有 1500 万至 2000 万人有接触 HDV 的血清学证据，HDV/HBV 同时感染在全球 HBV 感染者中的比例约为 5%。高流行地区包括非洲中部（15%～50%），非洲西部（17%～30%），地中海地区（27%），中东（伊朗，7.8%），亚洲北部（蒙古，26%～60% 的成人和 > 6% 的学龄儿童），东欧

（罗马尼亚，20%～42% 和俄罗斯部分地区，22%），东南亚的某些地区（越南，15%），和南美洲的亚马逊盆地（13%～29%）。中国在 HBsAg 阳性人群的 HDV 感染率约 10%，地区差异较大（0.9%～13.15%）。

❸ 风险因素

表7-2-14　丁型肝炎发病的风险因素

	风险因素（表现形式）		可能机制
传染源	HEV 肝炎病毒患者及携带者	接触患者或无症状携带者	
传播途径	血液、宫颈分泌物、唾液、泪液、精液	输血、使用不洁注射器及医疗器械（风险最高）；儿童之间长期日常密切接触（风险中等）；多性伴侣的高危性行为（风险中等）	通过皮肤间细小的伤口感染病毒
高危人群	HBV 中高流行地区出生且未接种疫苗人群、共用注射器及医疗器械人群（如吸毒及血透）、高危性行为人群、接受血液、血制品及器官捐献人群、HIV 人群		

❹ 发病机制

HBV 和 HDV 共用包膜蛋白，HDV 利用 HBV 的包膜蛋白组装和感染新的肝细胞。因此，存在 HBV 感染是 HDV 在人类体内感染和繁殖所必需的。HDAg 有 S-HDAg 及 L-HDAg 两种。L-HDAg 仅仅比 S-HDAg 多 19 个氨基酸序列，而功能发生很大变化：S-HDAg 可促进 HDV 复制；L-HDAg 则可抑制 HDV 复制并与 HDV 装配有关。HDV RNA 复制过程较为特殊，其环状基因组 RNA 以滚环机制（rolling circle mechanism）进行复制。

丁肝自然病史和乙肝类似（参乙肝自然病史），暴露后，潜伏期很短，只有 3 至 7 周。

在 HDV/HBV 同时感染患者中，只有不到 5% 的人会转为慢性感染。但与急性乙肝相比，HDV/HBV 同时感染导致的急性丁肝会引起更严重的症状并增加急性肝功能衰竭的风险。急性期谷丙转氨酶水平可出现两个高峰，这是因为 HDV 的复制要后于 HBV。而在 HDV/HBV 重叠感染患者中 90% 为慢性感染。通常在慢性化之前会引起急性重型肝炎，转氨酶水平的升高通常比 HBV 单一感染的患者更明显。与慢性乙肝、丙肝相比，慢性丁肝症状更严重，纤维化进展的速度更快，肝细胞癌（HCC）的风险增加。80% 的慢性丁肝患者在 5～10 年内进展为肝硬化，而 10% ～ 15% 的患者可能只需要 2 年。慢性丁肝进展为肝癌的风险是慢性乙肝的 3 倍，发生肝硬化失代偿风险是慢性乙肝的 2 倍。

HDV 感染的发病机制尚未明确，免疫反应可能参与介导肝损伤。LHDAg 可能通过激活信号传导和转录激活因子 STAT3 和 NF-kB 来促进炎症反应，尽管这可能有助于清除 HDV 感染的细胞，这种持续炎症反应的影响可能最终增加进展为肝癌的风险。此外，HDV 还可能通过阻断 STAT 的激活和转位来干扰干扰素（IFN）α 信号转导，这可能有助于 HDV 的持续存在，并损害基于 IFN α 的治疗。这些特征可能对慢性丁肝快速进展做出一定解释。

HDV 感染与 HBV 之间相互作用机制尚待进一步研究。目前发现 HDV 可降低 HBV 的某些活性并降低患者血液中 HBV DNA 水平。不同于 HBV，由于 SHDAg 特异性，HDV 可以直接造成细胞病变，且 HDV 病毒血症的水平似乎与疾病的严重程度无关。

❺ 临床表现

丁肝临床表现同乙肝类似但更重（可参乙肝临床表现），预后较乙肝更差。同时感染及重叠感染临床的区别如图。

表7-2-15　同时感染和重叠感染的区别

	同时感染	重叠感染
潜伏期	6 ～ 12 周	3 ～ 4 周
临床特点	急性肝炎，可在病程中先后两次发生黄疸及肝功能损害	"急性"肝炎，并易发生重型肝炎
慢性化	很少形成慢性 HDV 携带及慢性肝炎	颇易慢性化和导致慢性活动性肝炎及肝硬化
抗 -HDV IgM	阳性，持续时间短	阳性，慢性感染时持续存在
抗 -HDV IgG	反应较弱，亦可持久	阳性，水平高，持续时间长（尤其在慢性化时）

❻ 诊断和鉴别诊断

6.1 诊断

近年丁型肝炎的特异诊断方法日臻完善，从受检者血清中检测到 HDAg 或 HDV RNA；或从血清中检测抗 -HDV，均为确诊依据。无症状慢性 HBV/ HBsAg 携带者突然出现急性肝炎样症状者、重型肝炎患者、慢性 CHB 肝炎进展速度较快者以及 CHB 病情突然恶化而陷入肝衰竭者，均应考虑到 HDV 重叠感染的可能。

（1）HDAg

丁型肝炎病程早期均有 HDAg 血症，用 ELISA 或放射免疫法检测血清 HDAg，阳性率可分别达 87% 及 100%，有助于早期诊断。

（2）HDV RNA

阳性结果是 HDV 复制的直接证据。RT-PCR 已广泛用于检测 HDV RNA，敏感性高。

（3）抗 –HDV

检测血清抗 –HDV 是诊断丁型肝炎的一项常规方法，敏感性及特异性均较高。抗 –HDV 分抗 –HDV IgM 和抗 –HDV IgG。血清抗 –HDV IgM 出现较早，常呈高水平，急性期即可阳性，血清抗 –HDV IgG 在急性 HDV 感染时，多出现于发病后 3 ～ 8 周，滴度较低，也可不出现。在慢性感染时，血清抗 –HDVIgG 多呈持续性高滴度，贯穿慢性 HDV 感染的全过程，即使 HDV 感染终止后仍可保持阳性多年，故持续高滴度抗 –HDV IgG 是识别慢性丁型肝炎的主要血清学标志。

6.2 鉴别诊断

基于肝损伤，丁型肝炎与其他病因疾病的鉴别见表 7-2-14；丁型肝炎同时感染和重叠感染的鉴别见表 7-2-15。

❼ 治疗

以护肝、对症和支持治疗为主。目前 IFN-α 是唯一可供选择的治疗慢性丁型肝炎的药物，但疗效有限，40% ～ 70% 的患者，每周注射 3 次 900 万～ 1000 万 U 的 IFN-α ，或每日注射 500 U，疗程 1 年，才能使血清 HDV RNA 消失，然而抑制 HDV 复制的作用很短暂，停止治疗后，60% ～ 97% 的患者复发。

█ 中医认识

因丁肝临床表现同乙肝类似，其中医认识可参考乙型肝炎。

五、戊型肝炎

知识要点	
西医认识 戊型肝炎 1. 病原体为 HEV 2. 通常在年轻人中引起急性、短暂的自限性肝炎；若 HEV RNA 持续超过 3 个月，HEV 通常不再发生自发清除（极少数情况 3～6 月可发生），转为慢性 HEV 感染 3. 自限性，对症治疗，多数预后良好	**中医认识** 因戊肝临床表现同甲肝类似，故其中医认识可参考甲肝

西医认识

❶ 定义

戊型病毒性肝炎亦称肠道传播的非甲非乙型肝炎或流行性非甲非乙型肝炎，其流行病学特点及临床表现颇似甲型肝炎，但两者病因完全不同。

❷ 流行病学

（1）病原学：戊型肝炎病毒 HEV 是一种直径 27～30 nm 的球形颗粒，属 Hepeviridae 家族。20 世纪 80 年代初，苏联驻阿富汗部队中暴发了一种原因不明的非甲非乙型肝炎，一名俄罗斯科学家采集了一批受影响士兵的粪便样本。在电子显微镜下，在他的大便中发现了一种新的病毒。病毒基因组随后被克隆并命名为 HEV。HEV 可分为 8 个基因型、24 种基因亚型，与人类密切相关的主要有 4 种。HEV gt 1 型、gt 2 型仅感染人和非人灵长类动物。gt 3 和 4 型为人畜共患，可感染多种动物如猪、鹿等，4 型特点比较如表 7-2-16。HEV 对高盐、氯仿敏感，但在碱性环境中较稳定。

表7-2-16　4型HEV特点比较

基因型	1	2	3	4
表现	急性	急性	慢性	慢性
来源	人	人	动物	动物
传播途径	受污染的水	受污染的水	未煮熟的肉	未煮熟的肉

续表

基因型	1	2	3	4
地区	亚洲、印度、北非	亚洲、印度、北非和西非、墨西哥	西方国家、亚洲、北美	亚洲、欧洲

（2）传染源：戊肝是一种人畜共患病，主要传染源为现症患者及亚临床感染者（HEV 基因 1、2 型，gt1、2）和猪（gt 3、4）。尽管其他动物如骆驼（gt 7）、鹿、野猪、兔子、贝类等也是可能的传染源，但猪是最主要的。戊型肝炎病毒对猪的传染性很强（R0=8.8，接近于麻疹的传播效率），感染的猪一般不会引起症状，一旦猪群中有一只被感染，几乎可以肯定该猪群全部都已经被感染。最近我国在奶牛及其产出的牛奶中也发现了 HEV gt 4 型，并且其可在巴氏杀菌后存活。

（3）传播途径：主要通过粪口途径传播。有两种典型模式。一种主流模式为 HEV 感染患者通过粪便排泄病毒，污染饮用水，进一步导致戊型肝炎暴发；另主流模式为 HEV 感染的猪通过粪便排泄病毒，污染淡水环境，进一步污染贝类或食物。人食用未煮熟的受感染的贝类、猪肉制品（如风干香肠）或被水污染的食物而获得感染。其他传播途径如母婴、输血途径虽然存在，但不常见。

（4）易感人群：人群普遍易感。

（5）流行特征：戊型肝炎是临床最常见且被低估的急性病毒性肝炎类型，2005 世界卫生组织（WHO）估计全球每年有 2000 万例 HEV 感染病例，其中约有 330 万伴随症状。但这一数据很可能存在低估，它只考虑了少数发展中国家（HEV gt 1、2 占优势）而没有考虑高收入国家（gt 3、4 占优势）HEV 的感染情况，并且研究使用的血清学分析灵敏度很低。HEV 抗体在发展中国家的流行率为 10%～70%，而在发达国家为 1%～21%。根据最新数据显示，欧洲每年可能至少有 200 万例当地获得的人畜共患戊型肝炎病毒感染。且几乎都是由 HEVgt 3 型肝炎病毒引起的，少数为 HEVgt 4 型。目前戊型肝炎的流行病学随着人畜共患基因型的增多而不断变化，过去中国 HEV 基因型以 gt1 型为主，最近几年，特别是在中国东部，gt 4 取代 gt 1 成为最常见的基因型。

❸ 风险因素

表7-2-17　戊型肝炎发病的风险因素

	风险因素（表现形式）		可能机制
传染源	被 HEV 感染的人类宿主、被 HEV 感染的猪	接触被 HEV 感染患者、被 HEV 感染的猪、摄入被污染的食物和水	
传播途径	粪便；血液	食用被人类或猪粪便污染的水、食物（风险最高） 分娩、输血（风险较低）	粪口传播 血液传播
高危人群	孕妇、免疫抑制人群（如器官移植受者、接受化疗者、HIV 合并感染者）		

❹ 发病机制

HEV gt1、2 型通常在年轻人中引起急性、短暂的自限性肝炎，暴露后的发病率约为 20%，目前暂未发现该型慢性感染的病例。若 HEV RNA 持续超过 3 个月，HEV 通常不再发生自发清除（极少数情况 3～6 月可发生），即为慢性 HEV 感染，目前只见于 gt 3、4 型，多见于免疫抑制的患者。接触 HEV 后的平均潜伏期为 15 至 70 天。HEV 经口感染，由肠道侵入肝脏复制，于潜伏期末及发病后 3～4 周自粪便排出病毒。肝酶升高在暴露后 42～46 天达到峰值，HEV RNA 和 HEV 抗原在潜伏期即可检测到，在血液和粪便中分别可持续存在 4 周和 6 周左右。在感染后 2～6 周，即在 ALT 升高时，可检测到抗 -HEV IgM 并持续阳性约 6 个月。抗 -HEV IgG 出现的时间稍晚于抗 -HEV IgM，可持续数年。随着血清 ALT 和胆红素水平在 6 周内恢复正常，戊型肝炎病毒感染就会消失。对于慢性感染而言，HEV 在血液和粪便中可持续数月甚至数年。急性戊型肝炎一般预后良好，但孕妇及既往慢性肝病患者易发生急性重型肝炎病死率较高，妊娠晚期患急性戊型肝炎死亡率可达 20%～25%。

戊型肝炎发病机制未明，可能与甲肝类似，主要通过细胞免疫造成肝细胞损伤。

HEV 感染的病理表现包括小叶紊乱伴门脉增大、局灶性肝细胞和桥接性坏死、肝细胞气球和嗜酸性变性、库普弗细胞增殖和单核细胞浸润，肝细胞内内质网池扩张，胞浆溶酶体增多，随着线粒体膜的扩张，线粒体基质可能出现浓缩。与戊型肝炎病毒感染相关的胆汁淤积损伤的显著特征是胆汁淤积和肝细胞板腺样变。急性重型戊肝组织学特征包括实质坏死伴小叶塌陷，肝细胞泡状肿胀，肝细胞排列呈腺泡状，小胆管增生，门静脉和肝中央静脉炎，门脉炎症伴中性粒细胞和淋巴细胞增生。

❺ 临床表现

急性戊型肝炎临床表现与其他急性病毒性肝炎类似，前驱症状包括发烧、食欲不振、恶心、呕吐、腹痛、皮疹和关节痛等，通常持续 1 至 7 天，黄疸型肝炎表现者随后出现瘙痒和黄疸，持续数周。约 20% 的急性戊型肝炎患者会发展成淤胆型肝炎。除淤胆型病例外，黄疸常于 1 周内消退。慢性戊型肝炎的临床表现多是在移植患者中观察到的，只有三分之一的患者出现以疲劳为主的症状，多数患者表现为无症状，伴或不伴轻度持续的肝功异常。一部分慢性戊型肝炎患者抗 -HEV IgG 和 IgM 可为阴性。部分 HEV gt3 型感染的移植患者中可观察到肝纤维化快速进展为肝硬化，但与不伴肝纤维化的患者比较，其 HEV RNA 水平差异不大，在 HEV 清除后，肝纤维化可以逆转。

急性和慢性 HEV 感染都可能发生与 HEV 相关的肝外表现，主要为神经损伤和肾损伤。神经损伤包括神经痛性肌营养不良（NA）、格林 - 巴利综合征（GBS）、脑炎 / 脊髓炎等。与 HEV 相关的神经损伤患者一般只有轻微的肝功能异常，且大多无黄疸，其神经症状和体征在临床上占主导地位，致病机制尚不清楚，可能是由于 HEV 直接的神经趋向性。肾损伤包括膜增生性肾小球肾炎和膜性肾小球肾炎等。

❻ 诊断和鉴别诊断

6.1 诊断

满足流行病学史的肝酶升高的患者，通过 HEV RNA 测定及血清学的检测即可诊断。HEV-RNA 阳性持续 3 个月为 HEV 慢性感染。此外，应注意筛查神经损伤或肾脏损伤患者中 HEV 感染。

HEV 感染的血清病毒标志物及 DNA 定量检测。抗 HEV-IgM 出现在感染的早期，其寿命较短，通常持续不超过 3 ～ 4 个月。紧随其后的是长期持续的抗 HEV-IgG，抗 –HEV IgG 在急性期滴度较高，恢复期则明显下降。阳性一般提示恢复期、既往感染或慢性感染。50% 的感染患者中也发现了抗 HEV-IgA，其在免疫中的作用尚不清楚，但可能有助于确定诊断。少数戊型肝炎患者始终不产生抗 –HEV IgM 和抗 –HEV IgG，故两者均阴性时不能完全排除戊型肝炎。在感染后大约三周，即可用 PCR 法可在血液和粪便中检测到 HEV RNA，HEV-RNA 定量可用于抗 HEV-IgM 阳性患者的确诊，或用于诊断慢性 HEV 感染（RNA 存在 > 3 个月）。

6.2 鉴别诊断

本病与非病毒性肝炎鉴别要点参考表 7-2-4，其中重点需与药物性肝损伤鉴别，诊断药物性肝损伤应首先排除戊肝。与甲肝的鉴别如表 7-2-18。

表7-2-18　甲型肝炎与戊型肝炎的比较

甲型肝炎病毒与戊型肝炎病毒的比较		
	甲型肝炎	戊型肝炎
传播途径	粪－口途径	粪－口途径
发生率	每年 140 万例	每年 2000 万例
死亡率	0.2%	1.0%
临床表现	自限制 罕见急性重型肝炎 胆汁淤积性损伤 <5%	自限制 妊娠晚期急性重型肝炎的发病率为 20%–25%。 胆汁淤积性肝损伤占 60%
地理分布	发达国家和欠发达国家	发达国家和欠发达国家
诊断	HAV-IgM RT -PCR	排除 HAV 地方性：HEV-IgM 非地方性：RT-PCR
治疗	支持性护理	支持性护理 部分病例中使用利巴韦林或干扰素
疫苗	有效的	仅在中国提供

❼ 治疗

急性戊型肝炎的治疗和甲肝类似，以支持治疗为主，通常不需要抗病毒治疗，仅在在急性重型戊型肝炎可使用利巴韦林治疗以缩短病程，恢复肝功能。对于合并妊娠的患者，需要住院并进行密切监测。

目前针对 HEV 慢性感染尚无特效药，对于慢性感染 HEV 的器官移植患者，减少免疫抑制剂的用量是首选治疗，这可以使约 30% 患者清除 HEV。若 HEV 未被清除，则需考虑用利巴韦林单药治疗 3 ～ 6 个月。在规定疗程结束时，应检测血清和粪便中 HEVRNA，若均检测不到，则可以停止利巴韦林治疗；若对利巴韦林治疗不耐受或无应答，对于肝移植患者后续治疗可使用聚乙二醇干扰

素 α，而其他类型的器官移植患者则无替代治疗方法。对于血液系统肿瘤患者和 HIV 感染者，可使用聚乙二醇干扰素 α，或利巴韦林单药治疗，或二者联合治疗。

中医认识

因戊肝临床表现同甲肝类似，故其中医认识可参考甲肝。

获得性免疫缺陷综合征

■ 西医认识

❶ 定义

获得性免疫缺陷综合征（acquired immunodeficiency syndrome，AIDS），又称艾滋病，指由 HIV 感染引起以人体 CD_4^+ T 淋巴细胞减少为特征的进行性免疫功能缺陷综合征，可继发各种机会性感染、恶性肿瘤和中枢神经系统病变。

人类免疫缺陷病毒（human immunodeficiency virus，HIV）：是导致艾滋病的病原体，以下简称 HIV。

❷ 流行病学

1981 年 6 月 5 日，美国疾病控制和预防中心（CDC）发表的《发病率和死亡率周报》描述了美国加州洛杉矶 5 名同性恋男性的卡氏肺孢子虫肺炎，成为全世界第 1 次有关艾滋病的正式记录。

1983 年，生物实验室首次成功分离 HIV-1。3 年后，HIV-2 也被实验室分离。对 HIV 基因序列采用进化分析法分析，HIV-1、HIV-2 分别在 1931 年、1940 年出现在人群中，病毒首先传播给猎取、捕杀、屠宰灵长类的非洲中西部土著人；随后由于殖民主义在非洲兴起，滥交与卖淫盛行于殖民城市，HIV 随着殖民者传播到世界各地。

随着艾滋病患者人数的增加，世界卫生组织于 1988 年提议将每年的 12 月 1 日设立为世界艾滋病日。根据联合国艾滋病规划署数据：截至 2019 年，全球艾滋病现存病例约 3800 万人，艾滋病相关死亡人数为 69 万，新增病例 170 万，具体见表 7-3-1。

表7-3-1　艾滋病全球流行概况（截至2019年，单位：万）

2019 年新增艾滋病毒感染者	成人	150	110 ～ 200
	儿童（＜ 15 岁）	15	9.4 ～ 24
	总计	170	120 ～ 220
2019 年艾滋病相关死亡数	成人	60	43 ～ 84
	儿童（＜ 15 岁）	9.5	6.1 ～ 15
	总计	69	50 ～ 97
感染艾滋病毒总人数	成人	3620	3020 ～ 4250
	女性（≥ 15 岁）	1920	1640 ～ 2220
	儿童（＜ 15 岁）	180	130 ～ 220
	总计	3800	3160 ～ 4450

　　艾滋病对社会经济造成巨大影响。首先，HIV 感染者需长期反复住院，治疗费用高昂。据统计我国艾滋病患者年均治疗费用占平均家庭收入的 50%。此外，艾滋病患者以 20 ～ 50 岁的青壮年为主（占比约 90%），艾滋病高致残率、致死率造成社会劳动力严重损失。截至 2000 年，艾滋病给世界经济造成 5140 多亿美元的损失，其中发展中国家的损失占国内生产总值的 1.6% ～ 2.9%。

　　为此，世界卫生组织提出"三个 90%"策略：90% 的 HIV 感染者能够被发现，其中 90% 的患者能够接受联合抗逆转录药物治疗（cART），以及 90% 接受 cART 治疗的患者能够达到治疗成功的目标。

❸ 风险因素

　　艾滋病毒几乎存在于身体的每一种组织和体液中，包括血液、精液、阴道分泌物、唾液、眼泪、乳汁、羊水、尿液、脑脊液和支气管肺泡灌洗液。理论上，任何含有淋巴细胞的体液都能传播该病毒。但是，除血液和已被血液、精液、阴道分泌物和乳汁明显污染的液体外，尚无其他体液所致 HIV 传播的案例。表 7-3-2 列举部分体液中 HIV-1 RNA 浓度值的对比。

表7-3-2 体液中HIV-1 RNA含量的对比（单位：颗粒数/mL）

名称	估计 HIV-1 RNA 数量中位数	估计 HIV-1 RNA 数量范围
血浆	14817	167 ～ 254880
唾液	162	0 ～ 72080
汗液	未做检测	未做检测
精液	515	0 ～ 196050

3.1 无保护性行为

在世界各地性接触是传播 HIV 的主要方式，且其传播具有双向性，但是男性更容易传播给女性，与女性特有生理结构有关。性接触的行为方式和生物学因素（特别是合并性病，例如生殖器溃疡病）影响了艾滋病的传播，此外，艾滋病毒的病毒载量也和其传播风险有关。所以，在从事性活动而对对方 HIV 情况不明或可疑时，应采取安全性行为具体见表 7-3-3。

表7-3-3 以安全可靠性排序的安全和不安全性行为

安全行为	不安全行为
禁欲	使用"天然皮肤"避孕套性交
已肯定血清阴性的单一配偶关系	使用"乳胶"避孕套性交 + 矿脂润滑剂
手淫（手动手淫）	无防护口 – 生殖器性行为
接吻	无防护阴道性交
使用乳胶避孕套（与壬苯醇醚 –9 合用）	无防护肛交

3.2 静脉注射毒品者的 HIV 传播

静脉注射毒品者的 HIV 传播，最主要的风险在于共用注射针头或注射器。用具短缺时，针头和注射器用过一次后，应先清洁，最好是能立即用杀病毒的清洁剂，如含氯石灰（漂白粉，1：10 稀释）。

3.3 通过血制品和其他组织的传播

1985 年 5 月，美国红十字会开始检测供血者 HIV 抗体。HIV 可通过输注单一供体血液（或血液制品）及脏器移植传播。相比之下，相对缺血的组织（角膜或处理后的组织移植）则与感染无关。

3.4 HIV 对医务人员的传播

随着 HIV 感染者的增加，医务工作者感染 HIV 的机会明显增多，职业暴露的主要方式是黏膜被血液污染和针刺伤，其中，被针头戳伤是医务工作者最常见的感染方式。针刺或黏膜接触后的处理要点是确定接触类型，对接触时供（患者）受（医卫人员）双方情况做出适当评估，并在此医务人员接触后至少需随访 1 年。接触类型的界定方法及其预防策略，具体见表 7-3-4。

表7-3-4　经皮损伤的艾滋病病毒暴露后预防建议（PEP）

接触类型	HIV 阳性 1 类[1]	HIV 阳性 2 类[2]	HIV 情况或来源不明	HIV 阴性
经皮肤：不严重（例如固体针头）	建议基础性的 2 种药物 PEP	建议扩充性的 3 种以上药物 PEP	无须 PEP，但如源患者有 HIV 危险因素应考虑 2 药物 PEP	无须 PEP
经皮肤：较严重（例如大口径中空针头）	建议扩充性的 3 种药物 PEP[3]	建议扩充性的 3 种以上药物 PEP	无须 PEP，但如源患者有 HIV 危险因素应考虑 2 药物 PEP	无须 PEP
黏膜接触：量少（例如少量飞沫[4]）	考虑基础性的 2 种药物 PEP[5]	建议基础性的 2 种药物 PEP	一般没有必要 PEP	无须 PEP
黏膜接触：量大（例如大量血液飞溅或长时间接触）	建议基础性的 2 种药物 PEP	建议扩充性的 3 种以上药物 PEP	一般没有必要 PEP，但如源患者有 HIV 危险因素应考虑 2 药物 PEP	无须 PEP

注：[1] 无症状的艾滋病毒感染患者，病毒载量低（＜1500 拷贝/毫升）。如果怀疑耐药，抗反转录病毒治疗需得到专家咨询。等待商讨期间，PEP 也不应推迟。[2] 有症状的艾滋病毒患者，病毒载量高（＞1500 拷贝/毫升），艾滋病，或急性血清转化综合征。[3] 基础性 PEP 是指双核苷治疗（如齐多夫定加拉米夫定）；扩充性 PEP 包括双核苷再加上有力的蛋白酶抑制剂（如洛匹那韦、利托那韦）。如果源患者（疫源患者，首病例）后来被认定为艾滋病毒阴性，应停止治疗。[4] 体液被视为具有潜在的传染性，包括血液、血制品、脑脊液、羊水、经血、炎性渗出液、胸腔积液、腹腔液、心包液和任何明显污染血液的液体，其他的液体被视为无感染性。[5]PEP 是可选择的，并应视个人的情况而定，根据接触的类型和医务工作者的个人经验以及临床医生的治疗情况。

❹ 发病机制

4.1 病原学特征

HIV，属病毒科，慢病毒组，为单链、正股 RNA 病毒，具有病毒基因限制性表达特征，直径 100～120 nm，包括核心和包膜两部分，包膜之下为内壳。

以 HIV-1 为例，其核心由衣壳蛋白（p24）所组成，衣壳内包括两条完全一样的病毒单股正链 RNA 和病毒复制所必需的酶包膜糖蛋白 gp120 和包膜糖蛋白 gp 41；包膜结构之下的是基质蛋白（p17），形成一个病毒内壳，具体见表 7-3-5。

表7-3-5　HIV结构组成及功能

部位	名称	功能 / 性质
核心	衣壳蛋白 p24	与 gp41 核心蛋白相互作用；与核衣壳 Vpr 结合；与 RNA 结合
内壳	基质蛋白 p17	
包膜	包膜糖蛋白 gp120	参与细胞融合，协助病毒进入细胞转运膜蛋白
	包膜糖蛋白 gp41	

4.2 机制

（1）HIV 病毒的入侵

HIV 需借助易感细胞表面的受体进入细胞，包括第一受体（CD4，主要受体）和第二受体（CCR5 或 CXCR4 等辅助受体）。HIV 在人体细胞内的感染过程包括：（1）吸附、膜融合及穿入：HIV-1 感染人体后，选择性地吸附于靶细胞的 CD4 受体上，在辅助受体的帮助下进入宿主细胞；（2）脱膜：膜融合后，病毒核心解开进入靶细胞的细胞质，释放出病毒自身遗传物质（单股正链 RNA）；（3）反转录：胞质中病毒 RNA 在反转录酶作用下，形成互补 DNA，在 DNA 聚合酶作用下病毒双链线性 DNA 在胞质完成合成；（4）活化前病毒：病毒双链 DNA 进入细胞核内，在整合酶的作用下整合到宿主细胞的染色体 DNA 中，完成前病毒活化；（5）病毒蛋白质的合成和装配：在细胞 RNA 聚合酶的催化下，病毒 DNA 完成转录、翻译，合成必需的子代蛋白和酶类并装配形成子代病毒；（6）出芽：子代病毒通过出芽的方式，形成新的具有传染性的病毒颗粒。

（2）HIV 的播散

暴露于 HIV 后最先被感染的细胞是哪一类目前尚不清楚。最常见的接触途径是通过性传播，而较少的途径包括血液和母婴传播。但是，无论进入途径如何，都迅速迁移到区域淋巴结，然后通过血流传播到各种淋巴组织。

HIV 病毒感染阴道或直肠步骤包括：①数小时内穿过黏膜屏障；②病毒与宿主靶细胞（如树突状细胞）的相互作用：3 至 4 天后，宿主体内产生病毒前细胞，将 HIV 输送至相应引流淋巴组织的副皮质区，导致 $CD4^+$ T 淋巴细胞感染并在数天至数周后，通过血流扩散至全身各种淋巴组织中；③局部增殖：1 至 2 周内，HIV 在各部位的淋巴组织中不断进行感染、复制，产生病毒血症；④部分免疫控制：活化 $CD8^+$ T 细胞等免疫细胞，产生特异性抗体，实现 HIV 特异性免疫反应。

⑤ 诊断

5.1 临床初筛

与患者面谈进行艾滋病毒相关筛查及风险评估，综合考虑科学和伦理后果后，应用艾滋病毒检测。

美国 CDC 推荐病毒筛查适用人群：① HIV 流行率 ≥ 0.1% 地区，年龄在 13 至 64 岁的人群；②所有性病、病毒性肝炎或结核病的患者；③病毒感染高风险人群、与新伴侣发生性行为的人群以及职业暴露者应推荐重复筛查。

检测方法包括筛查试验和补充实验。在美国，初始测试使用 HIV-1/2 抗原抗体测定法进行，将对抗原或抗体具有反应性的样品用于 HIV-1/2 抗体分化测定的补充测试。如果存在 HIV 抗体，则分化试验可确定 HIV 抗体的存在，并将 HIV-1 与 HIV-2 区分；如果未检测到抗体，则该样品可能来自早期的 HIV 感染，并将该样品用于 HIV-1 核酸定量检测。如果核酸定量检测阴性，则表明该患者未感染，最初的 HIV-1/2 抗原抗体检测结果为假阳性。

5.2 分期诊断

疾病预防控制中心（CDC）、世界卫生组织（WHO）、沃尔特里德陆军研究所等多家机构已开发艾滋病分期系统。目前，广泛使用的分类系统有两种，本文采用 WHO 分类标准为主，CDC 标准相结合的方法，共分 6 期，具体见表 7-3-6。

表7-3-6　HIV感染各阶段诊断标准

分期	实验室检查	临床表现
0 期	暴露 180 天内，HIV 筛查试验（–）或不明确；抗体阳性的前后 180 天内，核酸筛查阴性或不明确	无相关症状且不支持艾滋病定义的条件
1 期	CD4$^+$T 淋巴细胞计数：>500 个 /mm	无症状或持续性广泛淋巴结病
2 期	CD4$^+$T 淋巴细胞计数：350 ～ 499 个 /mm	中度原因不明的体重减轻（< 假定或测量体重的 10%）；反复呼吸道感染（如鼻窦炎、扁桃体炎、中耳炎、咽炎）；带状疱疹；角唇炎；复发性口腔溃疡；瘙痒剧烈的皮肤丘疹；脂溢性皮炎；指甲真菌感染

分期	实验室检查	临床表现
3 期	CD4$^+$ T 淋巴细胞计数：200 ～ 349 个 /mm	体重下降＞ 10%；不明原因的慢性腹泻；不明原因的持续性发热（间歇或持续超过 1 个月）；持久性口腔念珠菌病；口腔毛状白斑；新发肺结核；严重细菌感染（如肺炎、脓胸、化脓性肌炎、骨或关节感染、脑膜炎或菌血症）；急性坏死性溃疡性口炎、牙龈炎或牙周炎；不明原因贫血（<8 g/dL）、中性粒细胞减少（<0.5 × 10^9/L）或慢性血小板减少（<50 × 10^9/L）
4 期	CD4$^+$ T 淋巴细胞计数：＜ 200 个 /mm 或 CD4+ T 淋巴细胞百分比：＜ 15	HIV 恶病质；卡氏肺孢子虫肺炎；反复严重细菌性肺炎；慢性单纯疱疹感染（口腔、生殖器或肛肠，超过 1 个月，或内脏任何部位）；食管（或气管、支气管或肺部）念珠菌病；肺外结核；Kaposi 肉瘤；巨细胞病毒（视网膜炎或其他器官）感染；中枢神经系统弓形虫病；HIV 脑病；肺外隐球菌病，包括脑膜炎；播散性非结核分枝杆菌感染；进行性多灶性脑白质病；慢性隐孢子虫病（伴腹泻）；慢性等孢球虫病；播散性分枝杆菌病（球孢子菌病或组织胞浆菌病）；复发性非伤寒沙门氏菌菌血症；淋巴瘤（大脑或 B 细胞非霍奇金）或其他实性 HIV 相关肿瘤；侵袭性宫颈癌；非典型播散性利什曼病；有症状的 HIV 相关肾病或有症状的 HIV 相关心肌病
不明确期	HIV 筛查、补充实验 (+)，CD4$^+$ T 淋巴细胞计数及百分比数值不准确	无法明确是否与艾滋病有关

❻ 治疗

6.1 目标

降低 HIV 感染的发病率和病死率、减少非艾滋病相关疾病的发病率和病死率，使患者获得正常的期望寿命，提高生活质量；最大程度地抑制病毒复制使病毒载量降低至检测下限并减少病毒变异；重建或者改善免疫功能；减少异常的免疫激活；减少 HIV 的传播、预防母婴传播。

6.2 方案

目前国际上共有 6 大类 30 多种药物（包括复合制剂），基于我国可获得的抗病毒药物，其具体分类及代表性药物见表 7-3-7。

表7-3-7　国内现有主要抗反转录病毒药物分类及代表性药物

分类名称	代表性药物
核苷类反转录酶抑制剂（NRTIs）	TDF、AZT/3TC
非核苷类反转录酶抑制剂（NNRTIs）	NVP、EFV

续表

分类名称	代表性药物
蛋白酶抑制剂（PIs）	LPV/r、DRV/r
整合酶链转移抑制剂（INSTIs）	RAL、DTG
膜融合抑制剂（FIs）	艾博韦泰
CCR5	

注：TDF 替诺福韦；AZT/3TC 齐多夫定 / 拉米夫定；NVP 奈韦拉平；EFV 依非韦伦；LPV/r 洛匹那韦 / 利托那韦；DRV/r 达芦那韦 / 考比司他；RAL 拉替拉韦；DTG 多替拉韦

根据 WHO 指南建议，确诊 HIV 感染的患者，无论其 CD4 细胞计数如何，均应接受抗反转录病毒治疗。基于我国可获得的抗病毒药物，本文主要介绍 HIV 暴露后预防用药和确诊后青少年及成人药物治疗，具体见表 7-3-8。

表7-3-8　HIV暴露及确诊药物治疗

阶段	首选方案	备选方案	用药时机及疗程	实验室监测
HIV 暴露患者	FTC/TDF+RAL 或 DTG 等	PIs，如 LPV/r 和 DRV/r	尽可能在 2h 内，最好不要超过 24h，即使超过 24h，仍要用药；疗程 28 天	监测 HIV 抗体，时间点包括：立即、4 周、8 周、12 周和 6 个月
HIV 确诊患者	2 种 NRTIs 联合第三类药物：TDF（ABC）+3TC（FTC）、FTC/TA 合 NNRTIs（如 EFV、RPV）或联合 INSTI（如 DTG/RAL）	2 种 NRTIs 联合第三类药：ATZ+3TC+EFV 或 NVP 或 RPV 或 LPV/r	一旦确诊 HIV 感染，无论其 CD4 细胞计数如何，均应进行 ART。	

注：NRTIs 核苷类反转录酶抑制剂；TDF 替诺福韦；RAL 拉替拉韦；DTG 多替拉韦；PIs 蛋白酶抑制剂；LPV/r 洛匹那韦 / 利托那韦；DRV/r 达芦那韦 / 考比司他；AZT/3TC 拉米夫定 / 替诺福韦；FTC/TDF 恩曲他滨替诺福韦片

⑦ 并发症及处理

HIV 感染后期免疫功能降低导致机会性感染。能引起艾滋病机会性感染的病原体多达几十种，而且常有多种病原混合感染：主要包括原虫、病毒、真菌及细菌等。常见并发症治疗可见表 7-3-9。

表7-3-9 艾滋病相关机会性感染的治疗

机会性感染	首选药物	备用药物
肺孢子虫肺炎（PCP）	TMP-SMZ	中度至重度 PCP：喷他脒 / 伯氨喹 /+ 克林霉素 / 克林霉素 轻中度 PCP：氨苯砜 +TMP/ 伯氨喹 + 克林霉素 / 阿托伐醌
刚地弓形虫脑炎	治疗急性感染：乙胺嘧啶 长期维持治疗：乙胺嘧啶 + 磺胺嘧啶 + 亚叶酸钙	治疗急性感染：乙胺嘧啶（甲酰四氢叶酸）+ 克林霉素 /TMP-SMZ / 阿托伐醌 + 乙胺嘧啶（甲酰四氢叶酸）/ 乙胺嘧啶 + 磺胺嘧啶 / 阿托伐醌 长期维持治疗：克林霉素 + 乙胺嘧啶 + 亚叶酸 /TMP-SMZ / 阿托伐醌 + 乙胺嘧啶 + 亚叶酸 / 阿托伐醌 + 磺胺嘧啶 / 阿托伐醌
结核分枝杆菌病	经验性治疗：INH + [RIF 或 RFB] + PZA + EMB 延续期：异烟肼 + (RIF 或 RFB)	治疗耐药结核病耐药 INH：(RIF 或 RFB) + EMB + PZA + (莫西沙星或左氧氟沙星)；其次是 (RIF 或 RFB) + EMB + (莫西沙星或左氧氟沙星)
播散性鸟胞分枝杆菌（MAC）病	克拉霉素 + 乙胺丁醇 / 阿奇霉素 + 乙胺丁醇	对于晚期免疫抑制（CD4+ 计数 <50 个细胞 /mm³）或高分枝杆菌载量（>2log CFU/mL 血液）或缺乏有效抗反转录病毒药物的患者，应考虑添加第三或第四种药物，包括：RFB，阿米卡星，链霉素，IM，莫西沙星，左氧氟沙星
细菌性呼吸道疾病（以肺炎为主）	经验门诊治疗：β- 内酰胺 + 大环内酯（阿奇霉素或克拉霉素） 首选 β- 内酰胺：高剂量阿莫西林或阿莫西林 / 克拉维酸 非 ICU 住院患者经验治疗：β- 内酰胺 + 大环内酯（阿奇霉素或克拉霉素）。青霉素过敏患者：左氧氟沙星，莫西沙星；β- 内酰胺类：头孢曲松、头孢噻肟或氨苄西林舒巴坦 ICU 患者经验治疗：β- 内酰胺 + 阿奇霉素 /β- 内酰胺 + (左氧氟沙星 / 莫西沙星)；对假单胞菌肺炎风险患者的经验治疗：β- 内酰胺 + (环丙沙星 / 左氧氟沙星)；β- 内酰胺类首选：哌拉西林他唑巴坦、头孢吡肟、亚胺培南或美罗培南 对耐甲氧西林金黄色葡萄球菌肺炎风险患者的经验治疗：在基线方案中加入万古霉素或利奈唑胺（IV 或 PO）可考虑在重症坏死性肺炎中加入克林霉素（但不加入利奈唑胺）	门诊经验治疗：β- 内酰胺 + 多西环素 β- 内酰胺首选：高剂量阿莫西林或阿莫西林 / 克拉维酸 非 ICU 住院患者的经验治疗：β- 内酰胺 + 多西环素 ICU 患者经验性治疗：青霉素过敏患者：阿曲南 + (左氧氟沙星 / 莫西沙星) 假单胞菌肺炎风险患者经验治疗：IV 型抗肺炎球菌，抗假单胞菌 β- 内酰胺 + 氨基糖苷 + 阿奇霉素，或以上 β- 内酰胺 + 氨基糖苷 + (左氧氟沙星 / 莫西沙星) 青霉素过敏患者：用氨曲南代替 β- 内酰胺

续表

机会性感染	首选药物	备用药物
沙门氏菌病	环丙沙星	左氧氟沙星，莫西沙星，TMP-SMZ，头孢曲松，头孢噻肟
黏膜与皮肤的念珠菌病	口咽念珠菌病：氟康唑 食道念珠菌病：氟康唑 / 伊曲康唑 无并发症的外阴阴道念珠菌病：氟康唑 150mg PO 1 剂，或哌唑类（克霉唑、布康唑、咪康唑、噻康唑、特康唑） 严重或复发性外阴阴道念珠菌病：氟康唑 / 抗真菌药物	口咽念珠菌病：伊曲康唑 / 泊沙康唑 / 克霉唑片 / 咪康唑 食道念珠菌病：伏立康唑 /
隐球菌感染	隐球菌性脑膜炎： 诱导治疗：两性霉素 B+ 氟胞嘧啶 巩固治疗：氟康唑 维持治疗：氟康唑 对于非中枢神经系统、肺外隐球菌病和弥漫性肺部疾病：同上 伴有轻中度症状和局灶性肺浸润的非中枢神经系统隐球菌病：氟康唑	诱导治疗：两性霉素 B 脱氧胆酸盐 + 氟胞嘧啶 / 两性霉素 B + 氟康唑 / 氟康唑 + 氟胞嘧啶 / 氟康唑 巩固治疗：伊曲康唑
组织胞浆菌感染	中重度至重度弥散性疾病：诱导治疗：两性霉素 B+ 伊曲康唑 较轻播散性疾病：诱导和维持治疗：伊曲康唑 脑膜炎：诱导治疗：两性霉素 B；维持治疗：伊曲康唑 长期抑制治疗：对于完成至少 12 个月的治疗后出现严重播散性感染或中枢神经系统感染的患者，以及经适当治疗后复发的患者：伊曲康唑	中重度至重度弥散性疾病：诱导治疗：两性霉素 B 脂类化合物 / 两性霉素 B 硫酸胆甾醇化合物 伊曲康唑用于维持治疗或较轻疾病的替代治疗：伏立康唑 / 泊沙康唑 / 氟康唑 长期抑制治疗：氟康唑
球孢子菌感染	临床轻度感染（如局灶性肺炎）：氟康唑 / 伊曲康唑 重度、非脑膜感染（弥漫性肺部感染或胸外弥漫性疾病的重症患者）：两性霉素 B 脑膜感染：氟康唑	轻度感染（局灶性肺炎）：对氟康唑或伊曲康唑无效的患者：泊沙康唑 / 泊沙康唑 / 伏立康唑 骨或关节感染：氟康唑 脑膜感染：伊曲康唑 / 伏立康唑 / 泊沙康唑
巨细胞病毒（CMV）感染	CMV 视网膜炎：更昔洛韦或膦甲酸钠 长期维持：更昔洛韦 CMV 食管炎或结肠炎：更昔洛韦	巨细胞病毒视网膜炎：更昔洛韦 / 福卡净 / 西多福韦 长期维持：更昔洛韦 / 膦甲酸钠 / 西多福韦
单纯疱疹病毒（HSV）感染	口腔唇部病变：伐昔洛韦 / 泛昔洛韦阿昔洛韦	抗阿昔洛韦的 HSV：福斯卡奈 替代治疗：西多福韦 / 视效三氟啶 / 视效西多福韦 / 视效咪喹莫特

续表

机会性感染	首选药物	备用药物
水痘 - 带状疱疹病毒（VZV）感染	原发性水痘（水痘）：无并发症病例（5～7天）：万昔洛韦 / 泛昔洛韦 严重或复杂病例：阿昔洛韦 带状疱疹（带状疱疹）：急性局部皮炎：泛昔洛韦 进行性视网膜外层坏死：更昔洛韦 ± 膦甲酸 急性视网膜坏死（ARN）：阿昔洛韦 + 更昔洛韦 + 万昔洛韦	原发性水痘感染（水痘）：无并发症病例（持续5～7天）：阿昔洛韦 带状疱疹（带状疱疹）：急性局部皮炎：阿昔洛韦
进展性多灶性脑白质病（PML）（JC 病毒感染）	目前尚无针对 JC 病毒感染的特异性抗病毒治疗。主要的治疗方法是逆转 HIV 引起的免疫抑制	

中医认识

中医药对艾滋病的治疗研究开始于 20 世纪 80 年代末期，至今已有 30 多年，在病因病机、治则治法、思路方法与评价、临床治疗经验、减轻西药不良反应、提高生存质量等方面形成了诸多共识，积累了丰富的经验。中医药对于艾滋病的治疗作用主要在免疫重建方面，2016 年原国家卫生计生委、国家中医药管理局发布了《艾滋病（成人）中医诊疗方案》和《12 个艾滋病常见病症中医诊疗方案》，进一步规范了艾滋病中医治疗。

参考文献

[1] BENNETT JE，MD，DOLIN R，MD，BLASER MJ，MD. Mandell，douglas，and bennett's principles and practice of infectious diseases[M]. 9th ed. Elsevier，2020.

[2] GOLDMAN L，AUSIELLO D. 西氏内科学 [M]. 王贤才，主译 . 22 版 . 西安：世界图书出版公司 .

[3] N.SHETTY，J.W.TANG，J.ANDREWS. 感染性疾病——病因、预防及案

例研究 [M]. 郑明华，主译 . 北京：人民卫生出版社 . 2011.

[4] KASPER DL，ANTHONY S.FAUCI. 哈里森感染病学（英文第 3 版，中文第 1 版）[M]. 胡必杰，潘珏，高晓东，主译 . 上海：上海科学技术出版社 .2019.

[5] 中华医学会感染病学分会艾滋病丙型肝炎学组，中国疾病预防与控制中心 . 中国艾滋病诊疗指南（2018 版）[J]. 传染病信息，2018，31（6）：481-499，504.

[6]UNAIDS DATA 2020. https：//www.unaids.org/en/resources/documents/2020/unaids-data.

[7] FANALES-BELASIO E，RAIMONDO M，SULIGOI B，et al. HIV virology and pathogenetic mechanisms of infection：a brief overview[J]. AnnaliDellistitutoSuperiore Di Sanità，2010，46（1）：5-14.

[8] RAMACHANDRAN R，SHANMUGHAVEL P. Human immunodeficiency virus-1：a brief overview of virology, diagnosis, pathogenesis and treatment. 2014.

[9] LIUZZI G，CHIRIANNI A，CLEMENTI M，et al. Analysis of HIV-1 load in blood，semen and saliva：evidence for different viral compartments in a cross-sectional and longitudinal study[J]. Aids，1996，10（14）：F51.

[10] PILCHER CD，JOAKI G，HOFFMAN IF，et al. Amplified transmission of HIV-1：comparison of HIV-1 concentrations in semen and blood during acute and chronic infection.[J]. Aids，2007，21（13）：1723.

[11] SHEPARD RN，SCHOCK J，ROBERTSON K，et al. Quantitation of human immunodeficiency virus type 1 RNA in different biological compartments[J]. Journal of Clinical Microbiology，2000，38（4）：1414-1418.

[12] SAAG，BENSON MS，GANDHI CA，et al. Antiretroviral drugs for treatment and prevention of HIV infection in adults：2018 recommendations of the international antiviral society–USA panel[J]. Journal of the American Medical Association，320.

[13] 汪宁 . 艾滋病在中国和全球的流行现状及面临的挑战 [J]. 科技导报，2005，23（7）：4-8.

[14] 刘颖，邹雯，王健 . 中医药治疗艾滋病 30 年回顾与展望 [J]. 中国艾滋病性病，2019，25（8）：771-772，782.

第八章

新发呼吸
道传染病

人感染禽流感

知识要点		
西医认识 禽流感 1. 人禽共患病，通过与禽类接触获得 2. 少数种类具有人传人特点 3. 治疗与人流感类似，但更强调防疫隔离	**中医认识** 1. 辨证要点： 疫毒犯肺，肺失宣降证 疫毒壅肺，内闭外脱证 2. 治疗 前者银翘散合白虎汤 后者宣白承气汤合参萸汤	**中西互参** 1. 中医证型与发病轻重存在对应关系 2. 中药可通过抗病毒、抗炎机制发挥治疗作用

西医认识

❶ 定义

　　人禽流感（human infection with avian influenza A）是指由某些禽甲型流感病毒（Avian influenza A）亚型毒株感染人引起的急性呼吸道传染病。临床表现以发热、咳嗽、咽痛等呼吸道症状为主，可伴有头痛、肌肉痛和全身不适等症状。根据禽流感病毒致病性强弱的不同，分为高致病性禽流感病毒（high pathogenic avian influenza，HPAI）和低致病性禽流感病毒（low pathogenic avian influenza，LPAI）。禽流感病毒一般感染禽类，当病毒复制过程中发生基因错配，致使病毒结构改变，与人呼吸道受体亲和力增强，获得感染人的能力，才造成人禽流感疾病的发生。临床上引起人禽流感发生的常见禽流感病毒亚型有：H5N1、H5N6、H7N1、H7N2、H7N3、H7N7、H7N9 和 H9N2 等，其中 H5N1、H7N9 等某些亚型具有高致病性，可引起重症肺炎，一些重症病例常合并急性呼吸窘迫综合征（ARDS）、感染性休克、多器官功能衰竭（MODS），甚至死亡。

❷ 流行病学

1878 年 Perroncito 报道了在意大利鸡群发生的一次损失严重的疾病，当时称为"鸡瘟"，一般认为这是对禽流感的最早报道。1901 年称这种"鸡瘟病原"为"过滤性因子"或鸡瘟病毒（fowl plague virus，FPV）。1955 年，根据病毒颗粒核蛋白抗原特性，认定 FPV 为甲型流感病毒的一员。H5N1 禽流感病毒于 1996 年首次出现在中国南方。1997 年在香港首次暴发人感染 H5N1 禽流感病例，死亡率高达 30%；2003 和 2004 年在印度尼西亚、越南、柬埔寨和埃及等国大范围出现 H5N1 禽流感病例，病死率在 50% 以上。2013 年在我国首次发现 H7N9 禽流感病毒感染人类。本病传染源为患禽流感或携带禽流感病毒的禽类（鸡、鸭、鹅等），主要经呼吸道传播，人群普遍易感。病例以老年人居多，男性多于女性。一年四季均可发病，冬、春多发。

❸ 风险因素

甲型流感病毒的自然宿主是禽类，特别是水禽，大多在禽类之间传播，很少感染人类。人感染禽流感多数是通过呼吸 / 接触传播而感染，发病的风险因素应从传染源、传播途径和易感人群三方面分析，表现形式和可能的发生机制见表8-1-1。

表8-1-1　人感染禽流感发病的风险因素

		风险因素（表现形式）	可能机制
传染源	患禽流感或携带禽流感病毒的禽类	接触患病候鸟或病死禽	养殖场有病禽，屠宰加工病禽
传播途径	呼吸道途径，粪口途径	宰杀、拔毛和加工时防护不当	飞沫传播、接触传播
易感人群	养殖场、屠宰场工作人员，市场活禽类销售人员、厨师	接触禽类或其排泄物污染的物品、环境	密切接触病死禽

❹ 发病机制

人类上呼吸道、肺组织分布有唾液酸 α-2，3 型受体（禽流感病毒受体）和唾液酸 α-2，6 型受体（人流感病毒受体），而肺组织分布的唾液酸 α-2，3 型受体数量较气道更多一些，因此禽流感病毒更易侵犯肺组织，容易重症化。人禽流感病毒感染的发病机制是禽流感病毒表面的 HA 与呼吸道表面的纤毛柱状上皮细胞特异性受体—唾液酸 α-2, 3 型受体结合后入侵细胞，并在细胞内复制，新合成的病毒颗粒不断释放，继续感染其他细胞，受感染的宿主细胞变性、坏死、溶解、脱落，产生炎症反应。人禽流感病毒肺脏中的靶细胞主要是 II 型肺泡上皮细胞，H5N1、H7N9 等毒株能够在这些细胞中复制，直接导致细胞的死亡。同时，病毒可能刺激机体大量产生各种细胞因子，造成所谓"细胞因子风暴"，引起多种细胞损伤，导致全身炎症反应，可出现 ARDS、休克及多器官功能衰竭。

❺ 临床表现

人禽流感潜伏期一般为 1 ～ 7 天，多为 2 ～ 4 天。人禽流感的临床表现、病情严重程度及预后，与感染病毒的亚型密切相关，亚型不同，轻重不一。从轻微呼吸道症状（发热、咽痛、肌痛、头痛、全身不适、咳嗽等）到重症肺炎（高热、咳嗽、咳血痰、呼吸困难等）、ARDS、脓毒症休克、多脏器衰竭，甚至死亡等不同临床表现。感染 H7N7 和 H9N2 亚型通常病情较轻，而感染 H5N1 和 H7N9 病情较重，甚至表现为重症。部分亚型如 H5N1 亚型还可出现恶心、呕吐和腹泻等消化道症状，感染 H7 亚型还可出现结膜炎表现。病死率明显高于季节性流感。

❻ 诊断和鉴别诊断

6.1 诊断

人感染 H5N1 或 H7N9 禽流感的诊断，通常需要根据流行病学接触史、临床表现，结合实验室检查、影像学检查，做出诊断。

（1）流行病学史：发病前食用过未煮熟的禽肉，接触过禽类或其分泌物、排泄物，或曾到过活禽市场，或与人感染禽流感病例有密切接触史。

（2）实验室诊断：患者呼吸道分泌物标本中分离出禽流感病毒或禽流感病毒核酸检测阳性或动态检测双份血清禽流感病毒特异性抗体阳转 / 呈 4 倍或以上升高。

（3）影像学检查：部分病例 X 线胸片和肺 CT 检查可见肺内片状高密度影。早期的局限性片状影与一般肺炎相似，严重者肺内片状影像呈弥漫分布，为多发磨玻璃影及肺实变影像，病变进展迅速，少数合并单侧或双侧胸腔积液。

6.2 鉴别诊断

主要依靠流行病学史和病原学检测与普通感冒、流行性感冒、传染性非典型肺炎等疾病进行鉴别诊断，见表 8-1-2。

表8-1-2　人感染禽流感的临床鉴别诊断

疾病	人感染禽流感	普通感冒	流行性感冒	传染性非典型肺炎
病原体	甲型流感病毒	鼻病毒和冠状病毒	乙型、丙型流感病毒	SARS 冠状病毒
鉴别要点	发病前接触患病禽或携带禽流感病毒的患者。初期表现为发烧、干咳、身体发热以及乏力、恶心、咽痛，严重者出现下呼吸道炎症（例如细支气管炎和肺炎）、呼吸窘迫和多器官功能障碍	秋冬春季多发，急性病程，鼻卡他（鼻塞、流涕）为唯一或主要症状，其他局部或全身症状无或轻，病情轻－中度，多自限性，预后好	多发于流感季（冬季），以高热、咳嗽、乏力、全身肌肉酸痛等中毒性症状为主，呼吸道症状较轻。病情轻–中多自限性，通常预后好，少数并发肺炎、肌炎、脑炎等	起病急，以发热为首发症状，体温常超过38℃，呈不规则热或弛张热，稽留热等，热程为 1～2 周。伴有头痛、肌肉酸痛、全身乏力，部分患者常无鼻塞、流涕等上呼吸道卡他症状。可有干咳、少痰，偶有血丝痰，肺部体征不明显，部分患者可闻少许湿性啰音。病情于10～14 天达到高峰，可出现频繁咳嗽，气促和呼吸困难

❼ 治疗

尽早隔离患者、早期使用抗病毒药物是治疗人感染禽流感的关键。在积极抗病毒治疗的基础上，采取对症治疗、支持治疗及中西医结合治疗等综合疗法。让患者卧床休息，多饮水，进食易消化且营养丰富的食物，动态监测生命体征，做好病情监护，防止发生并发症。在医生指导下，根据患者情况尽早使用抗流感病毒药物，如奥司他韦、扎那米韦、帕拉米韦等抗病毒药物，对症治疗见表 8-1-3。

表8-1-3　人感染禽流感的对症治疗

症状	治疗	药物举例
高热	解热镇痛	阿司匹林、对乙酰氨基酚、布洛芬
鼻塞	鼻减充血	伪麻黄碱，1% 麻黄碱或 0.05% 羟甲唑啉滴鼻
咳嗽	止咳化痰	喷托维林、川贝枇杷露
结膜炎	含抗病毒药物的眼药水滴眼	阿昔洛韦滴眼液
呼吸困难	吸氧及其他呼吸支持治疗	鼻管、口 / 鼻面罩、无创通气和有创通气

❽ 并发症

轻症患者一般无并发症，H5N1、H5N6 和 H7N9 引起的重症可能会出现各种并发症，是导致死亡的主要原因。

（1）原发性病毒性肺炎：多见于原有心肺疾病的患者，肺部病变以浆液性出血性管炎为主。患者常常因心力衰竭或周围循环衰竭而死亡。

（2）继发性细菌性肺炎：最常见的病原菌是肺炎链球菌、金黄色葡萄球菌或流感嗜血杆菌。病情逐渐加重，或在暂时的改善后临床症状进一步加重，咳嗽，咳脓痰，并且出现肺部实变体征，X线发现肺部有片状和斑片状阴影。

（3）Reye综合征。

（4）心肌炎。

中医认识

❶ 病名

一般认为人禽流感属中医学"瘟疫"范畴，可谓之"人禽疫"。中医认为属于感受疫疠之邪所致，当其在一定范围引起流行时又称"温疫""时行瘟疫"。

❷ 病因病机

本病为外感疫疠之邪侵袭肺胃而致病。疫疠之邪侵袭肺卫，肺失宣降，发为表证，重者毒邪壅肺，可见高热、咳嗽；如施治不及时，痰瘀闭肺，可见口唇紫黯，气息短促，继而痰瘀闭肺，肺气欲绝，出现呼吸极度困难、喘息气促等内闭外脱之象；如阳气欲脱，可见心悸、心慌、四肢发冷、冷汗淋漓等。毒邪犯胃，浊毒内蕴，胃失和降，则伴恶心、腹痛等症。

❸ 辨证论治

本病发病急，初期邪毒侵袭肺卫，多见肺卫同病，表现为发热、鼻塞流涕、头痛、肌痛、咳嗽；传变快，疫毒壅肺，耗伤元气，湿浊痰瘀损及脏腑，表现为喘憋、气促，或伴痰中带血；继而毒热内陷、内闭外脱、化源竭绝，表现为四肢厥冷、喘脱；本病恢复期多表现为余热未尽、气虚阴伤。辨证论治如下。

（1）邪袭肺卫

【辨证要点】发热，咳嗽，少痰，头痛，肌肉关节疼痛。舌红苔薄，脉浮数或滑数。

【辩证分析】病位在卫表和肺，属肺卫同病，卫表失和，肺失宣降，临床表现以发热、头痛、肌痛、鼻塞流涕、咳嗽等为主，没有出现呼吸困难、胸部憋闷、心慌等症状。

【治法】清热解表，宣肺透邪。

【代表方药】银翘散或麻杏石甘汤加减。

【核心用药】金银花、连翘、淡豆豉、薄荷等辛凉解表；麻黄配伍石膏，宣肺透邪，杏仁、宣肺止咳；甘草调和诸药。

【药物加减】咳嗽甚者，可加用枇杷叶、浙贝母等清肺化痰止咳之品。

（2）邪热壅肺

【辨证要点】高热，烦躁，咳嗽，少痰或痰黄，胸闷胸痛，口渴，尿黄，纳差，大便干燥。舌红苔黄或黄腻，脉滑数。

【辩证分析】病位在肺，属邪热壅肺证，临床表现以高热、烦躁、咳嗽、黄痰、便秘等为主，没有出现呼吸困难、胸部憋闷、心慌等症状。

【治法】清肺泻热，宣肺通腑。

【代表方药】宣白承气汤合葶苈大枣泻肺汤加减。

【核心用药】石膏、葶苈子、瓜蒌皮、杏仁，清泻肺热；大黄通腑泄热；大枣防止清泻药损伤正气。

【药物加减】肺热咳喘者，加麻黄；痰热甚者，加桑白皮、浙贝母等清肺化痰止咳之品。

（3）内闭外脱

【辨证要点】高热不退，烦躁不宁，神志昏蒙，唇甲青紫，呼吸浅促，咳嗽喘憋，或咯血，或见咯吐粉红色泡沫痰，伴四肢厥逆，腹胀尿少。舌淡黯，苔白腻，脉微欲绝。

【辩证分析】病位在营分、血分，病机为疫毒闭肺，内闭外脱，属于病情危重阶段。临床表现见高热烦躁、胸闷喘憋、呼吸困难，甚至咳血，四肢厥逆，冷汗淋漓，腹胀尿少，甚至神昏谵语等多系统功能障碍或衰竭的表现。

【治法】宣肺败毒，益气固脱。

【代表方药】参附汤加山茱萸，或加服安宫牛黄丸。

【核心用药】人参、附子、山茱萸，益气回阳固脱；安宫牛黄丸，清热化痰，凉血解毒，芳香开窍。

【药物加减】高热、神志恍惚甚至神昏谵语者，加服安宫牛黄丸；肢冷、汗出淋漓者，加炮附子、煅龙骨、煅牡蛎；咳血者，加赤芍、仙鹤草；口唇发绀者，加益母草、黄芪、当归。

（4）邪去正衰

【辨证要点】热退、神疲乏力、纳差、口渴等。舌红少津，苔薄白或黄，脉细。

【辩证分析】此属邪去正衰，余热未尽，气阴两伤，临床可见热退或低热，神疲乏力，口渴，气逆欲呕，不思饮食等。

【治法】清解余热，益气养阴。

【代表方药】沙参麦门冬汤或生脉散加减。

【核心用药】沙参、麦冬、炒扁豆、桑叶、玉竹、花粉养阴润肺生津；人参、麦冬、五味子益气养阴。

【药物加减】低热不退者，加竹叶、石膏；气逆欲呕者，加半夏、生姜；口渴尿黄者，加芦根、生地黄、竹叶。

中西互参

人感染禽流感中医的不同证型对应西医不同发病阶段，临床特征一致，具体理论对应关系见表8-1-4。

表8-1-4　人感染禽流感中西医理论对应关系

中医证型	疫毒犯肺，肺失宣降	疫毒壅肺，内闭外脱
对应阶段	疑似病例或病情轻	高热、急性呼吸窘迫综合征、感染性休克期
临床特征	发热，咳嗽，少痰，头痛，肌肉关节疼痛。舌红苔薄，脉滑数	高热，咳嗽，痰少难咯，憋气，喘促，咯血，或见咯吐粉红色泡沫痰，伴四末不温，四肢厥逆，躁扰不安，甚则神昏谵语。舌暗红，脉沉细数或脉微欲绝

参考文献

[1] SUBBARAO K, KATZ J. Avian influenza viruses infecting humans[J]. Cell Mol Life Sci, 2000, 57（12）: 1770-1784.

[2] EL ZOWALATY, M.E, et al. Avian influenza: virology, diagnosis and

surveillance[J]. Future Microbiology，2013, 8（9）：1209-1227.

[3] MOSTAFA A，ABDELWHAB EM, CETTENLEITER TC, et al. Zoonotic potential of influenza a viruses：a comprehensive overview[J]. Viruses，2018, 10（9）：497.

[4] 沈振宏，禽流感的流行、诊断和防控 [J]. 现代畜牧科技，2021,（10）：103-104.

[5] 石伟，孙英伟，王璐璐，等 . 人感染 H7N9 禽流感的流行和生物学研究进展 [J]. 上海预防医学, 2019, 31（12）：999-1005.

[6] WU TZ，HUANG LM. Avian influenza[J]. Chang Gung Med J, 2005, 28（11）：753-7.

[7] LI YT，LINSTER M，MENDENHALL IH，et al. Avian influenza viruses in humans：lessons from past outbreaks[J]. Br Med Bull, 2019，11，132（1）：81-95.

[8] 于盼盼，李洋 . H7N9 禽流感的流行病学特征及防控措施 [J]. 吉林畜牧兽医，2021，42（1）：82-83.

严重急性呼吸综合征

知识要点		
西医认识 1. 病原体为 SARS 冠状病毒，具有传染性强、人群普遍易感、病情进展快、预后差和危害大的特点 2. 临床特征主要以发热及相关症状、呼吸系统症状及消化道症状三类表现为主 3. 临床症状出现 3 天后即可出现影像异常 4. 目前缺乏针对病因的治疗，临床上以对症支持治疗和针对并发症的治疗为主	**中医认识** 1. 病因：疫毒之邪，由口鼻而入 2. 病机：邪毒壅肺、湿痰瘀阻、肺气郁闭、气阴亏虚 3. 治疗方剂： 疫毒犯肺证—三仁汤合芦根汤 疫毒壅肺证—麻杏石甘汤 肺闭喘憋证—葶苈大枣泻肺汤合清金化痰汤加减 内闭外脱证—参附汤 气阴亏虚证—生脉散	**中西互参** SARS 中医辨证分型和病程阶段对应

一、西医认识

❶ 定义

严重急性呼吸综合征（Severe acute respiratory syndrome，SARS）又称为传染性非典型肺炎，是指感染 SARS 冠状病毒（SARS-Coronavirus，SARS-CoV）引起的一种具有明显传染性，可累及多个脏器和系统，以肺炎为主要临床表现的急性呼吸道传染病。该病具有传染性强、人群普遍易感、病情进展快、预后差和危害大的特点。

❷ 流行病学

2002 年 11 月在我国广东省部分地区出现的 SARS，在经历了两个多月的始发期后，扩散到我国内地 24 个省、自治区、直辖市，在全球共波及亚洲、欧洲、美洲等 29 个国家和地区。2003 年 4 月 16 日，世界卫生组织（WHO）将引起 SARS 的新型病原命名为 SARS 冠状病毒，SARS-CoV 开始为大众熟知。通过全世界医务工作者的共同努力，SARS 疫情于 2003 年 7 月停止了世界范围的传播。

SARS-CoV 属于冠状病毒亚科（Coronaviruses，CoVs）中 β 属病毒，与环曲病毒亚科（Torovirinae）同属于套式病毒目（Nidovirales）下属的冠状病毒科（Coronaviridae）。CoVs 可分为 α、β、γ、δ 四个属，其中 α、β 属主要感染哺乳动物，所有人类冠状病毒也全部位于这两个属。目前已从蝙蝠、猴、果子狸、蛇等动物体内检测到冠状病毒基因，基因序列与 SARS-CoV 的基因序列高度同源，说明 SARS-CoV 广泛存在于野生动物体内。人类 SARS-CoV 可能来源于蝙蝠、果子狸等野生动物，但仍需要更多的证据加以证实。

SARS 作为一种呼吸道传染病，其季节、气候影响因素和季节规律的观察时间尚短，从我国 SARS 持续的时间来看，冬春季（11 月至次年 3 月）可能有利于动物带毒以及病毒从动物传播到人。

SARS 人群分布方面，根据中国内地 5327 例 SARS 患者的资料统计，主要发病年龄在 20 ～ 60 岁之间，占总发病数的 85%，其中 20 ～ 29 岁病例所占比例最高，达 30%；15 岁以下青少年病例所占比例较低，9 岁以下儿童病例所占比例更低。男女性别间发病无显著差异。

SARS 病死率随着患者年龄增加而增加，合并基础疾病病死率高。2002 至 2003 年流行中，WHO 按年龄阶段进行分析，SARS 病死率在 0% ～ 50% 之间。24 岁及以下病例病死率小于 1%；25 ～ 44 岁的病死率为 6%；45 ～ 64 岁的病死率为 15%；65 岁及以上年龄组的病死率可超过 50%。我国内地 SARS 的死亡率为 0.024/10 万，病死率为 6.6%。死亡病例中老年人所占比例较大（60 岁以上病人的病死率为 11% ～ 14%，其死亡人数约占全部死亡人数的 44%）。

❸ 风险因素

发病的风险因素应从传染源、传播途径和易感人群三方面分析，表现形式和可能的发生机制见表 8-2-1。

表8-2-1　SARS发病的风险因素

	风险因素（表现形式）	可能机制
传染源	冬春季（11月至次年3月）；SARS患者是最主要的传染源，蝙蝠、果子狸等野生动物为可能动物传染源	近距离呼吸道飞沫传播（最重要的途径）气溶胶传播及经手接触传播（重要的途径）肠道传播（可能途径）
传播途径	在密闭、不通风的环境中与患者密切接触（最主要）：与患者共同生活；直接接触患者的呼吸道分泌物或体液；在医院治疗、探视、抢救、护理危重患者和进行吸痰、气管插管、咽拭子取样等操作	
易感人群	人群普遍易感；SARS的高危人群为SARS症状期患者的密切接触者（尤其是防护不到位的医务人员）、SARS-CoV相关实验室操作的工作人员和果子狸等野生动物饲养销售的人员	

1. 传染源主要是显性感染者，症状明显者、病程较长者传染性更强，在发病的第2周最具传染力。尚未发现隐性感染者、潜伏期内患者及治愈出院者的传染性；传染力存在个体差异，造成超级传播的机制尚未明确
2. 已有从患者泪液、汗液等体液中分离出SARS-CoV的报道，但其流行病学意义尚不确定

❹ 发病机制

目前对SARS发病机制的理解尚浅，血管紧张素转换酶Ⅱ（ACE2）作为SARS-CoV的受体之一介导着SARS-CoV进入细胞。SARS-CoV在呼吸道黏膜上皮内复制，进一步引起病毒血症。肺组织（主要）、肠道、免疫系统（淋巴结、脾脏等）都是SARS-CoV作用的靶器官。SARS-CoV攻击肺组织后表现为肺间质内有巨噬细胞和淋巴细胞渗出，激活的巨噬细胞和淋巴细胞可释放细胞因子和自由基，进一步增加肺泡毛细血管的通透性和诱发成纤维细胞增生。肺泡上皮细胞（特别是Ⅰ型肺泡上皮细胞）受累可损伤呼吸膜气血屏障的完整性，同时伴有炎症性充血，引起浆液和纤维蛋白原的大量渗出，渗出的纤维蛋白原凝集成纤维素，进而与坏死的肺泡上皮碎屑共同形成透明膜。受损的肺泡上皮细胞脱落到肺泡腔内可形成脱屑性肺泡炎，此改变即弥漫性肺泡损伤（diffuse alveolar damage，DAD）的渗出期变化。病变严重或恢复不良的患者随后出现DAD的增殖期和纤维化期的变化，增生的细胞包括肌纤维母细胞和成纤维细胞，并产生Ⅰ型和Ⅲ型胶原纤维。由于DAD和弥漫性肺实变致血氧饱和度下降，以及血管内皮细胞损伤等因素所引起的弥漫性血管内凝血，常常造成多器官功能衰竭而导致患者死亡。

❺ **临床表现** ━━━━━━━━━━━━━━━━━━━━━━━━━━━━━━━━

　　SARS 的潜伏期通常 2 ～ 10 天，急性起病，自发病之日起 2 周～ 3 周内病情都可以处于进展状态。主要有以下三类症状：①发热及相关症状：常以发热为首发和主要症状，体温一般高于 38℃，常呈持续性高热，可伴有畏寒、头痛、乏力、肌肉和关节酸痛。②呼吸系统症状：咳嗽不多见，表现为干咳、少痰、少数患者出现咽痛。可有胸闷，严重者逐渐出现呼吸加速、气促，甚至呼吸窘迫。常无上呼吸道卡他症状。呼吸困难和低氧血症多见于发病 6 ～ 12 天以后。③其他方面症状：部分患者出现腹泻、恶心、呕吐等消化道症状。

　　实验室检查方面，大多数患者白细胞计数在正常范围内，淋巴细胞计数绝对值减少，呈逐步减低趋势，其中 CD3+、CD4+、CD8+ 亚群明显减低，其中以 CD4+ 亚群减低尤为显著。部分患者白细胞计数减低。

　　影像检查方面，SARS 的 X 线和 CT 基本影像表现为磨玻璃密度影和肺实变影。磨玻璃密度影或实变影的形态可为单发或多发的小片状、大片状。若在 CT 上有的磨玻璃影内可见细线和网状影，为肺血管分支、增厚的小叶间隔及小叶内间质的影像。如"碎石路"征和"空气支气管"征。SARS 的影像表现在病程上可分为早期、进展期和恢复期。如下图 8-1 所示。

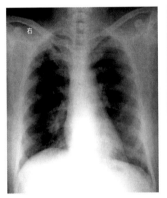 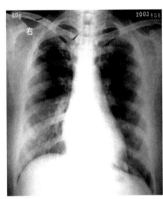 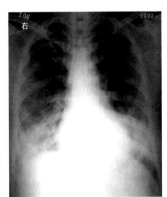

　　　发病首日　　　　　　　　发病 8 天　　　　　　　　发病 10 天

图8-1　SARS患者的胸部X线表现

❻ **诊断和鉴别诊断** ━━━━━━━━━━━━━━━━━━━━━━━━━━━━

　6.1 诊断

　　SARS 临床诊断：具备 SARS 相应临床表现，尤其是肺部影像学表现，并能排除其他疾病诊断者，结合流行病学史阳性即可诊断。

SARS 确定诊断：符合 SARS 临床诊断，若分泌物 SARS-CoV RNA 检测阳性，或血清（或血浆）SARS-CoV 特异性抗原 N 蛋白检测阳性，或血清 SARS-CoV 抗体阳转，或抗体滴度升高≥ 4 倍，则可做出确定诊断。

需注意的是，流行病学方面有明确支持证据和能够排除其他疾病，是能够作出临床诊断的最重要支持依据。此外，动态观察病情演变（症状，氧合状况，肺部 X 线影像）、抗菌药物治疗效果和 SARS 特异性病原学检测结果，对于诊断具有重要意义。

6.2 鉴别诊断

表8-2-2　SARS的鉴别诊断

疾病	普通感冒	SARS	流感
病原体	鼻病毒、冠状病毒等	SARS-CoV	甲 / 乙型流感病毒
传染性	非传染病	乙类传染病（按甲类管理）	丙类传染病（按乙类管理）
季节性	季节性不明显	冬春季流行	冬春季流行，南方夏季也流行
临床症状	不发热或轻、中度发热，无寒战，少或没有全身症状	常以发热为首发和主要症状，可伴有全身症状。咳嗽不多见，表现为干咳、少痰、少数患者出现咽痛。可有胸闷，严重者逐渐出现呼吸加速、气促，甚至呼吸窘迫。常无上呼吸道卡他症状。呼吸困难和低氧血症多见于发病 6～12 天以后。腹泻、恶心、呕吐等消化道症状少见	常有咽痛、干咳及明显的上呼吸道卡他症状，体格检查可有眼球结膜充血、眼球压痛、口腔黏膜疱疹等体征。全身症状较重，如发热、头痛、肌痛、畏寒、寒战、乏力、食欲减退等
高危人群	儿童、日常与儿童密切接触者	儿童感染率较低（<15%）；老年人、具有基础性疾病者更容易感染 SARS-CoV 及成为超级传播者	老年人、儿童、免疫功能低下者、肥胖者、妊娠及围生期妇女易患重症
病死率	较低	较高，25～44 岁的病死率为 6%；45～64 岁的病死率为 15%；65 岁及以上年龄组的病死率可超过 50%	病死率<1%，出现并发症患者病死率较高
影像表现	通常无明显异常	磨玻璃密度影和肺实变影。磨玻璃密度影或实变影的形态可为单发或多发的小片状、大片状。可见"碎石路"征和"空气支气管"征	可见肺内斑片状、磨玻璃影、多叶段渗出性病灶；进展迅速者，可发展为双肺弥漫的渗出性病变或实变，个别病例可见胸腔积液
并发症	较少见	可出现继发感染、肺间质改变、纵隔气肿、皮下气肿和气胸、心影增大、骨缺血性坏死。	可出现肺炎、神经系统损伤、心脏损伤、肌炎和横纹肌溶解、脓毒性休克
疾病转归	预后良好	预后较差	预后一般，部分重症流感预后较差

❼ 治疗

临床上以对症支持治疗和针对并发症的治疗为主。一般治疗包括卧床休息，注意维持水、电解质平衡，避免用力和剧烈咳嗽。密切观察病情变化（不少患者在发病后的 2 ～ 3 周内都可能属于进展期）。一般早期给予持续鼻导管吸氧（吸氧浓度一般为 1 ～ 3 L/min）。同时注意监测病情，每天定时或持续监测血氧饱和度（SpO_2）。定期复查血常规、尿常规、血电解质、肝肾功能、心肌酶谱、T 淋巴细胞亚群（有条件时）和 X 线胸片等。根据患者症状可对症给予退热、镇咳、纠正水 - 电解质平衡等相应治疗。治疗和控制继发细菌、真菌感染可使用适当的抗菌药物。重症 SARS 患者有呼吸衰竭征象时应及时给予呼吸支持治疗。使用药物时应避免盲目治疗，尤其应避免多种药物（如抗生素、抗病毒药、免疫调节剂、糖皮质激素等）长期、大剂量地联合应用。

如有急性肺损伤、ARDS、AKI、休克、急性心肌损伤、心律失常、多脏器功能障碍综合征、难以纠正的代谢性酸中毒、出凝血功能障碍等并发症出现时，也要及时针对并发症进行治疗。

中医认识

❶ 病名和沿革

本病符合《素问·刺法论》"五疫之至，皆相染易，无问大小，病状相似"的论述，属于中医学瘟疫、热病的范畴。主要病位在肺，亦可累及其他脏腑。中医药治疗的原则是早预防、早治疗、重祛邪、早扶正、防传变。

❷ 病因病机

2.1 病因
主要为疫毒之邪，由口鼻而入。

2.2 病机
主要为邪毒壅肺、湿痰瘀阻、肺气郁闭、气阴亏虚。

❸ 辨证论治

（1）疫毒犯肺

【辨证要点】初起发热，或有恶寒，头痛，身痛，肢困；干咳，少痰，或见咽痛，气短，乏力，口干，舌苔白或黄，脉滑数。

【辨证分析】发病早期，外感疫毒，束表犯肺，病在肺卫，卫表不和，可见发热、恶寒，头痛，身痛；疫毒犯肺，肺失宣降，可见干咳，少痰；疫毒上攻咽喉，可见咽痛；素体气虚或疫毒伤正气，可见气短，乏力。

【治法】清肺解毒，化湿透邪。

【代表方剂】银翘散合小柴胡汤加减。

【核心用药】金银花、连翘、黄芩、柴胡、青蒿、豆蔻、杏仁、薏苡仁、沙参、芦根。

【加减用药】无汗者，加薄荷、荆芥；热甚者，加生石膏、知母；苔腻甚者，加藿香、佩兰；腹泻者，加黄连、炮姜；恶心呕吐者，加制半夏、竹茹；此外，恶心呕吐严重者，可用灶心土150 g煎水，取上清液煎苏叶、黄连各3g，频频呷服。

（2）疫毒壅肺

【辨证要点】高热，汗出热不解，身痛；咳嗽少痰，胸闷气促；腹泻，恶心呕吐，或脘腹胀满，或便秘，或便溏不爽；口干不欲饮，气短，乏力，甚则烦躁不安。舌红或绛，苔黄腻，脉滑数。

【辨证分析】多见于早期、进展期，疫毒由表入里，疫毒壅肺，里热炽盛，可见高热，汗出热不解；疫毒壅肺，肺失宣降则咳嗽、胸闷、气促；疫毒入里，波及脾胃，可见脾失运化，胃失和降，则腹泻、恶心呕吐，或脘腹胀满，或便秘，或便溏不爽；疫毒伤正气，则气短乏力；疫毒化热，热扰心神则烦躁不安。热入营分，蒸腾营阴上承则口干不欲饮。

【治法】清热解毒，宣肺化湿。

【代表方剂】麻杏石甘汤加减。

【核心用药】生石膏、知母、炙麻黄、金银花、炒杏仁、薏苡仁、浙贝母、太子参、生甘草。

【加减用药】烦躁、舌绛口干者，加生地黄、赤芍、牡丹皮；气短、乏力、口干重者，去太子参，加西洋参；恶心呕吐者，加制半夏；便秘者，加全瓜蒌、大黄；脘腹胀满、便溏不爽者，加焦槟榔、木香。

（3）肺闭喘憋

【辨证要点】高热不退或开始减退，呼吸困难，憋气胸闷，喘息气促；或干咳少痰，或痰中带血；气短，疲乏无力。口唇紫暗，或舌红或暗红，苔黄腻，脉滑。

【辨证分析】进展期或转重症多见，疫毒化热，疫毒闭肺，肺失宣降，则呼吸困难，憋气胸闷，喘息气促；热伤肺络则可见咳血；邪盛正衰，则气短，疲乏无力；痰热闭阻气机，气滞血瘀，则口唇紫暗，舌质暗红，苔黄腻，脉滑数。

【治法】清热泻肺，祛瘀化浊，佐以扶正。

【代表方剂】葶苈大枣泻肺汤合清金化痰汤加减。

【核心用药】葶苈子、桑白皮、黄芩、郁金、全瓜蒌、蚕沙、草薢、鱼腥草、丹参、败酱草、西洋参。

【加减用药】气短、疲乏、喘重者，加山萸肉；脘腹胀满、纳差者，加厚朴、麦芽；口唇紫暗者，加三七、益母草。

（4）内闭外脱

【辨证要点】呼吸窘迫，憋气喘促，呼多吸少；语声低微，躁扰不安，甚则神昏，汗出肢冷。口唇紫暗，舌暗红，苔黄腻，脉沉细欲绝。

【辨证分析】本证多见于重症，邪盛正衰，疫毒闭肺，肺失宣降则呼吸窘迫，憋气喘促；肺病及肾，肾气虚衰，肾不纳气，则呼多吸少；肺气虚衰，宗气不足，不能贯心脉，久而心阳虚衰，故语声低微，汗出肢冷，躁扰不宁；气虚血瘀则口唇紫暗；邪闭心窍则神昏。脉沉细欲绝为心阳暴脱之象。

【治法】益气敛阴，回阳固脱，化浊开闭。

【代表方剂】参附汤加减。

【核心用药】红参、炮附子、山萸肉、麦冬、郁金、三七。

【加减用药】神昏者，上方送服安宫牛黄丸；冷汗淋漓者，加煅龙骨、煅牡蛎；肢冷甚者，加桂枝、干姜；喉间痰鸣者，加用猴枣散。

（5）气阴亏虚、痰瘀阻络

【辨证要点】胸闷，气短，神疲乏力，动则气喘，或见咳嗽，自觉发热或低热，自汗，焦虑不安，失眠，纳呆，口干咽燥。舌红少津，苔黄或腻，脉沉细无力。

【辨证分析】多见于恢复期，正气损伤，气阴亏虚，可见气短，神疲乏力，自汗，口干咽燥；余邪未尽，可见自觉发热或低热；余邪扰心则焦虑不安或不寐；肺病及肾，肺肾两虚，则见动则气喘；痰瘀阻滞肺络，肺气不宣，可见胸闷、气短。

【治法】益气养阴，化痰通络。

【代表方剂】生脉散加减。

【核心用药】党参、沙参、麦冬、生地黄、赤芍、紫菀、浙贝母、麦芽。

【加减用药】气短气喘较重、舌暗者，加黄芪、三七、五味子、山萸肉；自觉发热或心中烦热，舌暗者，加青蒿、山栀、牡丹皮；大便溏者，加茯苓、炒白术；焦虑不安者，加醋柴胡、香附；失眠者，加炒枣仁、远志；肝功能损伤转氨酶升高者，加茵陈、五味子；骨质损害者，加龟甲、鳖甲、生龙骨、生牡蛎、骨碎补。

中西互参

SARS 作为一种新出现的疾病，有传染性强、进展较快、预后较差的特点，我国中医专家根据其病程的阶段拟定了各阶段的辨证分型并迅速投入临床应用，取得了不错的疗效。各阶段对应如表 8-2-3。

表8-2-3　SARS的中医证型和SARS病程阶段对应关系

辨证分型	疫毒犯肺证	疫毒壅肺证	肺闭喘憋证	内闭外脱证	气阴亏虚证
病程分期	早期	早期、进展初期	进展期及重症 SARS	重症 SARS	恢复期
临床特点	初起发热，干咳，少痰	高热，气促胸闷，甚则烦躁不安	高热不退或始退，呼吸困难，神疲无力	呼吸窘迫，呼多吸少	自觉发热或低热，自汗，动则气喘

参考文献

[1] 中华人民共和国卫生部 . 传染性非典型肺炎临床诊断标准 . 2008-2-28.

[2] DROSTEN C，GUNTHER S，PREISER W，et al. Identification of a novel coronavirus in patients with severe acute respiratory syndrome[J]. N Engl J Med, 2003，348：1967-1976.

[3] PEIRIS JS，CHU CM，CHENG VC，et al. Clinical progression and viral load in a community outbreak of coronavirus-associated SARS pneumonia：a prospective study[J]. Lancet, 2003，361：1767-1772.

[4] SNIJDER EJ，BREDENBEEK PJ，DOBBE JC，et al. Unique and conserved features of genome and proteome of SARS-coronavirus，an early split-off from the coronavirus group 2 lineage[J]. J Mol Biol，2003，331：991-1004.

[5] 祝庆余，秦鄂德，王翠娥，等 . 非典型肺炎病例标本中新型冠状病毒的分离与鉴定 [J]. 中国生物工程杂志，2003，23：106-112.

[6] ROTA PA，OBERSTE MS，MONROE SS，et al. Characterization of a novel coronavirus associated with severe acute respiratory syndrome[J]. Science，2003，300：1394-1399.

[7] GUAN Y，ZHENG BJ，HE YQ，et al. Isolation and characterization of viruses related to the SARS coronavirus from animals in southern China[J]. Science，2003，302：276-278.

[8] ZHONG NS，ZHENG BJ，LI YM，et al. Epidemiology and cause of severe acute respiratory syndrome（SARS）in Guangdong，People′s Republic of China，in February，2003[J]. Lancet, 2003，362：1353-1358.

[9] 曾光 . 传染性非典型肺炎防制工作中的几个问题 [J]. 中华流行病学杂志，2003，24：429-431.

[10] 何剑峰，许锐恒，余德文，等 . 广东省严重急性呼吸综合征的流行与控制 [J]. 中国预防医学杂志，2003，37：227-232.

[11] 谢淑云，曾光，雷杰，等 . 一起传染性非典型肺炎暴发的'超级传播者'和传播链分析 [J]. 中华流行病学杂志，2003，24：449-453.

[12] 李勤，曾光，欧剑鸣，等 . SARS 暴发传播链的调查 [J]. 中华医学杂志，2003，83：906-909.

[13] 陈杰，谢永强，张宏图，等 . SARS 尸检的肺部病理改变 [J]. 中国医学科学院学报，2003，25：360-362.

[14] ZHANG QF，CUI JM，HUANG XJ，et al. Morphology and morphogenesis of severe acute respiratory syndrome（SARS）-associated virus[J]. Acta Biochim Biophys Sin, 2003，35：587-591.

[15] 陈咏仪，郑坚，王瑞林，等 . 严重急性呼吸综合征的病理改变 [J]. 中华

病理学杂志，2003，32：279-280.

[16] 丁彦青，王慧君，申洪，等 . 严重急性呼吸综合征临床病理学观察 [J]. 中华病理学杂志，2003，32：195-200.

[17] 毛远丽，孙志强，李永利，等 . 严重急性呼吸综合征病人外周血实验室检查结果分析 [J]. 中华检验医学杂志，2003，26：339-341.

[18] 国家 SARS 防治紧急科技行动北京组 . 传染性非典型肺炎的血清学诊断研究 [J]. 中华结核和呼吸杂志，2003，26：339-342.

[19] 尹炽标，张复春，唐小平，等 . 93 例传染性非典型肺炎病人外周血 T 淋巴细胞亚群变化及临床意义 [J]. 中华结核和呼吸杂志，2003，26：343-346

[20] 赵大伟，马大庆，王薇，等 . SARS 的早期 X 线及 CT 表现 [J]. 中华放射学杂志，2003，37：597-599.

[21] 王微，马大庆，赵大伟，等 . SARS 的 CT 表现及动态变化 [J]. 中华放射学杂志，2003，37：686-689.

[22] 曾庆思，陈苓，蔡欣，等 . SARS 的胸部 X 线与 CT 诊断 [J]. 中华放射学杂志，2003，37：601-603.

[23] 中华人民共和国卫生部 . 传染性非典型肺炎推荐治疗方案 . 2003-05-03.

[24] 赵春惠，郭雁宾，吴昊，等 . 北京地区 108 例 SARS 病人临床特征、治疗效果及转归分析 [J]. 中华医学杂志，2003，83：897-901.

[25] 中华医学会呼吸病学分会 . 传染性非典型肺炎临床诊治标准专家共识 [J]. 中华结核和呼吸杂志，2003，26：323-324.

[26] 李兴旺，蒋荣猛，郭嘉祯 . 糖皮质激素治疗重症急性呼吸综合征初探 [J]. 中华内科杂志，2003，42：378-381.

中东呼吸综合征

知识要点	
西医认识 1. 病原体为 MERS-CoV 2. 人畜共患，骆驼为主要动物宿主，原发病皆与中东地区相关 3. 初始症状非特异，可发展为重症肺炎、急性呼吸窘迫综合征，病死率高 4. 支持性治疗为主	**中医认识** 属于瘟疫、热病的范畴

▌西医认识

❶ 定义

中东呼吸综合征（middle east respiratory syndrome，MERS）是一种由新型 β 冠状病毒中东呼吸综合征冠状病毒（MERS-CoV）引起的病毒性呼吸道疾病。本病为人畜共患疾病，骆驼和感染者为主要传染源。临床轻者仅表现为无症状或轻度呼吸道症状，重者可出现重症肺炎、急性呼吸窘迫综合征等导致死亡。目前无特殊干预，多以支持性治疗为主。

❷ 流行病学

MERS 于 2012 年首见于沙特阿拉伯，至今为止所有原发病例都来自中东地区，历史上出现过两次较大规模的传播，分别在 2014 年的沙特阿拉伯和 2015 年的韩国，前者在多家医疗机构暴发，在 6 周内致 550 人患病，后者由韩国旅沙人员传播，造成 186 人确诊 38 人死亡，是阿拉伯半岛外的最大规模 MERS 疫情。截至 2021 年 5 月底，全球共报告 2574 例 MERS 确诊病例，其中约 84% 来自沙

305 | 第八章 新发呼吸道传染病 |

特阿拉伯，其余分布于阿拉伯半岛周围地区，或中东旅行者及其接触者。据统计，原发性 MERS 多见于 50～59 岁人群，继发性多见于 30～39 岁人群，疾病总死亡率为 34.4%，以 79～80 岁人群最高。我国目前为止未发现感染人员，但随着"一带一路"和中东贸易往来日益密切，MERS 疫情的输入风险客观存在。

2.1 传染源

MERS-CoV 感染的单峰骆驼和人。

2.2 传播途径

单峰骆驼是 MERS 最主要的动物来源，但病毒如何从骆驼传播到人类中尚不清楚。人与人之间的密切接触为本病主要传播途径，多数发生于有感染患者的家庭或医疗卫生机构，少见其他情况。

2.3 易感人群

人群普遍易感，与骆驼有密切接触及在卫生机构工作的人群因暴露原因发病率高。

❸ 风险因素

包括感染风险和加重风险，具体见表 8-3-1。

表8-3-1　中东呼吸综合征发病的风险因素

风险因素		具体表现及机制
感染风险	过去 14 天内中东（或正暴发疫情的地区）的旅居史	具体国家包括：阿拉伯半岛（巴林、科威特、阿曼、卡塔尔、沙特阿拉伯、阿拉伯联合酋长国、也门）及其周边国家（伊拉克、伊朗、以色列、加沙、约旦、黎巴嫩、叙利亚）
	与感染者密切接触	呼吸道飞沫传播：咳嗽、喷嚏 密切接触：主要发生于与感染患者相关的家庭或医疗卫生机构，少见其他情况，可能与空气及污染物传播有关
	暴露于受感染的单峰骆驼	接触骆驼或食用其产品；挤骆驼奶，接触骆驼鼻腔分泌物、尿液或粪便，食用未经巴氏消毒的骆驼奶、未加工或未煮熟的骆驼肉等
加重风险	年龄≥ 50 岁	症状重，结局恶劣，死亡风险高
	糖尿病	和重症感染相关
	慢性肾功能损害	据报道合并慢性肾功能损害者死亡率为 100%，可能与接受血液透析的终末期肾病患者发生的免疫失调有关
	心脏病、肥胖、吸烟	

❹ 发病机制 ────────────────────────────

MERS-CoV 上有 S、E、M、N 四个结构蛋白，它们的共同作用导致了 MERS-CoV 对宿主细胞的感染。S 蛋白位于病毒表面，由 S1 和 S2 两个亚基组成，首先 S1 亚基与宿主细胞表面的 DPP4 受体结合（在人体内分布于肺、肾、肝、小肠和活化的白细胞上），随后 S2 亚基与宿主细胞蛋白酶反应，进行膜融合，最终病毒进入细胞，在 E 蛋白和 M 蛋白的作用下，病毒在细胞内进行组装和运输而后播散。急性感染期，I 型和 II 型肺泡细胞分泌炎性细胞因子（TNF，IL6，CCL2 等），表面活性物质减少，组织破坏，导致透明膜形成、肺泡纤维蛋白沉积和肺泡间隔水肿，出现呼吸困难的症状。

❺ 临床表现 ────────────────────────────

5.1 症状体征

潜伏期为 2～17 天，多数在 7 天左右。初始无症状或呈非特异性表现，70% 的患者有发热、咳嗽或呼吸困难，30% 表现为肌肉疼痛或胃肠道症状。有多种并发症的老年患者易发展为重症，表现为急性、快速进展的病毒性肺炎和肺炎导致的缺氧性肺损伤及急性呼吸窘迫综合征，其中约半数伴随急性肾损伤，少数患者出现严重的神经综合征，可能与 MERS-CoV 引起的血管病变有关。

5.2 实验室检查

血常规：建议所有疑似患者检测，表现为白细胞正常或减低，淋巴细胞减少，血小板降低。继发细菌感染时可出现白细胞增多。

血生化检查：建议所有疑似患者检测，可能有肌酐、AST、ALT 和乳酸脱氢酶升高。

RT-PCR：确诊 MERS 的指标。取下呼吸道样本最佳，筛查实验（＋）则进行确诊实验，若为（＋）则确认感染，若为（－）需考虑重复检测或进行测序。

其他检查还包括：血培养、血清学检测、脉搏血氧测定等。

5.3 影像学检查

X 线：建议所有肺炎患者皆行此检查，22%～67% 的患者表现为双侧弥漫性浸润影。年轻人可能仅为肺叶浸润影或无浸润影。

胸部 CT：胸部 X 线检查正常的疑似肺炎患者可考虑此检查，显示双侧胸膜下和基底部气腔高密度影，以及比实变影范围更广的磨玻璃影。

⑥ 诊断和鉴别诊断

6.1 诊断

虽然 MERS 尚未制造过大流行，但它是一种病死率很高的严重感染。因此，快速诊断对预防传播和及时治疗至关重要。对有流行病学背景并出现可疑症状的患者，医生应高度怀疑 MERS，并立即进行评估。

我国卫生和计划生育委员会 2015 年的中东呼吸综合征病例诊疗方案规定诊断标准见表 8-3-2。

表8-3-2 中东呼吸综合征病例诊断标准

	疑似病例	临床诊断病例	确诊病例
诊断标准	* 流行病学史和 * 临床表现，无实验室确认依据	1. 满足疑似病例标准，仅有实验室阳性筛查结果（如仅呈单靶标 PCR 或单份血清抗体阳性）的患者；2. 满足疑似病例标准，因仅有单份采集或处理不当的标本而导致实验室检测结果阴性或无法判断结果的患者	具备下述 4 项之一：1. 至少双靶标 PCR 检测阳性；2. 单个靶标 PCR 阳性产物，经基因测序确认；3. 从呼吸道标本中分离出 MERS-CoV；4. 恢复期血清中 MERS-CoV 抗体较急性期血清抗体水平阳转或呈 4 倍以上升高

* 流行病学史：发病前 14 天内有中东地区和疫情暴发的地区旅游或居住史；或与疑似 / 临床诊断 / 确诊病例有密切接触史。

* 临床表现：难以用其他病原感染解释的发热，伴呼吸道症状。

6.2 鉴别诊断

SARS、MERS 、COVID-19 都是由冠状病毒引起的相关疾病，临床症状相似，其鉴别诊断见表 8-3-3。

表8-3-3 SARS、MERS 、COVID-19的鉴别诊断

	SARS	MERS	COVID-19
潜伏期	2～10d	2～17d	1～14d，多为 3～7d
起病及病程演变	起病急，进展期多在 8～14d，呼吸困难和低氧血症多见于发病 6～12d 后	重症病例多在 1 周内进展为重症肺炎	重症病例多在 1 周后出现呼吸困难和（或）低氧血症
发病年龄	20～60 岁，青壮年为主	中位年龄 56 岁，＞ 50（50%）	40～60 岁

续表

	SARS	MERS	COVID-19
临床表现	发热，＞38℃，持续性；畏寒、肌痛、乏力；干咳、咽痛；呼吸窘迫；腹泻、呕吐；常无上呼吸道卡他症状	发热；畏寒、乏力、肌痛；咳嗽、胸痛、呼吸困难；呕吐、腹泻；部分可无临床症状	发热（重型、危重型可为中低热，甚至无发热）；乏力；干咳；鼻塞、流涕、咽痛；腹泻；轻型可无肺炎表现
重症特点	R＞30次/min，多叶病变＞双肺总面积1/3，48h病灶增大＞50%且占双肺总面积1/4，氧合指数＜300 mmHg，出现休克或多脏器功能障碍综合征	双肺受累，出现ARDS、急性肾功能衰竭、多脏器功能衰竭	R＞30次/min，静息状态下指氧饱和度＜93%，氧合指数＜300 mmHg；出现呼吸衰竭，且需要机械通气，出现休克，合并其他器官功能衰竭
不同点	中青年多见；起病急；无上呼吸卡他症状	发展为重症时间短；可见到无临床症状病例	轻症居多，重症进展快；初期无发热情况常见；胃肠道症状少；可见到无临床症状病例

❼ 治疗 ─────────────────

目前尚无针对 MERS 的特异性治疗方法，因此主要为支持性治疗，具体取决于临床表现和患者自身因素。

7.1 感染预防和控制措施

应对所有疑似或确诊的 MERS 病例进行隔离，并在症状持续期间及症状消失后 24 小时内实施标准、飞沫、接触和空气传播预防措施。症状消失后 24 小时内使用 RT-PCR 检测对患者的感染清除情况进行监测，直到至少间隔 24 小时采集的样本有 2 个阴性结果时，可停止感染控制措施。

7.2 入院患者治疗

7.2.1 入院标准

具备下列征象的患者均应收住入院：①呼吸频率≥30 次/分；②低氧血症（SpO_2＜90%）；③重症呼吸窘迫；④有肺炎的临床和/或放射学证据；⑤患有共病（例如，糖尿病、心脏病、慢性肾衰竭、肥胖）、吸烟和年龄≥50 岁。

7.2.2 支持性治疗

①吸氧：对于存在重症呼吸窘迫、休克或低氧血症征象的患者，应立即开始氧疗。开始为 5L/分钟，逐渐调整，使 SpO_2≥90%。对于即将发生或已经出现呼吸衰竭的患者，应当收治 ICU 病房，若患者病情恶化，SpO_2 无法保持≥90%，建议进行插管和机械通气。

②液体：建议根据需要谨慎对患者进行的液体管理。

③抗菌药物：应对疑似 MERS 肺炎的住院患者开展经验性抗菌治疗（包括抗生素和抗病毒药物）。确诊之前，抗生素的选择应基于当地流行病学和指南，然后根据结果调整经验性治疗。

④解热药物 / 镇痛药：用于控制发热和疼痛。

⑤激素：由于出现不良反应风险高、存在发生机会性感染的风险以及治疗 MERS 缺乏经证实的疗效，不应长期大剂量使用。可以根据需要给予应激剂量（如肾上腺功能抑制患者）。

7.3 无肺炎或共病患者的管理

这些患者症状轻且发生并发症的风险较低，可考虑家庭隔离。建议使用解热药物和镇痛药，用于缓解疼痛和发热。

⑧ 并发症

急性肺损伤、ARDS、AKI、休克、急性心肌损伤、心律失常、多脏器功能障碍综合征、难以纠正的代谢性酸中毒、出凝血功能障碍等均为 MERS-CoV 感染的肺炎的并发症。有肺间质改变的患者，定期随访胸部 CT 观察肺部病变情况，根据患者肺间质改变程度选择适当治疗方式。对于肝肾功能及其他脏器功能异常的患者，定期复查相关生化指标，必要时使用药物及相关治疗。

中医认识

① 病名和沿革

MERS 属于中医学瘟疫范畴。《黄帝内经》首提"温病"一词，是中医研究感染性疾病的理论起源。其在病因方面提出了伏邪致病的观点；在治疗方面提出了温病祛邪补阴的治疗大纲；在预防方面提出了"正气存内，邪不可干"，还强调"避其毒气"；在温病预后方面提出了"病温虚甚死"的观点。至晋唐时期，晋朝葛洪《肘后方》强调"疠气"的致病性，隋朝巢元方在其著作，更是把"戾气"作为一种独立的致病因素，都说明了中医对于温病特殊病因的认识。明清时期在继承、总结、实践的基础上对温病学展开了深入研究，如《瘟疫论》《温热论》等专著的成书，"卫气营血学说""三焦辨证"系统的应用和实践，最终形成温病学体系。

作为一种新出现的疾病，MERS 具有起病急、进展快、预后差的特点，因其未在我国流行，故无相关的中医治疗经验。

参考文献

[1] National health and family planning commission of people's re- public of China. 中东呼吸综合征病例诊疗方案（2015 年版）[J]. 中国病毒病杂志，2015，5（5）：37-39.

[2] AL-TAWFIQ JA, et al. Middle East respiratory syndrome coronavirus: a case-control study of hospitalized patients[J]. Clinical Infectious Diseases, 2014, 59: 160–165.

[3] SAAD M, et al. Clinical aspects and outcomes of 70 patients with Middle East respiratory syndrome coronavirus infection: a single-center experience in Saudi Arabia[J]. The International Journal of Infectious Diseases, 2014, 29: 301–306.

[4] ASSIRI A, AL-TAWFIQ JA, AL-RABEEAH AA, et al. Epidemiological, demographic, and clinical characteristics of 47 cases of Middle East respiratory syndrome coronavirus disease from Saudi Arabia: a descriptive study[J].The Lancet Infectious Diseases, 2013, 13: 752–761.

[5] AJLAN AM, et al. Middle East respiratory syndrome coronavirus（MERS-CoV）infection: chest CT findings[J]. American Journal of Roentgenology, 2014, 203: 782–787.

[6] DAS KM, LEE EY, AL JAWDER SUHAYLA, et al. Acute Middle East respiratory syndrome coronavirus: temporal lung changes observed on the chest radiographs of 55 patients[J]. American Journal of Roentgenology, 2015, 205: W267-W274.

[7] Lisa E Gralinski and Ralph S Baric, Molecular pathology of emerging coronavirus infections[J]. Journal of Pathology, 2015, 235: 185–195.

[8] Korea Centers for Disease Control and Prevention. Middle East Respiratory Syndrome Coronavirus Outbreak in the Republic of Korea, 2015. Osong Public Health Res Perspect, 2015, 6（4）: 269–278.

[9] 张燕，陈旭昕 . 中东呼吸症的治疗 [J]. 中国临床医生杂志 , 2015，43（9）：757-761.

[10] A RABI YM，et al. Middle East respiratory syndrome[J]. The New England Journal of Medicine, 2017，376（6）：584–594.

COVID-19

知识要点		
西医认识 COVID-19 1. 急性乙类呼吸道传染病，病原体为 SARS-CoV-2 2. 多数表现为发热、干咳、乏力 3. 多数患者预后良好 4. 以对症支持治疗为主，提倡早期使用小分子抗病毒药物治疗	中医认识 本病属于中医"疫"病范畴，病因为感受"疫戾"之气 辨证要点 按轻、中、重、危重型及恢复期分阶段进行论治，初期在表，核心病机为湿、热、毒、瘀、闭、虚，全程贯穿着湿毒淫肺、壅肺、闭肺	中西互参 1. 中医证型受宿主免疫反应强弱影响，疾病不同病理阶段表现为不同的中医证型 2. 现代研究证实中医药治疗可发挥显著的抗炎效应

▍西医认识

❶ 定义

新型冠状病毒感染/肺炎（corona virus disease 2019，COVID-19）是人类面临的一种新型广泛流行的、严重危害生命健康的呼吸道传染病，其病原体是一种先前未在人类中发现的新型冠状病毒（severe acute respiratory syndrome coronavirus 2，SARS-CoV-2）。患者初始症状多为发热、干咳、咽干、咽痛等，部分患者可伴有肌肉酸痛、嗅觉味觉减退或丧失、鼻塞、流涕、腹泻、结膜炎等。少数患者加重后可出现发热持续、呼吸困难并出现肺炎相关表现。多数患者预后良好，部分严重病例可出现急性呼吸窘迫综合征（ARDS）、脓毒症休克、难以纠正的代谢性酸中毒和出凝血功能障碍及多器官功能衰竭等，甚至死亡。极少数患者还可有中枢神经系统受累等表现。目前，以隔离治疗、对症支持治疗为主，提倡发病早期伴有进展为重症高风险因素的成年患者使用小分子抗病毒药物治疗。

② 流行病学

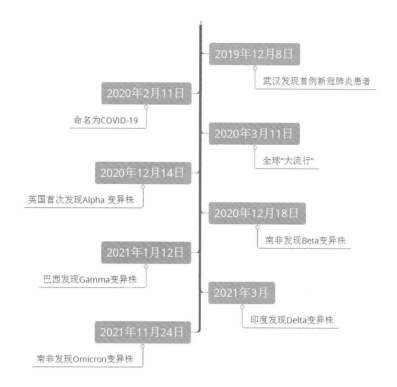

2019 年底武汉暴发 "不明原因的肺炎"，将从这些病例身上获得的支气管肺泡灌洗液接种到人呼吸道上皮细胞、Vero E6 及 Huh7 细胞系中，分离出一种新的冠状病毒，国际病毒分类委员会的冠状病毒科研究小组认为该病毒与引起非典型肺炎（SARS）的 SARS-CoV 病毒具有密切的基因组相似性，并将其命名为 SARS-CoV-2。我国将这种新冠病毒引起的肺炎称之为 "新冠肺炎"，2020 年 2 月 11 日，世界卫生组织将新型冠状病毒感染性疾病，命名为 COVID-19，继武汉之后，全国及世界范围内多地出现 COVID-19 病例，于 2020 年 3 月 11 日世界卫生组织宣布，COVID-19 已引起全球性 "大流行"。随后在全球流行过程中，SARS-Cov-2 在其传播过程中不断发生基因突变或基因重组，产生新的变异毒株；截至 2022 年底，世界卫生组织（WHO）提出的 "关切的变异株"（variant of concern，VOC）有 5 个，分别为阿尔法（Alpha，B.1.1.7）、贝塔（Beta，B.1.351）、伽玛（Gamma，P.1）、德尔塔（Delta，B.1.617.2）和奥密克戎（Omicron，B.1.1.529）。2020 年 12 月 14 日 Alpha 变异株首次在英国肯特，该变异株属于 SARS-CoV-2

的 B.1.1.7 谱系；2020 年 12 月 18 日以来在南非流行的 Beta 变异株包括 B.1.351 及其分支 B.1.351.2 和 B.1.351.3 变种，据统计其提高了住院死亡率；2021 年 1 月 12 日，巴西发现 Gamma（P.1）变异株，是 B.1.1.28 谱系的一个分支变种，该变种可逃避自然免疫；2021 年 3 月印度发现了一种新的变种 Delta（B.1.617）变异株，此变种具有更高的致病性，并增强了传染性，此后该变异株在全球多个国家流行；2021-11-24 南非首次发现并向 WHO 报告了 Omicron 变异株，其迅速成为南非主要流行变异株，并传播至全球多个国家，Omicron 变异株的潜伏期为 0 ~ 8 d，中位潜伏期为 3 d，短于 Delta 和其他流行的非 Delta 变异株（中位潜伏期分别为 4.3 d 和 5.0 d）。2022 年上半年上海流行的奥密克戎毒株主要为 BA.5，2022 年 12 月份奥密克戎变异株在我国全国范围内大流行，涉及多个亚型，其中 BA5.2 和 BF.7 占绝对优势，其传染性较强，但致病力相对减弱。

（1）传染源

SARS-CoV-2 起源尚不明确，推测从野生动物通过接触传播至人类可能性大、人 – 人是传播的主要方式，传染源包括确诊患者，潜伏期患者及无症状感染者，其中无症状感染者作为传染源在社区疫情暴发中具有特殊意义。COVID-19 传染源的多样性和隐匿性使控制传染源变得更加困难。

（2）传播途径

①经呼吸道飞沫和密切接触传播是主要的传播途径。

②在相对封闭的环境中经气溶胶传播。

③接触被病毒污染的物品后也可造成感染。

（3）易感人群

人群普遍易感，根据目前流行病学资料，尚未发现 COVID-19 在年龄、性别、种族等方面存在易感差异。感染后或接种新冠病毒疫苗后可获得一定的免疫力。

老年人及伴有严重基础疾病患者感染后重症率、病死率高于一般人群，接种疫苗后可降低重症及死亡风险。

❸ 风险因素

（1）患病风险

与确诊患者密切接触，或者暴露在无症状携带者或亚临床感染病例之间。

表8-4-1 COVID-19患病风险

密切接触	24 小时内，处于受感染者 182.88 cm 内累计 15 分钟
暴露	未佩戴口罩、不注重手卫生、环境不通风

（2）加重风险

表8-4-2 COVID-19加重的风险因素

风险因素	可能机制
2 型糖尿病	细胞因子风暴
心脑血管疾病、肾脏疾病	ACE-2 表达升高
恶性肿瘤、免疫抑制剂、2 型糖尿病	免疫抑制
吸烟、血脂异常、肥胖、高龄	其他

❹ 发病机制

新型冠状病毒（以下简称新冠病毒，SARS-CoV-2）为 β 属冠状病毒，有包膜，病毒颗粒中包含 4 种结构蛋白：刺突蛋白（spike，S）、包膜蛋白（envelope，E）、膜蛋白（membrane，M）、核壳蛋白（nucleocapsid，N），其基因组为单股正链 RNA。新冠病毒入侵入体呼吸道后，主要依靠其表面的 S 蛋白上的受体结合域（RBD）识别宿主细胞受体血管紧张素转化酶 2（ACE2），并与之结合感染宿主细胞。可见宿主细胞表面 ACE2 受体是 SARS-CoV-2 病毒入侵机体的靶点和途径。ACE2 受体广泛分布于呼吸道黏膜和肺组织，尤其是鼻纤毛和肺泡上皮细胞。病毒通过与 ACE2 受体结合，入侵宿主细胞后，在宿主细胞内复制，并释放成熟的病毒颗粒，进而感染邻近的细胞，造成呼吸道上皮黏膜损伤，血管通透性增加，黏膜水肿，趋化因子活化，诱导中性粒细胞和巨噬细胞向肺组织募集和浸润，并产生 IL-6、TNF-α 等炎性介质，引起肺组织持续的炎症反应，导致肺泡间质水肿、肺泡壁增厚，严重者可影响气体交换，造成低氧血症；若促炎因子大量释放，产生细胞因子风暴，引起弥漫性肺泡损伤，导致急性呼吸窘迫综合征（ARDS），病情恶化还可导致心脏、肝脏和肾脏组织损伤和灌注不足，出现休克、多脏器功能衰竭（MODS），甚至死亡。

❺ 临床表现

5.1 症状

基于目前流行的奥密克戎毒株流行病学调查，潜伏期通常为 2～4 天。该病以发热、干咳、乏力为主要症状，少数伴有鼻塞、流涕、咽痛、肌痛和腹泻等症状，部分出现嗅觉和味觉功能障碍。轻症仅表现为低热、轻微乏力等，无肺炎表现；中型具有发热、呼吸道等症状，影像学可见肺炎表现；重症多在发病一周后出现呼吸困难和/或低氧血症，严重者病情进展转为危重型，出现急性呼吸窘迫综合征、脓毒症休克、难以纠正的代谢性酸中毒和出凝血功能障碍及多器官功能衰竭等。

表8-4-3　COVID-19 临床症状

全身	发热 88.7%	肌痛 14.9%	头痛 13.6%	疲劳乏力 22.6%	
呼吸	鼻塞 4.8%	流涕	咽痛 13.9%	咳嗽 67.8%	呼吸困难 18.7%
消化、神经	恶心呕吐 5%	腹泻 3.8%	嗅觉障碍 41.7%	味觉障碍 55.4%	

5.2 胸部影像学

①早期：病变局限，呈斑片状、亚段或节段性磨玻璃影，多伴有小叶间隔增厚。

②进展期：病灶增多、范围扩大，累及多个肺叶，部分病灶实变，磨玻璃影与实变影或条索影共存，有时会出现"铺路石征"。

③重症期：双肺弥漫性病变，少数呈"白肺"表现，实变影为主，合并磨玻璃影，多伴条索影，支气管充气征。

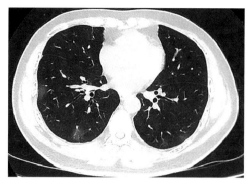

双肺胸膜下多发磨玻璃影

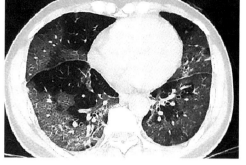

双肺弥漫性磨玻璃影伴小叶内间隔增厚

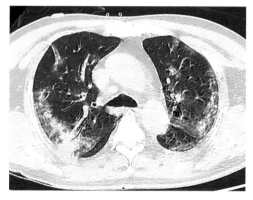

双肺胸膜下多发实变、磨玻璃影

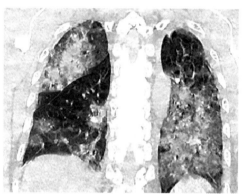

双肺大面积实变、磨玻璃影

图8-2 COVID-19肺部影像

5.3 实验室指标

COVID-19发病早期外周血白细胞总数正常或减少，可见淋巴细胞计数减少，部分患者可出现肝酶、乳酸脱氢酶（LDH）、肌酶和肌红蛋白增高；部分危重者可见肌钙蛋白增高。多数患者C反应蛋白（CRP）和血沉升高，降钙素原正常；严重者D-二聚体升高、外周血淋巴细胞进行性减少；重型、危重型患者常有炎症因子IL-6升高。

⑥ 诊断与鉴别诊断

根据流行病学史、临床表现、实验室检查等进行综合分析，做出诊断。新型冠状病毒核酸检测阳性为确诊的首要标准。

6.1 诊断

临床表现：①发热和（或）呼吸道症状临床表现；②具有影像学特征；③发病早期白细胞总数正常或降低，淋巴细胞计数正常或减少。

确诊病例：

（1）具有新冠病毒感染的相关临床表现；

（2）具有以下一种或以上病原学、血清学检查结果：

①新冠病毒核酸检测阳性；

②新冠病毒抗原检测阳性；

③新冠病毒分离、培养阳性；

④恢复期新冠病毒特异性 IgG 抗体水平为急性期 4 倍或以上升高。

6.2 鉴别诊断

COVID-19 临床需与流感病毒肺炎、支原体肺炎和肺炎链球菌肺炎相鉴别，见表 8-4-4。

表8-4-4　COVID-19与其他肺炎鉴别诊断

鉴别要点	新冠肺炎	流感病毒肺炎	肺炎支原体肺炎	肺炎链球菌肺炎
病原学	SARS-COV-2	甲型流感病毒	肺炎支原体	肺炎链球菌
易感人群	普遍易感	普遍易感，但儿童、老人、孕妇及伴有基础病者更易感	5～40 岁人群，儿童和青少年最易感	青壮年，或老年人，或婴幼儿，以及有基础病者
发病季节	冬春季节	冬春季节		冬季与初春
临床症状	发热、干咳、乏力、呼吸困难或伴有呕吐、腹泻，嗅觉和味觉改变	发热、干咳、肌痛、头痛	发热、寒战、干咳、乏力、咽痛、头痛	起病急骤，高热、寒战、全身肌肉酸痛，胸痛，咳嗽，咳铁锈色痰
影像学	早期病变以胸膜下、中外带分布为主，多发磨玻璃影，随病变进展出现双肺多叶病灶，实变影，甚至纤维化，严重者呈"白肺"	H1N1 肺炎分布呈多灶性，以斑片状、片状磨玻璃影和部分实变为特征，早期亚实变、实变相对较少	局灶性或弥漫性分布，支气管周围增厚，可见多发磨玻璃影及小叶中心结节（树芽征），广泛间质性改变不多见	呈典型气腔肺炎，有侵犯到胸膜的实变影，实变中常见支气管充气征，体积无缩小，也可见斑片状、多灶性实变影，呈支气管肺炎表现

❼ 治疗

本病以支持治疗为主，可加以抗病毒、免疫、糖皮质激素等治疗。重型、危重型病例在上述基础上，积极防治并发症，治疗基础疾病，预防继发感染，及时进行器官功能支持。

（1）一般治疗

卧床休息，加强支持治疗，密切监测生命体征；根据病情监测血常规、尿常规、CRP、生化指标（肝酶、心肌酶、肾功能等）、凝血功能、动脉血气分析、胸部影像学等指标；给予氧疗措施，具体如下。

表8-4-5 给氧方式及适用对象

给氧方式	适用对象
鼻导管或面罩吸氧	PaO_2/FiO_2 低于 300 mmHg 的重型患者
有创机械通气	PaO_2/FiO_2 低于 150 mmHg
经鼻高流量氧疗或无创通气	PaO_2/FiO_2 低于 200 mmHg
体外膜肺氧合（ECMO）	① PaO_2/FiO_2 < 50 mmHg 超过 3 小时 ② PaO_2/FiO_2 < 80 mmHg 超过 6 小时 ③动脉血 pH < 7.25 且 $PaCO_2$ > 60 mmHg 超过 6 小时，且呼吸频率 > 35 次 / 分 ④呼吸频率 > 35 次 / 分时，动脉血 pH < 7.2 且平台压 > 30 cmH_2O ⑤合并心源性休克或者心脏骤停

（2）抗病毒治疗

新型冠状病毒感染提倡早期抗病毒治疗，特别是对有重症高危因素、病毒载量高、病情进展快，有转重症倾向患者，应尽早采取抗病毒治疗。目前推荐的药物有：奈玛特韦片 / 利托那韦片组合包装、阿兹夫定片、莫诺拉韦胶囊、单克隆抗体、静注 COVID-19 人免疫球蛋白、康复者恢复期血浆等。

（3）免疫治疗

①糖皮质激素治疗：对于氧合指标进行性恶化、影像学进展迅速、机体炎症反应过度激活状态的患者，酌情短期内使用糖皮质激素，建议剂量地塞米松5mg/ 日或甲泼尼龙 40mg/ 日。

②白细胞介素 6（IL-6）抑制剂：托珠单抗。对于双肺广泛病变者及重型患者，且实验室检测 IL-6 水平升高者，可试用，有结核等活动性感染者禁用。

⑧ 并发症

患者感染新型冠状病毒后以急性呼吸系统症状为主，但由于其受体分布广泛，还可造成多器官损伤。除肺部病变最为常见外，心血管系统、消化系统、神经系统等均可累及。报道称 8% ~ 12% 的患者曾出现肌钙蛋白升高，2% ~ 2.8% 的患者曾出现脑卒中。随着病情的进展，部分患者还会出现多脏器功能衰竭、脓毒血症、休克、急性呼吸窘迫综合征等严重并发症。

中医认识

① 病名和沿革

COVID-19 属中医"疫病"范畴，病因多归为"疫戾"之气或"寒湿之邪"，以"湿"为主，核心病机集中在"湿、热、毒、瘀、闭、虚"。

② 病因病机

2.1 病因

病因为感受"疫戾"之气或"寒湿之邪"。

2.2 病机

COVID-19 病机演变过程中存在阶段性规律，初期多为轻型，病位在肺卫，主要有疫毒束表、寒湿郁肺证、湿热蕴肺证病机类型；中期多为中型，病位涉及肺脾，主要有湿邪郁肺、阻肺、困脾为病机类型；后期多为重型，病位在肺为主，可波及营血分，以疫毒闭肺为核心病机，有邪盛正虚的病机演变；末期多为危重型，病位由肺累及心、肝、肾多脏，存在内闭外脱病机特点，病情危重，预后不良；恢复期，患者经过救治转危为安，以正气亏虚，余邪未尽为病机特点，有肺脾两虚、气阴两虚、寒饮郁肺的病机类型。COVID-19 整个病机演变过程，以"湿邪为患"为主线，有"湿、热、毒、瘀、闭、虚"的病机特点，临证要根据时令气候、地域环境、患者具体病情及体质因素，"因时制宜""因地制宜""因人制宜"，进行病机分析。

❸ 辨证论治

《新型冠状病毒感染诊疗方案（试行第十版）》保留了通用方，并依病情轻重细化了 COVID-19 中医证候分型，轻型（疫毒束表、寒湿郁肺证、湿热蕴肺证）、中型（湿毒郁肺证、寒湿阻肺证、疫毒夹燥）、重型（疫毒闭肺证、气营两燔证、阳气虚衰，疫毒侵肺证）和危重型（内闭外脱证），串联各证型，反映出疾病由浅入深、气机逐渐郁闭（疫毒犯肺→阻肺→闭肺）和邪正急剧交争的关系。轻型发热、咳嗽，多无胸闷；中型发热不退，常伴憋闷气促；重型则喘憋气促明显，或有出血，或有神昏；危重型动辄喘促，甚则神昏、烦躁、汗出肢冷，各型内又因寒热、气血之别而辨证各异。针对恢复期出现的伤气、伤阴及寒饮郁结等导致的气短、乏力、便溏、心悸、汗多、镇咳、呛咳等症状分为肺脾气虚证、气阴两虚证及寒饮郁肺证。

通用方：清肺排毒汤（清肺排毒颗粒）。

组成：麻黄、炙甘草、杏仁、生石膏、桂枝、泽泻、猪苓、白术、茯苓、柴胡、黄芩、姜半夏、生姜、紫菀、款冬花、射干、细辛、山药、枳实、陈皮、广藿香。

病机：寒湿郁肺，饮郁化热，肺失宣降。

治法：散寒化湿，理肺排毒。

主治：用于感受寒湿疫毒所致的疫病。适用于轻型、普通型、重型患者，在危重型患者救治中可结合患者实际情况合理使用。本方可以调节石膏用量，高热者，重用石膏剂量。

轻型

（1）疫毒束表

【辨证要点】发热头痛，无汗，身体酸痛，咽痒咳嗽或咽干痛，痰黏少，鼻塞浊涕。舌红，苔薄白或薄黄，脉浮数。

【辨证分析】外感疫毒，束表犯肺，肺卫同病，寒湿疫毒侵袭卫表，可见发热头痛，无汗，身体酸痛；疫毒犯肺，肺失宣降，可见肺系症状，如咽痒咳嗽或咽痛，鼻塞流涕等。

【治法】解表达邪，透解疫毒。

【代表方剂】银翘散合小柴胡汤加减。

【核心用药】葛根、荆芥、柴胡、黄芩、薄荷、桂枝、白芍、金银花、桔梗、枳壳、前胡、川芎、白芷、甘草。

（2）寒湿郁肺

【辨证要点】发热，乏力，周身酸痛，咳嗽，咯痰，胸紧憋气，纳呆，恶心，呕吐，大便黏腻不爽。舌质淡胖齿痕或淡红，苔白厚腐腻或白腻，脉濡或滑。

【辨证分析】外感寒湿疫毒，侵袭肺卫，病位偏于肺，涉及脾胃，寒湿袭表则见发热，周身酸痛，乏力；寒湿郁肺，肺失宣降，则咳嗽，憋气；素体脾胃虚寒，易生寒湿，内外合邪，寒湿困脾，脾胃失和则纳呆，恶心，呕吐。舌淡胖齿痕，苔白腻，脉濡或滑也为湿邪内盛。

【治法】散寒化湿，宣肺透邪，辟秽化浊，解毒通络。

【代表方剂】寒湿疫方。

【核心用药】生麻黄、生石膏、杏仁、羌活、葶苈子、贯众、地龙、徐长卿、广藿香、佩兰、苍术、云苓、生白术、焦三仙、厚朴、焦槟榔、煨草果、生姜。

（3）湿热蕴肺

【辨证要点】低热或不发热，微恶寒，乏力，头身困重，肌肉酸痛，干咳痰少，咽痛，口干不欲多饮，或伴有胸闷脘痞，无汗或汗出不畅，或见呕恶纳呆，便溏或大便黏滞不爽。舌淡红，苔白厚腻或薄黄，脉滑数或濡。

【辨证分析】本证湿热为主，湿热郁表，则发热，周身酸痛；湿热蕴肺，肺失宣降，则胸闷、咳嗽；湿热困脾则纳呆腹胀，大便黏腻不爽。舌红略胖，苔白腻或厚或黄，脉滑数或濡，也为湿热为患之象。

【治法】开达募原，避秽化浊，清热利湿。

【代表方剂】柴胡达原饮加减。

【核心用药】槟榔、草果、厚朴、知母、黄芩、柴胡、赤芍、连翘、青蒿、苍术、大青叶、生甘草。

中型

（1）湿毒郁肺

【辨证要点】发热，咳嗽痰少，或有黄痰，憋闷气促，腹胀，便秘不畅。舌质暗红，舌体胖，苔黄腻或黄燥，脉滑数或弦滑。

【辨证分析】湿毒郁肺，郁而化热，肺失宣降则咳嗽、喘憋气促；湿毒困脾，阻滞胃肠，则腹胀、便秘不畅。舌胖大，苔黄腻，脉滑数为湿热内盛，舌质暗红，为毒瘀互结之象。

【治法】宣肺化湿，清热透邪，泻肺解毒。

【代表方剂】宣肺败毒方。

【核心用药】生麻黄、苦杏仁、生石膏、生薏苡仁、茅苍术、广藿香、青蒿草、虎杖、马鞭草、干芦根、葶苈子、化橘红、生甘草。

（2）寒湿阻肺

【辨证要点】低热，身热不扬，或未热，干咳，少痰，倦怠乏力，胸闷，脘痞，或呕恶，便溏。舌质淡或淡红，苔白或白腻，脉濡。

【辨证分析】寒湿阻肺，气机受阻，肺失宣发，卫表不和则身热不扬，发热，肺失宣降则胸闷咳嗽；寒湿困脾则脘痞、呕恶，便溏。舌淡、苔白腻、脉濡，为寒湿内盛之象。

【治法】散寒宣肺，化湿解毒。

【代表方剂】三拗汤合平胃散加减。

【核心用药】苍术、陈皮、厚朴、广藿香、草果、生麻黄、羌活、生姜、槟榔。

（3）疫毒夹燥

【辨证要点】发热，咳嗽，咽干咽痛，或便秘。舌质淡，苔薄白少津而干，脉浮紧。

【辨证分析】外感疫毒，入里化热，上攻咽喉则咽痛，里热伤津化燥，则咽干，便秘，表现为热、毒、燥的病机特点。

【治法】宣肺润燥，解毒泄热。

【代表方剂】宣肺润燥解毒方。

【核心用药】麻黄、炒苦杏仁、柴胡、沙参、麦冬、玄参、白芷、羌活、升麻、桑叶、黄芩、桑白皮、生石膏。

重型

（1）疫毒闭肺

【辨证要点】发热面红，咳嗽，痰黄黏少，或痰中带血，喘憋气促，疲乏倦怠，口干苦黏，恶心不食，大便不畅，小便短赤。舌红，苔黄腻，脉滑数。

【辨证分析】湿热疫毒弥漫三焦，在上焦，疫毒伤肺，肺失宣降或损伤肺络，可见咳嗽，喘憋，痰中带血；在中焦，湿困脾胃，可见胃脘痞闷，口中黏腻，呕恶不食或食欲减退；在下焦，湿热下注，可见大便黏滞不爽，小便短赤。舌红苔黄腻，脉滑数，也为湿热内盛之象。

【治法】化湿败毒，宣肺泄热。

【代表方剂】化湿败毒方。

【核心用药】生麻黄、杏仁、生石膏、甘草、广藿香、厚朴、苍术、草果、法半夏、茯苓、生大黄、生黄芪、葶苈子、赤芍。

（2）气营两燔

【辨证要点】大热烦渴，喘憋气促，谵语神昏，视物错瞀，或发斑疹，或吐血、衄血，或四肢抽搐。舌绛少苔或无苔，脉沉细数，或浮大而数。

【辨证分析】本证多因疫毒化热，气分热盛，热迫血燔，形成气营两燔证。气分热盛则大热烦渴；热毒熏肺，肺失宣降，故喘憋气促；热扰心神则神昏谵语；热伤肺络，则可见咳血；热迫血燔，可见发斑疹；热极动风，可见抽搐。舌绛少苔或无苔，脉沉细数，为热毒伤阴之象。

【治法】清气凉营，气血两清。

【代表方剂】清瘟解毒饮加减。

【核心用药】生石膏、知母、生地黄、水牛角、赤芍、玄参、连翘、牡丹皮、黄连、竹叶、葶苈子、生甘草。

（3）阳气虚衰，疫毒侵肺

【辨证要点】胸闷，气促，面色淡白，四肢不温，乏力，呕恶，纳差，大便溏薄。舌淡，苔少或白苔，脉沉细或弱。

【辨证分析】新冠后期出现阳气虚衰，肾不纳气，可见喘息，气促，胸闷；脾阳虚衰，可见四肢不温，乏力，纳差，呕恶，便溏；心阳虚衰，可见面色淡白，心悸气短等。舌淡，苔少或白苔，脉沉细或弱，属于阳气虚衰之象。

【治法】回阳救逆，化湿解毒。

【代表方剂】扶正解毒方。

淡附片、干姜、炙甘草、金银花、皂角刺、五指毛桃（或黄芪）、广藿香、陈皮。

危重型

内闭外脱

【辨证要点】呼吸困难、动辄气喘或需要机械通气，伴神昏，烦躁，汗出肢冷，舌质紫暗，苔厚腻或燥，脉浮大无根。

【辨证分析】新冠危重阶段，痰湿内盛，闭阻气机，出现喘憋、呼吸困难；若痰热蒙蔽神明，则神昏谵语，烦躁不安；真阳虚衰，阳气欲脱则面色苍白，汗出肢冷；舌暗，苔白腻，脉浮大无根，痰湿内盛，阳气欲脱之象。

【治　法】开闭固脱，解毒救逆。

【代表方剂】参附汤加减。

【核心用药】人参、黑顺片（先煎）、山茱萸，送服苏合香丸或安宫牛黄丸。

恢复期

（1）肺脾气虚

【辨证要点】气短，倦怠乏力，纳差呕恶，痞满，大便无力，便溏不爽。舌淡胖，苔白腻。

【辨证分析】恢复期阶段，邪衰正虚，多见肺脾气虚表现，如气短、倦怠乏力，呕恶，痞满，便溏，舌质淡胖，苔白腻，脉虚弱或濡脉。

【治法】补益肺气，健脾化湿。

【代表方剂】香砂六君子汤加减。

【核心用药】法半夏、陈皮、党参、炙黄芪、炒白术、茯苓、广藿香、砂仁、甘草。

（2）气阴两虚

【辨证要点】乏力，气短，口干，口渴，心悸，汗多，纳差，低热或不热，干咳少痰。舌干少津，脉细或虚无力。

【辨证分析】新冠恢复期出现气阴两虚很多见，气短，为肺气虚；纳差，乏力为脾气虚；心悸，汗多为心气虚；口干，口渴，干咳少痰，为阴虚津亏表现。舌红少津，脉细或虚无力，也为气阴两虚之象。

【治法】益气养阴。

【代表方剂】竹叶石膏汤加减。

【核心用药】南北沙参、麦冬、西洋参、五味子、生石膏、淡竹叶、桑叶、芦根、丹参、生甘草。

（3）寒饮郁肺

【辨证要点】痒咳，或阵咳、呛咳、夜咳，遇冷加重，过敏而发，白痰难咯，苔白腻，脉弦紧。

【辨证分析】新冠恢复期，内有寒饮郁肺，正气亏虚，易感外感风邪引动水饮而致肺气宣降，故见咳嗽，呈痒咳，或阵咳、呛咳、夜咳，遇冷加重；白痰难出，舌苔白腻，也属寒饮郁肺证候。

【治法】温肺化饮，宣肺止咳。

【代表方剂】射干麻黄汤加减。

【核心用药】射干、炙麻黄、干姜、紫菀、款冬花、五味子、法半夏、前胡、百部、苏子、葶苈子、川贝粉（冲服）。

▍ 中西互参

❶ 中医证型受宿主免疫强度影响，表现为疾病不同阶段对应中医不同证型 ──

COVID-19 作为一种新出现的疾病，传染性强、病毒变异快、病情复杂，在世界范围内广泛流行的呼吸道传染病。近年来我国中、西医专家组不断更新《新型冠状病毒肺炎诊疗方案》，不断完善中西医诊治方案，中医医专家组根据其病程各阶段临床特征制定了相应的证候分型和治疗方药，并在实践中取得了很好的临床疗效。各阶段对应如表 8-4-6。

表8-4-6　COVID-19临床分型和临床特征及中医证型对应关系

临床分型	临床特征	辨证分型
轻型	发热、多为低热，乏力，多无胸闷、可有咳嗽。胸部影像学无肺炎表现	疫毒束表
		寒湿郁肺
		湿热蕴肺
中型	发热，咳嗽等呼吸道症状明显，常伴憋闷。影像学有肺炎表现	湿毒郁肺
		湿毒郁肺
		疫毒夹燥
重型	喘憋气促明显，呼吸困难或 / 和低氧血症。影像学肺炎进展显著，累及多个肺叶	疫毒闭肺
		气营两燔
		阳气虚衰，疫毒侵肺
危重型	出现急性呼吸窘迫综合征、脓毒症休克、难以纠正的代谢性酸中毒和出凝血功能障碍及多器官功能衰竭等。影像学双肺弥漫性病变，少数呈"白肺"表现，实变影为主，合并磨玻璃影	内闭外脱

❷ 中医药具有明确的抗炎效应 ──

COVID-19 尽管病死率不高，但感染患者基数较大，仍有大量患者死亡。越来越多现代研究证实，新冠病毒感染重症患者存在细胞因子风暴（cytokine storm，CS），这是 COVID-19 患者死亡的重要原因。研究显示 IL-6 是引发新冠肺炎患者炎症风暴中的关键炎症因子，阻断 IL-6 炎症信号传导通路，是预防新冠病毒感染转重症或危重症的治疗靶点。近年来中医药治疗新冠病毒感染取得显著疗效，其疗效机制主要是对新冠病毒介导的炎症反应有显著的干预作用，能降低血清和肺组织炎性介质水平。中医药具有一定的抗炎效应，其对炎性介质的调节作用见下表 8-4-7。

表8-4-7　中医药对炎性介质的调节作用

中药复方	中药组成或中药提取物	对炎性介质的调节作用
喜炎平注射液	穿心莲内酯磺化物	降低血清 IL-1β、IL-6、IL-8、TNF-α 水平
血必净注射液	红花、赤芍、川芎、丹参、当归	降低重症肺炎患者血浆中 IL-6、TNF-α 和 IL-1 水平，提高 CD4+ T 细胞、NK 细胞数量，减少 CD8+ T 细胞数量
热毒宁注射液	青蒿、金银花、栀子	提高肺组织 IFN-γ 水平，降低 IL-6、IL-8、TNF-α 水平
参附注射液	红参、附片（黑顺片）	抑制 NF-κB 活性，降低 TNF-α 及 IL-6 水平
参麦注射液	红参、麦冬	降低血清中 TNF-α、IL-6 和 IL-8 水平
通腑汤	大黄、枳实、厚朴、杏仁、黄芩、甘草	降低 ALI 大鼠血清、肺及肠组织中 TNF-α、IL-6 的含量
清肺解毒饮	人参、金银花、桑白皮、贯众、柴胡、瓜蒌、牡丹皮、虎杖、玉竹等	对肺炎链球菌与肺炎克雷伯菌两种老龄大鼠的 TNF-α、IFN-γ、IL-6、IL-10 含量有调节作用
麻杏石甘汤	麻黄、杏仁、生石膏、甘草	降低 TNF-α、IL-6 含量
丹贝益肺方	丹参、贝母、川芎、桃仁、地龙、黄芪、党参、麦冬、五味子、补骨脂、桔梗	降低肺纤维化大鼠血清中 TNF-α 和 IL-6 的表达
银杏叶提取物	银杏叶提取物	降低肺纤维化大鼠血清中 INF-α、IL-6 等致炎、致纤维化细胞因子表达水平
加味宣肺透解剂	薄荷、黄连、荆芥、瓜蒌、青红藤等	升高血清中 IL-2、IFN-γ 水平，降低 TNF-α、IL-6 水平，减轻肺组织病变，调节细胞因子的分泌
清营解表合剂	金银花、连翘、白薇、生地黄、麦冬等	通过促进感染小鼠抗炎性细胞因子 IL-10 的表达，同时抑制促炎性细胞因子 IL-6、TNF-β 的过量产生，调控流感病毒感染小鼠 Th 类细胞因子的表达水平而提高机体免疫功能，恢复机体的抗感染免疫平衡，达到抗病毒的作用
益气清瘟解毒合剂	生黄芪、麻黄、苏叶、黄芩、金银花、薄荷、生石膏	抑制 TNF-α、IL-6、IFN-γ 细胞炎性因子的表达，提高抗炎因子 IL-10 的表达水平，从而达到减轻炎性损伤的作用

参考文献

[1] 中华人民共和国国家卫生健康委员会.新型冠状病毒感染诊疗方案（试行第十版）［EB/OL］.（2023-01-05）[2023-01-06].

[2] ABDOOL KS, DE OLIVEIRA T. New SARS-CoV-2 Variants - Clinical，Public Health，and Vaccine Implications[J]. N Engl J Med，2021，384（19）：1866-1868.

[3] ATZRODT CL, MAKNOJIA I, MCCARTHY RDP，et al. A Guide to COVID- 19：a global pandemic caused by the novel coronavirus SARS- CoV- 2[J]. The FEBS Journal，2020，287（17）：3633-3650.

[4] BOHN MK, HALL A, SEPIASHVILI L，et al. Pathophysiology of COVID-19：Mechanisms Underlying Disease Severity and Progression[J]. Physiology（Bethesda），2020，35（5）：288-301.

[5] HARRISON AG，LIN T，WANG P. Mechanisms of SARS-CoV-2 Transmission and Pathogenesis[J]. Trends Immunol，2020，41（12）：1100-1115.

[6] HOSSEINI SA, ZAHEDIPOUR F, MIRZAEI H，et al. Potential SARS-CoV-2 vaccines：Concept，progress，and challenges[J]. Int Immunopharmacol，2021，97：107622.

[7] IMAI M, HALFMANN PJ, YAMAYOSHI S，et al. Characterization of a new SARS-CoV-2 variant that emerged in Brazil[J]. Proceedings of the National Academy of Sciences，2021，118（27）：e2106535118.

[8] KHAN. A, WEI DQ, KOUSAR K，et al. Preliminary Structural Data Revealed That the SARS- CoV- 2 B.1.617 Variant's RBD Binds to ACE2 Receptor Stronger Than the Wild Type to Enhance the Infectivity[J]. Chem Bio Chem，2021，22（16）：2641-2649.

[9] KUNAL S, ADITI, GUPTA K，et al. COVID-19 variants in India：Potential role in second wave and impact on vaccination[J]. Heart Lung，2021，50（6）：784-787.

[10] LI Y, CHI W, SU J，et al. Coronavirus vaccine development：from SARS and MERSto COVID-19[J]. Journal of Biomedical Science，2020，27（1）.

[11] RENU K, PRASANNA P L, VALSALA G A. Coronaviruses pathogenesis，

comorbidities and multi-organ damage - A review[J]. Life Sci, 2020, 255: 117839.

[12] SALARI A, MAHDAVI-ROSHAN M, GHORBANI Z, et al. An investigation of risk factors of in-hospital death due to COVID-19: a case-control study in Rasht, Iran[J]. Irish Journal of Medical Science(1971 -), 2021, 190（4）: 1321-1333.

[13] SHEN L, BARD JD, TRICHE TJ, et al. Emerging variants of concern in SARS-CoV-2 membrane protein: a highly conserved target with potential pathological and therapeutic implications[J]. Emerging Microbes & Infections, 2021, 10（1）: 885-893.

[14] UMAKANTHAN S, SAHU P, RANADE AV, et al. Origin, transmission, diagnosis and management of coronavirus disease 2019（COVID-19）[J]. Postgraduate medical journal, 2020, 96（1142）: 753-758.

[15] WALLS AC, PARK Y, TORTORICI MA, et al. Structure, Function, and Antigenicity of theSARS-CoV-2 Spike Glycoprotein[J]. Cell, 2020, 181（2）: 281-292.

[16] WINGER A, CASPARI T. The Spike of Concern—The Novel Variants of SARS-CoV-2[J].Viruses, 2021, 13（6）: 1002.

[17] WU Y, PENG Z, YAN Y, et al. Current knowledge of COVID-19: Advances, challenges and future perspectives[J]. Biosaf Health, 2021, 3（4）: 202-209.

[18] YIN T, LI Y, YING Y, et al. Prevalence of comorbidity in Chinese patients with COVID-19: systematic review and meta-analysis of risk factors[J]. BMC Infectious Diseases, 2021, 21（1）.

[19] ZHAO Y, LEE A, COMPOSTO K, et al. A novel diagnostic test to screen SARS-CoV-2 variants containing E484K and N501Y mutations[J]. Emerging Microbes & Infections, 2021, 10（1）: 994-997.

[20] 王玉光, 齐文升, 马家驹, 等. 新型冠状病毒肺炎中医临床特征与辨证治疗初探 [J]. 中医杂志, 2020, 61（4）: 281-285.

[21] 张彬彬, 于国华, 史渊源. 细胞因子风暴及其中药防治的研究 [J]. 中国中医基础医学杂志, 2022, 28（1）: 161-166.

[22] CIOTTI M, ANGELETTI S, GIOVANNETTI M, et al. COVID-19 Outbreak: An Overview[J]. Chemotherapy, 2020（64）: 215-223.